# 改訂新版
# 放射線機器学（Ⅰ）
## ― 診療画像機器 ―

青柳 泰司　監著
安部 真治

小倉　 泉
根岸　 徹　共著
沼野 智一

コロナ社

# は　し　が　き

　本書は1990年に発行した「放射線機器工学（Ⅰ）」の初版に始まり，これまで1998年に改訂版，2004年に「新版 放射線機器学（Ⅰ）」と版を重ねてきたが，近年の医療機器の進歩，変遷に対応すべく改訂新版として発行したものである．初版発行以来，多くの読者の支持により版を重ねることができたのは，著者らの望外の喜びである．

　2004年発行の新版では，2001年の診療放射線技師教育の大綱化や進歩，発展の著しい診療画像機器の内容を再検討し，全般的な見直しを行った．特にインバータ式装置などX線発生装置を全般的に見直し，各種医用画像機器，X線画像処理装置，X線CT装置および最近の法令，JIS規格や診断用X線装置の安全管理などを追加した．

　その後，11年が経過し，特にX線画像機器では従来のフィルム系を中心としたアナログ機器からディジタル医用画像機器へと急速に変遷し，医用画像機器の規格体系やJISおよびIEC規格などの大幅な改正も行われている．また，各種X線装置システム，X線CT装置，磁気共鳴画像診断装置，超音波画像診断装置などの診療画像機器の進歩も著しく，全般的な見直しが必要となった．これまでも軽微な修正は行ってきたが，読者からの要望，ご意見も多く，今回の改訂に至った．

　本書では，2015年6月に公開された平成32年版診療放射線技師国家試験出題基準も参考に，旧版の内容に最新情報を考慮しながら各項目の全般的な見直しを行った．医用放射線関連の規格については最新のJIS体系を取り入れ，新たに医用X線管装置の用語を追加した．X線発生装置では重複部分を整理し，枠組みを再編して理解しやすくした．各章に記載のアナログ画像機器関連の記述を削減し，ディジタル画像機器の内容，図，写真などの追加修正を行い，液晶モニタ，トモシンセシスについても記述した．全般的に最新の医用画像機器情報を追加し，診療放射線技師国家試験にも対応できるよう配慮した．

　また，今回これらの分野において優れた研究業績が期待される人材を分担執筆に加え，内容の充実を図った．

　今回の改訂により診療画像機器のほぼ全領域の見直しができたと考えているが，全体的にページ数を削減した箇所も多々あり，理解しにくい部分もあるかと思われる．読者には忌憚のないご意見をいただき，よりよいものにしていければと考えている．

# はしがき

　本書は診療放射線技師学校養成所の教科書のほか，臨床に従事する診療放射線技師，放射線機器メーカなど診療画像機器に関係する多くの方々に活用いただければ幸いである。

　執筆の分担を下記に示す。なお，第7章については，前著「新版 放射線機器学（Ｉ）」（2004年発行）までは清水悦雄先生が執筆されていたが，2008年にご逝去されたことに伴い，今回の改訂新版では清水先生の原稿をもとに一部引用や加筆修正させていただきました。ここにご冥福をお祈りするとともに，感謝の意を申し上げます。

　　青柳　泰司　　　第1章
　　安部　真治　　　第1章，第9章
　　小倉　　泉　　　第1章，第2章
　　根岸　　徹　　　第3章〜第8章，第10章，第12章
　　沼野　智一　　　第11章，第13章

　おわりに，本書の発刊にあたり多大の御尽力をいただいたコロナ社の方々に深く感謝いたします。

　2015年8月

著者を代表して　安部　真治

# 目　　　　次

## 1. 総　　　論

1.1　X線の発見と論文の概要 ……………………………………………………………… 1
1.2　X線の発生と物質との相互作用 ………………………………………………………… 3
　　1.2.1　X線の発生原理　3　　　　　1.2.2　X線と物質との相互作用　5
　　1.2.3　X線管によるX線の発生　7
1.3　X線撮影と診断用X線装置の概要 …………………………………………………… 10
　　1.3.1　X線撮影の概要　10　　　　1.3.2　X線撮影条件と画質の関係　11
　　1.3.3　X線装置の概要　12
1.4　診断用X線装置の構成・規格 ………………………………………………………… 14
　　1.4.1　医用放射線関連JIS・医用　　　1.4.2　医用X線装置の規格　15
　　　　　X線装置の構成　15　　　　　1.4.3　医用X線管装置の規格　23

## 2. X線発生装置

2.1　X線源装置 ……………………………………………………………………………… 27
　　2.1.1　診断用X線管の構造　27　　2.1.2　X線管の動作特性　32
　　2.1.3　許容負荷　40　　　　　　　2.1.4　特殊X線管　47
　　2.1.5　X線管装置と付属器具　52
2.2　X線高電圧装置 ………………………………………………………………………… 55
　　2.2.1　2ピーク形X線装置　55　　　2.2.2　三相X線装置　63
　　2.2.3　自己整流X線装置　67　　　2.2.4　コンデンサ式X線装置　68
　　2.2.5　インバータ式X線装置　70
2.3　自動露出制御装置 ……………………………………………………………………… 92
　　2.3.1　概　　要　93　　　　　　　2.3.2　直接撮影用ホトタイマの
　　　　　　　　　　　　　　　　　　　　　　原理と基本特性　93
　　2.3.3　ホトタイマの動作特性　96

## 3. X線機械装置

3.1 X線機械装置の分類 ……………………………………………………… 99
3.2 X線透視撮影台 …………………………………………………………… 99
3.3 X線撮影台 ………………………………………………………………… 101
3.4 保持装置 …………………………………………………………………… 103

## 4. X線映像装置

4.1 X線映像装置の要素 ……………………………………………………… 104
4.2 X線テレビジョン装置 …………………………………………………… 105
　　4.2.1 X線TV装置の構成　106　　4.2.2 X線I.I.装置　106
　　4.2.3 光学系　111　　　　　　　4.2.4 撮像装置　112
　　4.2.5 映像回路　116　　　　　　4.2.6 X線像の記録　122
4.3 X線間接撮影用ミラーカメラ装置 ……………………………………… 123

## 5. 診断用X線画像処理装置

5.1 概要 ………………………………………………………………………… 125
5.2 コンピューテッドラジオグラフ(CR) ………………………………… 126
　　5.2.1 CRの構成とその動作　126　5.2.2 輝尽性蛍光プレート　127
　　5.2.3 CR画像の成立　128
5.3 レーザフィルムディジタイザ …………………………………………… 134
5.4 ディジタルフルオログラフ(DF) ……………………………………… 135
　　5.4.1 DF装置の構成　136　　　　5.4.2 ディジタルサブトラクション
　　　　　　　　　　　　　　　　　　　　　アンギオグラフ(DSA)　137
5.5 I.I.-TV方式ディジタルラジオグラフ …………………………………… 141
5.6 フラットパネル検出器(FPD) …………………………………………… 142

## 6. 関連機器

6.1 フィルムチェンジャ ……………………………………………………… 146
　　6.1.1 一般撮影用フィルム　　　　6.1.2 高速連続撮影用フィルム
　　　　　チェンジャ　146　　　　　　　　チェンジャ　146
6.2 放射線用フィルムカセッテ ……………………………………………… 147

　　　　　　　　　　　　　　　　　　　　目　　　　次　　　v

　　6.2.1　構造・種類　*147*　　　　　　6.2.2　カセッテの必要要件　*148*
6.3　散乱線除去グリッド ……………………………………………………………*148*
　　6.3.1　構造・原理　*148*　　　　　　6.3.2　グリッドの分類　*149*
　　6.3.3　グリッドの性能　*150*
6.4　画像記録装置 ……………………………………………………………………*154*
　　6.4.1　レーザイメージャ　*154*　　　6.4.2　ドライイメージャ　*155*
6.5　自　動　現　像　機 ……………………………………………………………*157*
6.6　そ　　の　　他 …………………………………………………………………*159*
　　6.6.1　X線写真観察器　*159*　　　　6.6.2　造影剤注入装置　*160*

# 7. X線増感紙・X線蛍光板

7.1　蛍　　光　　体 …………………………………………………………………*161*
　　7.1.1　蛍光体の概要と機能　*161*　　7.1.2　蛍光体の発光機構　*162*
　　7.1.3　希土類蛍光体の発光機構と　　7.1.4　蛍光体の応用　*165*
　　　　　製造方法　*164*
7.2　X　線　増　感　紙 ………………………………………………………………*167*
　　7.2.1　X線増感紙の概要　*167*　　　7.2.2　増感紙の機能　*168*
　　7.2.3　増感紙の性能　*169*　　　　　7.2.4　増感紙の構造と写真画質　*170*
　　7.2.5　増感紙の種類　*173*　　　　　7.2.6　特殊増感紙　*174*
7.3　X　線　蛍　光　板 ………………………………………………………………*174*
　　7.3.1　X線蛍光板の概要と機能　*174*　7.3.2　希土類蛍光板　*175*

# 8. 診断用X線装置システム

8.1　一般撮影装置 ……………………………………………………………………*177*
8.2　X線透視撮影装置 ………………………………………………………………*178*
　　8.2.1　近接式X線透視撮影装置　*179*　8.2.2　遠隔式X線透視撮影装置　*180*
　　8.2.3　多方向X線透視撮影装置　*180*
8.3　断層撮影装置 ……………………………………………………………………*180*
　　8.3.1　X線断層撮影装置　*181*　　　8.3.2　トモシンセシス　*182*
8.4　循環器用X線診断装置 …………………………………………………………*183*
　　8.4.1　心血管用X線診断装置　*184*　 8.4.2　頭・腹部血管用X線
　　　　　　　　　　　　　　　　　　　　　　　診断装置　*185*
8.5　専用X線診断装置 ………………………………………………………………*186*

8.5.1　乳房用X線診断装置　186　　　8.5.2　外科用・手術室用X線診断装置　191

　　8.5.3　その他　192
8.6　集団検診用X線装置 ……………………………………………………………192
　　8.6.1　胃集検用X線装置　193　　　8.6.2　胸部検診用X線装置　194
8.7　可搬形X線撮影装置 ……………………………………………………………194
　　8.7.1　移動形X線装置　194　　　　8.7.2　携帯形X線撮影装置　195
8.8　骨密度測定装置 …………………………………………………………………196
8.9　歯科用X線装置 …………………………………………………………………197
　　8.9.1　歯科用一般X線撮影装置　197　8.9.2　歯科用特殊X線撮影装置　198

# 9. 診断用X線装置の管理

9.1　安全管理 …………………………………………………………………………201
　　9.1.1　電気的安全　201　　　　　　9.1.2　機械的安全　203
　　9.1.3　放射線の安全　203
9.2　診断用X線装置の品質保証 ……………………………………………………207
　　9.2.1　品質保証に関する規格と概要　208　9.2.2　直接撮影用X線装置の不変性試験　209

# 10. 医用X線CT装置

10.1　CT装置の基本原理 ……………………………………………………………211
10.2　CT装置の変遷・走査方式 ……………………………………………………212
10.3　CT装置の構成 …………………………………………………………………214
10.4　画像再生のアルゴリズム ………………………………………………………218
10.5　CT値と画像表示 ………………………………………………………………220
10.6　ヘリカルスキャンCT …………………………………………………………224
10.7　マルチスライスCT ……………………………………………………………225
10.8　性能評価・機器管理 ……………………………………………………………229
　　10.8.1　CT装置の分解能　229　　　10.8.2　性能評価　230
　　10.8.3　機器管理　232

# 11. 磁気共鳴画像診断装置

11.1　原理 ………………………………………………………………………………233

11.2　構　　成 ……………………………………………………………………235
11.3　画像の生成・パルスシーケンス …………………………………………238
11.4　MRI装置の安全管理 ………………………………………………………245

# 12.　超音波画像診断装置

12.1　超音波の特性 ………………………………………………………………247
12.2　原　　理 ……………………………………………………………………249
　　12.2.1　基本原理　*249*　　　　12.2.2　表示モード　*249*
　　12.2.3　走査方式　*249*　　　　12.2.4　超音波ドプラ法　*251*
　　12.2.5　その他の検査法　*252*
12.3　構成・性能 …………………………………………………………………252
　　12.3.1　構　　成　*252*　　　　12.3.2　超音波画像診断装置の性能　*255*
　　12.3.3　超音波画像診断装置の安全　*255*

# 13.　眼底写真撮影装置（眼底カメラ）

13.1　眼球の構造 …………………………………………………………………257
13.2　原理・構成 …………………………………………………………………258

**演 習 問 題** ……………………………………………………………………260
**引用・参考文献** ………………………………………………………………274
**索　　引** ………………………………………………………………………281

# 1. 総　　　　　論

## 1.1　X線の発見と論文の概要

　X線は，1895年11月8日，ドイツにあるヴルツブルク大学の物理学研究所長であったレントゲン（Wilhelm Conrad Röntgen, 1845〜1923）（**図1.1**）によって陰極線の研究過程で発見された。1895年頃はこの陰極線の本性をめぐって，荷電粒子説と電磁波説とが真っ向から対立し，陰極線の研究は当時の物理学者にとって最も関心の深い対象であった。

　**図1.2**はレントゲンが使用した実験装置一式で，陰極線の検出にはシアン化白金バリウム

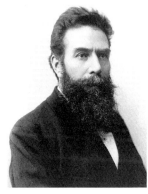

図1.1　X線発見当時の
W.C. Röntgen[1]†

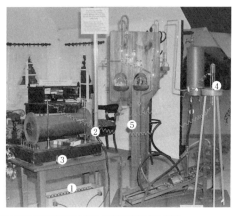

① 電源の鉛蓄電池（32 V）
② パルス状の直流電流（20 A）を流すためのDeprezの断続器
③ 高電圧（40〜60 kV）を発生させるための誘導コイル
④ Hittorfのガス放電管
⑤ 放電管を排気するためのRapsの真空ポンプ
（レントゲン博物館特別展示，第15回ICRブリュッセル，1981）

図1.2　X線発見当時の実験装置一式[2]

---

†　肩付き数字は，巻末の引用・参考文献の番号を表す。

の蛍光板が用いられ，放電管の内部に発生する光は検出の妨げになるので黒紙で放電管を覆い，実験は暗室内で行われた．

放電管に電流を流したところ，近くにあった蛍光板が光るのを見いだした．さらに驚くべきことは，蛍光板が放電管から 2 m も離れていてもまだ光っており，蛍光板と放電管の間に物体を置くと，厚い本や木では蛍光板の光はほとんど変わらず，アルミニウムやガラスではその影が現れ，そして自分の手を入れると手の薄い影の中に骨が見えたのである．

陰極線は空気中をせいぜい数 cm しか進まないことはすでにわかっていたので，この現象が放電管のガラス壁を透過した陰極線によるものでないことは明らかであった．これは 1895 年 11 月 8 日のことであり，この日，X 線は発見されたのである．

以後約 7 週間，レントゲンは研究室に閉じこもったまま，この不思議な放射線について研究し，1895 年 12 月 28 日，有名な論文 "Ueber eine neue Art von Strahlen（放射線の一新種について）" をヴュルツブルク物理医学会に提出した．この論文は 17 節からなり，各節の概要は以下のようなものであった．

① 放電管を黒紙で覆って暗室内で放電させると，2 m 離れた位置でも蛍光板が光る．
② 蛍光を励起する原因は光を通さない黒紙を透過し，他の物質をも透過する．今後，この作用因を X 線と呼びたい．
③ それぞれの物質の透過度は密度に関係する．
④ 厚いほど透過度は低くなる．
⑤ それぞれの物質の透過度は，厚さと密度の積では決まらない．
⑥ X 線によって蛍光を発する物質は種々存在する．また，写真乾板は X 線に感じやすいが，目の網膜には不感である．
⑦ X 線をレンズによって一点に集めることはできない．
⑧ X 線には反射（散乱）の性質があり，その度合は物質によって異なる．
⑨ 物質中の粒子の配列が透過度に影響する．
⑩ 蛍光板の蛍光強度を光度計を用いて測定した．その結果，蛍光強度は放電管からの距離の 2 乗に逆比例する．
⑪ X 線は磁場によって偏向しない．
⑫ X 線は陰極線が物質に衝突した点から発生する．
⑬ X 線は放電管内に封入したアルミニウムからも発生する．
⑭ ピンホール写真の撮影結果より，X 線は直接的に伝搬する．
⑮ X 線の干渉現象については実験が成功していない．
⑯ X 線と静電力の関係については実験が完成していない．
⑰ X 線の本質は陰極線ではなく，紫外線でもない．

このようにレントゲンは，それまでまったく未知であった新しい種類の放射線 "X 線"

を発見し，わずか7週間でその性質のほとんどを詳細に調べ，第1報として発表した。この発見の口頭による発表は年末のため行われなかったが，論文の内容が重大な発見であったため，ただちに印刷された。この報告は数日のうちに全世界に伝えられ，人々を驚かせた。

X線の発見によって人類が受けた恩恵は，計り知れないものがある。この発見は，医学はもとより，ただちに自然放射能の発見へと発展し，人類は原子の内部まで探求するようになる。すなわち，X線の発見がきっかけとなって原子物理学が誕生することになる。また，X線発見の背景にあった陰極線は，X線発見の2年後，荷電粒子であることが証明され，これがエレクトロニクス発展の原点となり，今日に至っている。（詳しくは「青柳泰司著：レントゲンとX線の発見，恒星社厚生閣（2000）」[3]を参照）

## 1.2　X線の発生と物質との相互作用[4),5)]

### 1.2.1　X線の発生原理

**（a）連続X線**　電子1個を電位差 $V$〔V〕で加速したときに電子のもっている運動エネルギー $E_e$ は，次式で与えられる。

$$E_e = e \cdot V \quad \text{〔eV：電子ボルト〕} \tag{1.1}$$

ここに，$e$：電子の電荷 $= 1.602 \times 10^{-19}$ C

図1.3に示すように，高電圧で加速した電子がターゲット物質原子の原子核に衝突するか，原子核の近傍を通過する際に強いクーロン力によってその進行方向が曲げられることで，加速電子はエネルギーを失う。失われたエネルギーはX線となって放出される。

X線は電磁波の一種のため波動で空間を伝わり，その伝搬速度は一定である。その波長を $\lambda$〔m〕，振動数を $\nu$〔s$^{-1}$〕とすると，次式の関係がある。

$$\lambda = \frac{c}{\nu} \tag{1.2}$$

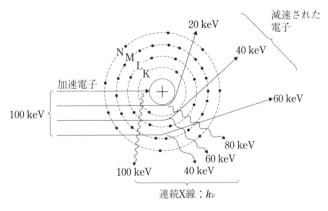

図1.3　連続X線の発生

ここに，$c$：光速度 $= 3 \times 10^8$ m/s

X線は波動としての性質とともに粒子としての性質をもっている。このような粒子を光子（photon）といい，光子エネルギー $E_p$ は振動数 $\nu$ に比例し，次式の関係がある。

$$E_p = h \cdot \nu = h\left(\frac{c}{\lambda}\right) \quad [\text{eV}] \tag{1.3}$$

ここに，$h$：プランク定数 $= 6.625 \times 10^{-34}$ J·s

高速電子が原子核に衝突または通過する位置により，発生するX線のエネルギーも種々の値をとるため，連続X線（continuous X rays）という。高速電子が1回の衝突で全エネルギー $E_e$ を失ったとき連続X線は最大光子エネルギー $E_p$ となり，次式の関係となる。

$$E_e = e \cdot V = E_p = h \cdot \nu \quad [\text{eV}] \tag{1.4}$$

また，このとき波長 $\lambda_0$ [m] は最短となるが，加速電圧の最大値 $V$ [kV] と次式の関係があり，これをDuane-Huntの法則という。

$$\lambda_0 = \frac{12.42}{V} \times 10^{-10} \quad [\text{m}] \tag{1.5}$$

図1.4に，タングステンターゲットから発生するX線の光子エネルギー分布を示す。なお，連続X線は，その発生過程から制動放射線（bremsstrahlung）ともいう。

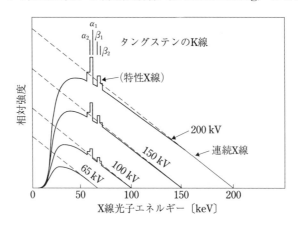

図1.4　タングステンターゲットから発生するX線の光子エネルギー分布（Johns）

発生するX線の1s当りの総エネルギー $W_E$ は，電子の加速電圧を $V$ [kV]，衝突した電子によって流れる電流を $I$ [mA]，衝突物質の原子番号を $Z$ とすると次式で表される。

$$W_E = K \cdot V^2 \cdot I \cdot Z \quad K：定数 \tag{1.6}$$

また，1s当りに発生するX線の総エネルギー $W_E$ と消費される電子エネルギー $V \cdot I$（電力）との比をX線の発生効率 $\eta$ といい，次式で表される。

$$\eta = \frac{K \cdot V^2 \cdot I \cdot Z}{V \cdot I} = K \cdot V \cdot Z \quad K：定数 \tag{1.7}$$

定数 $K$ はおよそ $10^{-9}$ であり，衝突物質がタングステン（原子番号 $Z = 74$）の場合，加

速電圧 $V$ が 100 kV のときに効率 $\eta$ は 0.8％にすぎず，残りのエネルギーは熱損失となってターゲット物質を加熱することになる。

**（b） 特性 X 線**　図 1.5 に示すように，加速電子がターゲット物質原子の軌道電子を軌道外にはじき飛ばし，その空席に周囲の軌道電子が落ちこんだときに発生する X 線を特性 X 線（characteristic X rays）という。

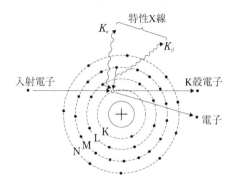

図 1.5　特性 X 線の発生

原子によって各軌道電子と原子核との結合エネルギー $W$ は決まっているため，軌道電子が落ちこむ前後の結合エネルギーをそれぞれ $W_1$，$W_2$ とすると，発生する特性 X 線のエネルギー $E_p$ は

$$E_p = W_1 - W_2 = h \cdot \nu \quad [\mathrm{eV}] \tag{1.8}$$

で与えられる。

タングステンターゲットによって発生する特性 X 線には，59.3 keV の $K_{\alpha 1}$-X 線，67.2 keV の $K_{\beta 1}$-X 線などがある。

また，特性 X 線の振動数 $\nu$ と物質の原子番号 $Z$ の間には次式の関係があり，これを Moseley の法則という。

$$\sqrt{\nu} = K(Z - \sigma) \quad K,\ \sigma \text{は定数} \tag{1.9}$$

表 1.1 はタングステンターゲットにおいて管電圧に対する連続 X 線と特性 X 線の発生割合を示したもので，X 線撮影では主として連続 X 線を利用している。

表 1.1　連続 X 線と特性 X 線の発生割合（タングステン）[6]

| 管電圧〔kV〕 | 連続 X 線の発生割合 | 特性 X 線の発生割合 |
|---|---|---|
| 80 | 0.90 | 0.10 |
| 100 | 0.81 | 0.19 |
| 120 | 0.76 | 0.24 |
| 150 | 0.72 | 0.28 |

## 1.2.2　X 線と物質との相互作用

X 線が物質内に入射すると，X 線は物質と相互作用を起こして減弱する。その相互作用

は，光電効果，コンプトン効果，電子対生成などによって行われる。図 1.6 に X 線光子エネルギーと物質の原子番号に対して影響を及ぼす相互作用の関係を示すが，電子対生成は X 線光子エネルギーが 1.02 MeV 以上のときに起こるので，診断領域では無視できる。

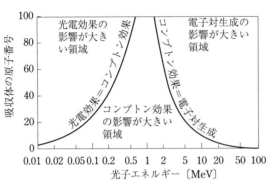

図 1.6 吸収体に作用する光電効果，コンプトン効果，電子対生成の影響

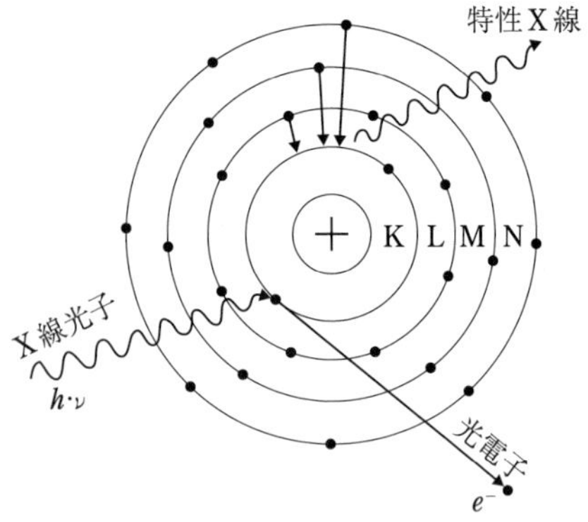

図 1.7 光電効果の原理

**(a) 光電効果** 図 1.7 に示すように，X 線光子が入射物質原子の軌道電子に衝突し，すべてのエネルギーを軌道電子に与えて消滅し，その軌道電子を原子外にはじき飛ばす現象を光電効果（photoelectric effect）または光電吸収（photoelectric absorption）という。はじき飛ばされた電子を光電子（photoelectron）といい，光電子の運動エネルギーを $E_p$，X 線光子エネルギーを $h\cdot\nu$，軌道電子と原子核との結合エネルギーを $W$ とすると，次式が成立する。

$$E_p = h\cdot\nu - W \tag{1.10}$$

光電効果の起こる確率すなわち光電効果による質量減弱係数 $\tau_m$ はその原子番号 $Z$ と X 線光子エネルギー $E_p$ に関係し，次式で定まる。

$$\tau_m = K\left(\frac{Z^3}{E_p{}^3}\right)\ [\mathrm{cm^2/g}] \qquad K：定数 \tag{1.11}$$

したがって，入射物質の原子番号が高く，X 線光子エネルギーが低いほど光電効果の確率は高くなる。

**(b) コンプトン効果** コンプトン効果（compton effect）は，原子核との結合エネルギーが小さい外殻軌道電子に対して起こる。図 1.8 に示すように，物質に入射した X 線光子のエネルギー $h\cdot\nu$ の一部が物質原子の外殻軌道電子に与えられ，これを原子の外に放出し，X 線光子自身はエネルギーが減少してその進行方向を変えて散乱する。また，X 線光子の衝突によって原子の外に放出された軌道電子を反跳電子（recoil electron）という。

**(c) 物質の厚さによる減弱** 単色エネルギーの X 線が物質に入射した場合，物質の表面から深さ $x$[cm] における X 線強度 $I_x$ は入射 X 線強度を $I_0$ とすると，次式で表される。

$$I_x = I_0\cdot e^{-\mu x} \tag{1.12}$$

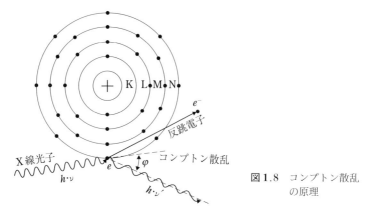

図 1.8 コンプトン散乱の原理

ここに，$\mu$：線減弱係数〔cm$^{-1}$〕

図 1.9 に示すように，横軸に吸収体の厚さ，縦軸に X 線強度（総エネルギー）を対数で表したものを減弱曲線といい，単色エネルギーの X 線では直線になる。連続 X 線の場合には吸収体厚の増加につれ，低いエネルギー成分の減弱が大きくなるため図のような曲線となるが，吸収体がある程度厚くなると大部分が高いエネルギー成分となるため直線に近づく。

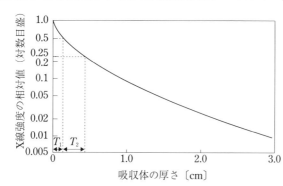

図 1.9 減弱曲線と半価層

X 線の線質を表す指標として半価層（half value layer：HVL）がある。連続 X 線では，吸収体がないときの X 線強度を基準として，その X 線強度を 1/2 に減弱させる吸収体物質の厚さ $T_1$〔mm〕で表したものを第 1 半価層といい，診断領域では一般にアルミニウム（Al）または銅（Cu）の厚さで表す。さらに，X 線強度が 1/2 から 1/4 に減弱する吸収体の厚さ $T_2$ を第 2 半価層という。第 1 半価層と第 2 半価層の比（$T_1/T_2$）を均質係数（homogeneity coefficient）といい，X 線のエネルギー分布の広がりを表す指標として用いられる。また，第 1 半価層と等しい半価層をもつ単色 X 線のエネルギーを実効エネルギー（equivalent energy）といい，X 線の線質を表す指標として用いられる。

### 1.2.3 X 線管による X 線の発生

現在の診断用 X 線管では，高電圧で加速した電子を金属に衝突させて X 線を発生させている。図 1.10 に示すように，電子を発生させる陰極（フィラメント）と，電子を高電圧で

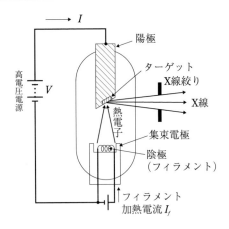

図1.10 X線管による X線の発生

加速・衝突させてX線を発生させる陽極（ターゲット）で構成されている。

**（a）熱電子放射**　X線を発生させるためには電子の供給が必要となるが，診断用X線管では物質を高温度に加熱することで物質中の自由電子を空間中に飛び出させる方法によって電子を供給している。この現象を熱電子放射（thermionic emission）といい，物質から飛び出した電子を熱電子（thermions）という。

金属内の自由電子が空間中に飛び出すためには，一定のエネルギー $\phi$ が必要となるが，このエネルギーを電子ボルト〔eV〕で表したものを仕事関数といい，金属の種類によって異なった値を示す。熱電子放射では金属を加熱することで仕事関数 $\phi$〔eV〕以上のエネルギーを金属中の自由電子に与えて熱電子を発生させている。表1.2に熱電子放射に用いられる主要な純金属の仕事関数と融点を示す。

表1.2 純金属の仕事関数と融点

| 金属 | 原子番号 | 仕事関数〔eV〕 | 融点〔℃〕 | 金属 | 原子番号 | 仕事関数〔eV〕 | 融点〔℃〕 |
|---|---|---|---|---|---|---|---|
| W | 74 | 4.52 | 3 400 | Rh | 45 | 4.65 | 1 966 |
| Ta | 73 | 4.10 | 3 027 | Nb | 41 | 3.96 | 1 950 |
| Mo | 42 | 4.27 | 2 622 | Pt | 78 | 5.29 | 1 773 |

ここで，金属の単位表面積から放射される飽和電子流 $i$〔A/cm²〕と絶対温度 $T$〔K〕の関係は次式（Richardson-Dushmanの式）で与えられる。

$$i = A \cdot T^2 \cdot \exp\left(-\frac{\phi}{kT}\right) \tag{1.13}$$

ここに，$A$：熱電子放出定数（120.4 A/(cm²·K²)），
　　　　$k$：ボルツマン定数（$1.38 \times 10^{-23}$ J/K）

この関係から，融点が高く，仕事関数 $\phi$ が小さく，機械的強度の大きいタングステンがX線管の陰極（フィラメント）材料として用いられている。

また，タングステンは原子番号と融点が高いため，一般撮影用の陽極（ターゲット）材料

としても広く用いられ，乳房撮影用にはモリブデンが用いられている。

**（b）　管電圧-管電流（$v$-$i$）特性**　二極真空管では陽極を陰極に対して正電位にしたとき，熱電子が陽極に到達して陽極電流が流れるが，電圧を逆極性に加えたときには熱電子は陽極に到達できないため陽極電流は流れない。この性質を整流作用といい，二極真空管に限らず一般の電子管において重要な性質である。

図1.11のAのように，陰極の温度を一定にして陽極-陰極間電圧 $V_p$（管電圧）を上げていくと，陽極電流 $I_p$（管電流）は管電圧の上昇とともに増大して流れる。この領域を空間電荷制限領域という。さらに管電圧を上昇させると，$B_1$のように管電流はやがて一定値に達し，それ以上は管電圧を上げても増加しない。この領域を温度制限領域という。

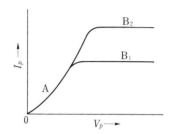

**図1.11**　陰極の温度をパラメータにとった二極管特性

Aの部分は陰極の温度に関係なく，管電圧に依存して管電流が流れる領域である。この範囲では，陰極から放出された熱電子の一部が陽極に達して管電流となり，残りの熱電子は陰極前面付近の空間に残留する。空間に残留した熱電子を空間電荷（space charge）といい，空間電荷は負電荷のため陰極前面も負電位となり，陰極からの熱電子放射を抑制するように作用する。そのため，陰極温度を上昇させても，空間電荷の抑制作用によって熱電子放射量は一定となる。このとき流れる管電流を空間電荷電流といい，空間電荷電流 $I_p$ [A] と陽極-陰極間電圧 $V_p$ [V] との間には次式（Langmuir-Childの式）の関係がある。

$$I_p = K\left(\frac{V_p^{3/2}}{d^2}\right) \tag{1.14}$$

ここに，$K$：定数，$d$：陽極-陰極間の距離 [m]

すなわち，空間電荷電流は管電圧の3/2乗に比例し，電極間距離の2乗に反比例する。

$B_1$の部分では管電流は一定値となるが，このときの管電流を飽和電流という。この領域では，陰極から発生する熱電子のすべてを管電圧の正電位によって陽極に引きつけることで管電流としている。したがって，陰極の温度を上げて熱電子放出量を増やせば，飽和電流は$B_1$から$B_2$のように増加する。したがって，この領域では陰極（フィラメント）の温度によって管電流が定まる。

**（c）　管電流の制御**　X線管によってX線を発生させる場合，発生するX線強度は管電流値に比例する（X線強度 $I = kv^2iZ$，$k$：定数，$v$：管電圧，$i$：管電流，$Z$：原子番号）。

X線管の $v$-$i$ 特性で述べたように，温度制限領域における管電流 $I_p$ は陰極（フィラメン

ト）温度に依存するが，陰極温度はフィラメントに流す電流によって制御している。しかし，実際のX線管では使用する焦点寸法および管電圧と管電流の組合せによって，管電流の特性が飽和電流から空間電荷電流まで大幅に変化する。焦点が大きく，管電圧が高く，管電流が小さいほど飽和電流で動作するが，この領域では管電圧の変化に対して管電流はほとんど変化しない。逆に，焦点が小さく，管電圧が低く，管電流が大きいほど空間電荷電流で動作し，管電圧の変化に対して管電流は大きく変化する。

**図 1.12** は正弦波状の管電圧を加えたとき，流れる管電流との関係を示したものである。

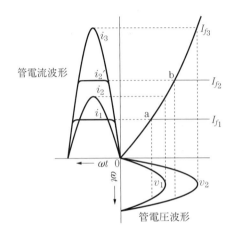

**図 1.12** X線管 $v$-$i$ 特性と管電流波形

比較的低管電圧の場合（$v_1$）：加熱電流が $I_{f1}$ であれば点 a までは 3/2 乗に比例して電流が流れるが，この点以上では管電圧が上昇しても管電流は変化しない。したがって管電流波形は $i_1$ のような台形に近いものとなる。しかし，加熱電流を $I_{f2}$ まで増すと，管電圧最大値 $v_1$ まで空間電荷で動作するため，管電流波形は $i_2$ のように管電圧の 3/2 乗に比例した波形になる。

比較的高管電圧の場合（$v_2$）：加熱電流が $I_{f1}$ であれば $v_1$ の場合とほぼ同じ方形波に近い管電流波形になる。つぎに加熱電流を $I_{f2}$ にすると，点 b から飽和が始まるため，$i_2'$ のように変化する。さらに加熱電流を $I_{f3}$ まで増加すると，$v_2$ でも完全に空間電荷で動作するため，3/2 乗に比例した波形となる。

このように管電流波形は管電圧が低く管電流が大きいほど 3/2 乗に比例した波形となり，管電圧が高く管電流が小さいほど台形に近い波形になることがわかる。しかし，実際のX線管では集束電極による絞り作用が影響するため，これほど極端には変化しない。

## 1.3 X線撮影と診断用X線装置の概要

### 1.3.1 X線撮影の概要

**図 1.13**（a）はフィルム-スクリーン系によるX線撮影の原理を示したもので，この撮影

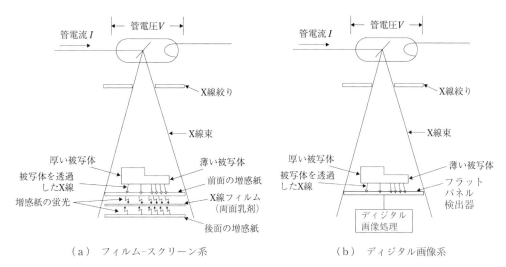

(a) フィルム-スクリーン系　　　(b) ディジタル画像系

**図1.13** X線撮影の原理

では微弱なX線によって可視光を発生する蛍光体（増感紙）を用いることで，被検者の被ばく線量を大幅に低減でき，X線写真のコントラストを増大させることができる。

X線管に管電圧 $V$〔kV〕，管電流 $I$〔mA〕を $t$〔s〕間だけ供給することで，ターゲットから放射状にX線が発生し，X線絞りによって利用範囲に制限したのち，被写体に照射する。

被写体に入射したX線は，被写体の厚さや原子番号などに依存して減弱する。被写体を透過したX線はX線フィルムの前面および後面に配置した増感紙に入射し，X線量に比例した蛍光（青色または緑色）が発生する。

この蛍光によってX線フィルムは露光され，現像処理によって人体のX線吸収差に対応したコントラストの高いX線写真が得られる。

また近年は，図（b）に示す半導体で構成されたフラットパネル検出器により，透過X線量を電気信号として記録し，これを瞬時に読み出して画像処理を行うことでディジタル画像を取得する方法が広く用いられている（p. 142参照）。

### 1.3.2 X線撮影条件と画質の関係

フィルム-スクリーン系のX線撮影においては，フィルムへの露光量（写真効果〔蛍光量〕，photographic effect：P.E.）と撮影条件の間には次式の関係がある。

$$\text{P.E.} \propto \frac{V^n \cdot I \cdot t}{d^2} \tag{1.15}$$

ここに，$V$：管電圧，$n$：管電圧指数（$n = 3 \sim 6$），$I$：管電流，$t$：照射時間，
　　　　$d$：撮影距離

また，それぞれの撮影パラメータが画質に与える影響を**表1.3**に示す。

特に，管電圧については，蛍光量および線質に対して $n$ 乗の関係となり，線質が変化す

表1.3 撮影パラメータと蛍光量・線量・線質

| 撮影パラメータ | 表示値 | 画質に与える影響 |
|---|---|---|
| 管電圧 $V$ | ピーク値〔kV〕 | 蛍光量，線質に対して $n$ 乗の関係 |
| 管電流 $I$ | 平均値〔mA〕 | 蛍光量，線量に対して正比例の関係 |
| 照射時間 $t$ | 〔s〕 | 蛍光量，線量に対して正比例の関係 |
| 撮影距離 $d$ | 〔m〕 | 蛍光量，線量に対して逆2乗の関係 |

るとX線写真のコントラストが変化する。なお，線質は管電圧が低いほど $n$ の値が大きくなるため，コントラストは強くなる。これらのことから，診断に有効なX線写真を撮影するには，それぞれの目的部位によってX線の線量，線質を適切に制御する必要がある。

ここで，管電圧指数 $n$ は，管電圧 $V$ と蛍光量 $F$ の関係から次式によって求める。

$$n = \frac{\varDelta \log F}{\varDelta \log V} \tag{1.16}$$

図1.14に示すように，管電圧の変化分 $\varDelta$ を例えば ±5 kV とすれば，それぞれの管電圧について $n$ 値を求める。図1.15に被写体厚をパラメータとした管電圧と $n$ 値の関係を示すが，管電圧が低く，被写体が厚いほど $n$ 値は高くなるため，X線写真のコントラストは高くなる。

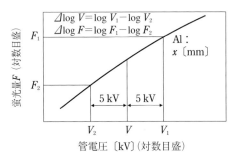

図1.14 $n$ 値の求め方[7]

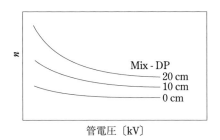

図1.15 管電圧と $n$ 値の関係

### 1.3.3 X線装置の概要

診断用X線装置は図1.16のように構成され，X線制御装置において管電圧，管電流，照射時間を任意に選択し，撮影条件の設定が行われる。図1.17は従来，最も一般的に使用されていた2ピーク形X線装置の基本回路である。現在，インバータ式装置が主流となっているが，高電圧回路の基本原理については共通部分が多い。

基本動作は以下のとおりである。

① 入力電圧（単相200 V）が単巻変圧器に加えられ，電源電圧およびX線管電圧（一次電圧）の調整が行われる。

② X線管フィラメント加熱変圧器の一次側に可変抵抗を入れ，これによりフィラメント加熱電流を変化させて管電流の調整を行う。

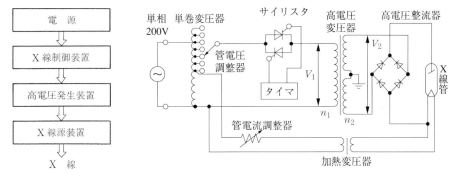

図 1.16 X線装置の構成　　図 1.17 2ピーク形X線装置の基本回路

③ タイマからの動作信号に従い，サイリスタによって主回路の開閉が行われる．X線はサイリスタが導通している時間だけ発生する．

④ 主回路が閉じられると高電圧変圧器の二次側には数十 kV の交流高電圧が発生する．この高電圧は4個の高電圧整流器によって全波整流され，高電圧ケーブルを介してX線管に加えられる．これによりX線管に管電流が流れ，X線が発生する．

　（a）　**管電圧の調整**　　X線を発生させるには高電圧が必要であり，これには巻数比の大きい変圧器（transformer）が使用され，無負荷の場合には近似的に次式が成立する．

$$\frac{n_2}{n_1} = \frac{V_2}{V_1} \tag{1.17}$$

ここに，$n_1$：一次巻線の巻数〔回〕，$n_2$：二次巻線の巻数〔回〕，$V_1$：一次電圧〔V〕，
　　　　$V_2$：二次電圧〔V〕

一般には一次電圧 $V_1$ を変化させることで二次側の高電圧 $V_2$ を調整する．すなわち，$V_2 = (n_2/n_1)V_1$ の関係から，二次電圧 $V_2$（高電圧）は一次電圧 $V_1$ に比例することになり，この変圧器を高電圧変圧器または主変圧器という．巻数比 ($n_2/n_1$) は2ピーク形装置では500前後で，一次電圧 $V_1$ はおよそ 50～220 V の範囲で変化させて二次電圧 $V_2$（高電圧）を調整する．高電圧変圧器の撮影定格は数秒と短いため，配電用変圧器に比べてインピーダンスは大きい．そのため，二次電流（管電流）の大きさによって高電圧（管電圧）はかなり変化する．この関係を表したものが，**図 1.18** に示すX線管電圧図表である．この表を用いることで，一次電圧から管電圧を推定できる．

単巻変圧器の二次側巻数を変化させることで高電圧変圧器に供給する一次電圧を調整しているため，これが管電圧調整器となる．

　（b）　**管電流の調整**　　前述のように発生X線の強度は管電流に比例する．管電流を調整するには，X線管のフィラメント加熱電流を変化させることで熱電子放出量を増減して行う．**図 1.19** にフィラメント加熱電流 $I_f$ と管電流 $I_p$ の関係を示す．加熱電流を 3～5 A 程度変化させることにより，管電流を数 mA から数百 mA まで調整することができる．

14  1. 総　　　論

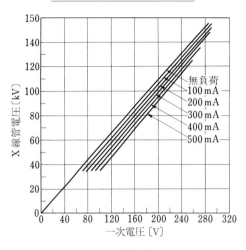

図1.18　X線管電圧図表

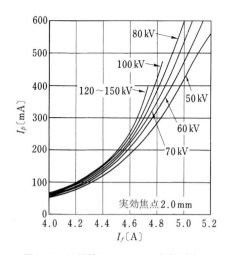

図1.19　X線管フィラメント加熱電流と管電流の関係

現在のX線装置はほとんど中性点接地になっているので、X線管の陽極は正の高電圧（最大 + 75 kV）、陰極のフィラメントには負の高電圧（最大 − 75 kV）が加わることになる。そのため、フィラメント加熱電流を調整するには高電圧絶縁した加熱専用の変圧器を使用し、その一次電圧および一次電流を変化させて調整を行う。この変圧器をX線管フィラメント加熱変圧器という。

（c）　照射時間の調整　　発生X線量は照射時間に比例する。照射時間は限時装置（タイマ）によって任意の時間を選択することができる。現在では2ピーク形装置で1/100 s（50 Hz）、三相装置（6ピーク形、12ピーク形）やインバータ式装置では1/1 000 sからの撮影が可能である。また、主回路の開閉はサイリスタなどの半導体スイッチング素子によって行っている。

## 1.4　診断用X線装置の構成・規格

国際標準化機関として、IEC（International Electrotechnical Commission：国際電気標準会議：電気、電子技術分野における標準化活動を行う）およびISO（International Organization for Standardization：国際標準化機構：電気、電子以外のあらゆる分野の標準化活動を行う）がある。電気、電子の標準化はIECが担当し、情報技術などISOと重なる分野について両者が共同で活動している。

診断用X線装置などの医用画像機器は、IECの医用電気機器専門委員会（TC 62）のSC 62 B分野で審議され、安全面、機能面、品質保証など各機器の個別規格の発行や改訂作業が行われている。**表1.4**にTC 62専門委員会と分科委員会（SC）を示す。JIS（日本産業規格：旧日本工業規格）では、IEC規格と国際整合性をもった規格として、審議・発行を行っている。

表1.4 IEC医用画像機器関連専門委員会

| TC 62 専門委員会 | 医用電気機器 |
|---|---|
| SC 62 A | 医用電気機器の共通事項 |
| SC 62 B | 画像診断機器 |
| SC 62 C | 放射線治療・核医学機器・線量計 |
| SC 62 D | 医用電子機器 |

### 1.4.1 医用放射線関連JIS・医用X線装置の構成

図1.20は，医用放射線関係の規格の中で画像診断装置関連のおもなJISを示す。医用電気機器の基礎安全と基本性能に関する一般的要求事項の規格として，通則（JIS T 0601-1），副通則（JIS T 0601-1-3，ほか）などの基本規格がある。また，基本規格と関連した装置に関する個別規格，関連機器，品質管理，管理用器具などがある。

これまで使用されてきたJIS Z 4701（医用X線装置通則），JIS Z 4702（医用X線高電圧装置通則），JIS Z 4703（医用X線機械装置通則），JIS Z 4704（医用X線管装置通則）などの規格は，従来のユニットごとの規格から最近のIEC規格に整合した装置システムの規格へ変更されている。

X線システム（X線装置）の構成を図1.21に示す。X線システムは，X線発生装置，X線機械装置，X線映像装置，X線画像処理装置，関連機器などに分類される。X線発生装置はすべての診断用X線装置に使用され，おもにX線の制御とX線管に必要な高電圧を発生させるX線高電圧装置，X線を発生するX線管装置，X線の照射範囲を制御する照射野限定器およびプラグ付きX線高電圧ケーブルなどから構成される。

### 1.4.2 医用X線装置の規格[8)～13)]

現在，医用X線装置の規格は，JIS T 0601-1（医用電気機器の基礎安全および基本性能に関する一般要求事項），JIS T 0601-1-3（副通則：診断用X線装置における放射線防護）および各個別のシステムの規格などがある。ここでは，JIS Z 4751-2-54（撮影・透視用X線装置の基礎安全および基本性能）を中心に，関連するおもな用語と定義をつぎに示す。

（a）**X 線 装 置** X線発生装置，関連機器および附属品の組合せによって構成する機器。

（b）**X線発生装置** X線の発生と制御のためのすべてのコンポーネントとを組み合わせた装置。少なくともX線源装置に接続したX線高電圧装置を含む。

（c）**X線高電圧装置** X線発生装置においてX線管に供給する電気エネルギーの発生と制御のすべての構成要素を組み合わせたもの。通常，高電圧発生装置（高電圧変圧器とその他の高電圧回路構成部品からなる）とX線制御装置（X線の制御に必要なすべての回路構成部品からなる）から構成される。

**16**　1. 総　　論

- 基本（一般）── 医用電気機器：基礎安全及び基本性能に関する一般要求事項
  - T 0601-1　　　通則（追補1含む）
  - T 0601-1-2　　副通則―電磁両立性（2版対応）
  - T 0601-1-3　　副通則―診断用X線装置における放射線防護
- 機器・装置── 医用電気機器：基礎安全及び基本性能に関する個別要求事項
  （個別）
  - Z 4751-2-28　　診断用X線管装置
    - Z 4120　　診断用X線管装置―焦点特性
    - Z 4121　　X線管装置の固有ろ過の測定
    - Z 4122　　診断用回転陽極X線管装置の最大対象照射野の決定
    - T 60613　　診断用X線管装置の負荷特性
  - Z 4751-2-43　　IVR用X線装置
  - Z 4751-2-44　　医用X線CT装置
  - Z 4751-2-45　　乳房用X線装置及び乳房撮影定位装置
  - Z 4751-2-54　　撮影・透視用X線装置
  - T 60601-2-63　　歯科口外用X線装置
  - T 60601-2-65　　歯科口内用X線装置
  - Z 4951　　　　磁気共鳴画像診断装置
    - Z 4905　　基本画質パラメータの決定方法
  - T 0601-2-37　　医用超音波診断装置及びモニタ機器
- 関連機器
  ・他
  - Z 4712　　診断用X線可動絞り
  - Z 4721　　医用X線イメージインテンシファイア
  - Z 4732　　医用X線装置用高電圧プラグ付高電圧ケーブル
  - Z 4905　　写真―医用撮影用カセッテ・増感紙・フィルム―寸法及び仕様
  - Z 4910　　診断用X線映像装置―汎用及び乳房用散乱放射線除去グリッドの特性
  - Z 4918　　シャウカステン
  - T 61267　　診断用X線装置―特性決定に用いる放射線条件
  - T 62563-1　医用画像表示システム―第1部：評価方法
- 品質管理── 医用画像部門における品質維持の評価及び日常試験方法
  - Z 4751-1　　　総則
  - Z 4752-2-6　　不変性試験―医用X線CT装置
  - Z 4752-2-7　　不変性試験―口内法撮影用X線装置
  - Z 4752-2-8　　不変性試験―X線防護具類
  - Z 4752-2-9　　不変性試験―間接透視及び間接撮影用X線装置
  - Z 4752-2-10　不変性試験―乳房用X線装置
  - Z 4752-2-11　不変性試験―直接撮影用X線装置
  - Z 4752-2-12　受入試験及び不変性試験―シャウカステン
  - Z 4752-3-1　受入試験―診断用X線装置の画像性能
  - Z 4752-3-2　受入試験―乳房用X線装置
  - Z 4752-3-3　受入試験―DSA用X線装置
  - Z 4752-3-4　受入試験―歯科用X線装置の画像性能
  - Z 4752-3-5　受入試験―医用X線CT装置
- 管理用器具
  - Z 4915　　胸・腹部用X線水ファントム
  - Z 4916　　X線用解像力テストチャート
  - Z 4917　　X線変調度伝達関数測定用テストチャート
  - Z 4921　　X線管電圧測定器
  - Z 4923　　X線CT装置用ファントム
  - Z 4924　　診断用MR装置用ファントム
  - Z 4930　　X線骨密度測定装置用性能評価ファントム
- 用語・記号
  - Z 4004　　医用放射線機器図記号
  - Z 4005　　医用放射線機器―定義した用語
  - Z 4950　　診断用磁気共鳴装置―図記号及び標識
- リスクマネ
  ジメント
  - Q 14971-1　医療用具―リスクマネジメント―第1部：リスク分析の適用
  - T 14971　　医療機器―リスクマネジメントの医療機器への適用

※ JIS部門分類　T：医療安全用具，Z：その他　今後新規格はT，改訂版についてZを継続
※ Z 4701, Z 4702, Z 4703, Z 4704の規格は廃止の方向

**図1.20**　画像診断装置関連のおもなJIS（抜粋）[8]

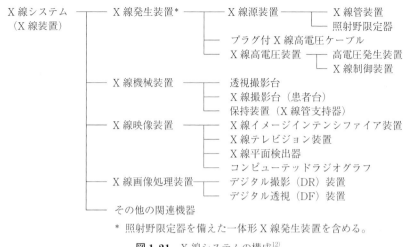

図1.21　X線システムの構成[12]

　X線高電圧装置の種類は，インバータ式，変圧器式およびコンデンサ式がある。なお，定電圧形装置はこれらのいずれかに属するものとする。

　**(d)　インバータ式X線高電圧装置**　X線照射中に直流電力を交流電力に変換して必要な高電圧を得るX線高電圧装置。インバータ式X線高電圧装置の種類は，変圧器形およびエネルギー蓄積形の2種類がある。変圧器形は撮影時，X線エネルギーを電源設備から供給するようにした装置。エネルギー蓄積形は撮影時，X線照射エネルギーを電池またはコンデンサから供給する装置である。

　**(e)　変圧器式X線高電圧装置**　電源の各周期ごとに多ピークの整流出力電圧を供給する単相および三相電源作動のX線高電圧装置。電源の各周期ごとに二つのピーク値をもつ整流出力電圧が得られるようにした単相電源で作動する装置を2ピーク形，六つのピーク値をもち三相電源で作動する装置を6ピーク形，12のピーク値をもち三相電源で作動する装置を12ピーク形という。

　**(f)　定電圧形X線高電圧装置**　出力管電圧のリプル百分率が4％を超えない電圧波形を出力するX線高電圧装置。

　**(g)　コンデンサ式X線高電圧装置**　電気エネルギーを高電圧コンデンサに蓄え，その放電によってX線管に1回の負荷を供給するようにしたもので，撮影用コンデンサの容量2μF以下でX線照射の開閉を高電圧側で行う装置。

　表1.5におもなX線高電圧装置の標準となる形名の区分例を示す。また，表1.6に形名に用いる文字，数字の意味を示す。

　**(h)　管　電　圧**　X線管の陽極と陰極との間に印加される電位差。通常，管電圧はピーク値をキロボルト〔kV〕で表示する。管電圧値の誤差は8％を超えてはならない。

　**(i)　公称最高管電圧**　規定の操作条件に適用される最高許容管電圧。

**表1.5** おもなX線高電圧装置の標準となる形名の区分例

（a） 変圧器形インバータ式X線高電圧装置

| 標準となる形名 | 公称最大管電流〔mA〕 | 公称最高管電圧〔kV〕 |
|---|---|---|
| IRF-200-125 | 200 | 125 |
| IR-400-150 | 400 | 150 |
| IRF-400-150 | 400 | 150 |
| IRF-630-150 | 630 | 150 |
| IRF-1000-150 | 1 000 | 150 |
| IRF-1250-150 | 1 250 | 150 |

（b） エネルギー蓄積形インバータ式X線高電圧装置

| 標準となる形名 | 公称最大管電流〔mA〕 | 公称最大管電流時間積〔mA·s〕 | 公称最高管電圧〔kV〕 |
|---|---|---|---|
| CIRF-5-120 | — | 5 | 120 |
| CIR-32-150 | — | 32 | 150 |
| BIRF-160-125 | 160 | — | 125 |
| BIR-160-125 | 160 | — | 125 |
| BIR-200-125 | 200 | — | 125 |

（c） 変圧器式X線高電圧装置（単相電源）

| 標準となる形名 | 公称最大管電流〔mA〕 | 公称最高管電圧〔kV〕 |
|---|---|---|
| RDP-20-100 | 20 | 100 |
| RDP-100-100 | 100 | 100 |
| RF-500-125 | 500 | 125 |
| RF-500-150 | 500 | 150 |
| R-500-150 | 500 | 150 |

（備考） 一体形X線発生装置，変圧器式（三相電源），コンデンサ式高電圧装置を除く。

**表1.6** X線高電圧装置定格の形名に用いる文字および数字の意味

| X線高電圧装置の種類・用途 | | | 1項 | 2項 | 3項 |
|---|---|---|---|---|---|
| 変圧器形インバータ式 | | 撮影・透視用 | IRF | 公称最大管電流〔mA〕 | 公称最高管電圧〔kV〕 |
| | | 撮影用 | IR | | |
| コンデンサエネルギー蓄積形インバータ式 | | 撮影・透視用 | CIRF | 公称最大管電流時間積〔mAs〕 | |
| | | 撮影用 | CIR | | |
| 蓄電池エネルギー蓄積形インバータ式 | | 撮影・透視用 | BIRF | 公称最大管電流〔mA〕 | |
| | | 撮影用 | BIR | | |
| 変圧器式 | 単相電源 | 歯科撮影 | RDP | | |
| | | 撮影・透視用 | RF | | |

・変圧器式（三相電源），コンデンサ式，一体形X線発生装置を除く。

（備考） 例：IRF-1000-150
　　　　　　（1項）（2項）（3項）
　　　　インバータ式(変圧器形)の撮影および透視に用い，公称最大管電流 1 000 mA，公称最高管電圧 150 kV のX線高電圧装置。(注)150 kV，1 000 mA の短時間定格出力は不可能。

（j）**管 電 流**　X線管のターゲットに入射する電子ビームの電流。通常，管電流はその平均値をミリアンペア〔mA〕で表す。管電流値の誤差は20％を超えてはならない。

（備考）金属外囲器のX線管を用いた場合は陰極側回路に流れる電流とする。

（k）**負荷（照射）時間**　負荷時間（loading time）は，陽極入力電力をX線管に供給している期間を規定の方法によって測定した時間。表示は〔s, ms〕，透視の場合は〔min, s〕で表す。負荷時間値の誤差は，±（10％＋1 ms）を超えてはならない。

負荷時間は，管電圧が最初にピーク値の75％に達した時点と最後にピーク値の75％まで降下した時点との間の時間とする（図1.22(a)）。電子管または格子制御形X線管高電圧回路の電子制御を備えたシステム（二次側制御）の場合は，タイマが照射開始信号を発した時点と照射終了信号を発した時点との間の時間。高電圧回路とX線管のフィラメント加熱とを同時に負荷するシステム（一次側制御）の場合には，管電流が最初に最大値の25％に達した時点と，最後に最大値の25％まで降下した時点との間の時間である。

なお，従来の照射時間（irradiation time）は，規定の方法によって決定された照射の継続期間で，通常は，放射線量の率がある指定の基準を超えている時間をいう。

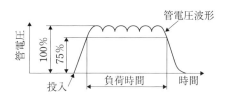
（a）インバータ式および6ピーク，12ピーク形X線高電圧装置

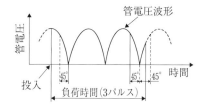
（b）2ピーク形X線高電圧装置

**図1.22　負荷時間の定義**

（l）**管電流時間積**　X線管に負荷をかけることによる電気量。ミリアンペアで表した平均管電流と秒で表した負荷の継続時間との積として，ミリアンペア秒〔mAs〕で表示する。管電流時間積値の誤差は±（10％＋0.2 mAs）を超えてはならない。

（m）**X線撮影でのX線出力の再現性**　空気カーマの測定値の変動係数は，X線管負荷条件のあらゆる組合せにおいて，0.05を超えてはならない。変動係数は，連続して測定した10回のX線量から次式により求める。

$$C = \frac{S}{\overline{K}} = \frac{1}{\overline{K}}\left\{\sum_{i=1}^{10}\frac{(K_i - \overline{K})^2}{9}\right\}^{\frac{1}{2}} \tag{1.18}$$

ここに　$C$：変動係数，$S$：10回の測定による標準偏差，$\overline{K}$：10回の測定による相加平均値，$K_i$：$i$番目の測定値

（n）**X線撮影における直線性および安定性**　X線管負荷条件の限定範囲全体にわたる空気カーマの直線性は，X線撮影では，空気カーマの測定値の平均値を指定の条件を満

たす二つの管電流時間積の事前設定値，または表示値もしくは管電流および負荷時間の事前設定値または表示値の積のいずれかで除した商の差が，これらの商の平均値の0.2倍以下でなければならない。

$$\left|\frac{\overline{K_1}}{Q_1} - \frac{\overline{K_2}}{Q_2}\right| \leq 0.2 \frac{\frac{\overline{K_1}}{Q_1} + \frac{\overline{K_2}}{Q_2}}{2}, \quad \left|\frac{\overline{K_1}}{I_1 t_1} - \frac{\overline{K_2}}{I_2 t_2}\right| \leq 0.2 \frac{\frac{\overline{K_1}}{I_1 t_1} + \frac{\overline{K_2}}{I_2 t_2}}{2} \quad (1.19)$$

$\overline{K_1}$, $\overline{K_2}$：空気カーマの測定値の平均値，$Q_1$, $Q_2$：管電流時間積の表示値，$I_1$, $I_2$：管電流の表示値，$t_1$, $t_2$：負荷時間の表示値。

**（o）電源設備** 配電変圧器，低圧電線路，低圧引込線，引込開閉器および屋内配線を経て，手元開閉器または差込接続器に至る設備。電源設備について**表1.7**に示す。変圧器形インバータ式X線高電圧装置および変圧器式X線高電圧装置の電源設備は，X線高電圧装置1台に1系統の設備を設けることが望ましい。なお，2台以上を1系統の電源設備に接続する場合は，同時に負荷がかからないような措置，または負荷がかかっても電源電圧降下の影響がないような措置を講じなければならない。

**（p）電源の見掛けの抵抗** X線高電圧装置を接続する手元開閉器または差込接続器

表1.7 電源設備（JIS Z 4751-2-54）

| 標準となる形名 | 相数 | 周波数〔Hz〕 | 定格標準電圧〔V〕 | 電源の見かけの抵抗*〔Ω〕 | 推奨する配電変圧器の容量〔kVA〕 |
|---|---|---|---|---|---|
| RDP-20-100 | 1 | | 100<br>200 | 0.06<br>0.27 | 2以上 |
| RDP-100-100 | 1 | | 200 | 0.13 | 10 |
| IRF-200-125 | 1 | | 200 | 0.11 | 20 |
| IR-400-150 | 1 | | 200 | 0.06 | 32 |
| IRF-400-150 | 1 | | 200 | 0.06 | 32 |
| IRF-630-150 | 1 | | 200 | 0.04 | 50 |
| RF-500-125 | 1 | 50, 60 | 200 | 0.02 | 50 |
| RF-500-150 | 1 | | 200<br>415 | 0.02<br>0.12 | 50 |
| IRF-630-150 | 3 | | 200<br>415 | 0.04<br>0.18 | 50 |
| IRF-1000-150 | 3 | | 200<br>415 | 0.02<br>0.12 | 75 |
| IRF-1250-150 | 3 | | 200<br>415 | 0.02<br>0.09 | 100 |

\* 短時間定格負荷の最大値を与えるX線照射において，電源電圧変動率が10%以下(415V系では5%以下)になる電源の見かけの抵抗を示したものであり，できるだけ小さいことが望ましい。
電源電圧変動率は次式によって求める。

$$\frac{U_N - U_L}{U_L} \times 100 \quad 〔\%〕$$

ここに，$U_N$：無負荷時の電源電圧〔V〕，$U_L$：短時間定格負荷時の電源電圧〔V〕

の電源端子から電源設備側のインピーダンスを抵抗負荷によって測定した抵抗値。測定は 30 kW 以下で行い, 次式で求める。

$$R = \frac{U_N - U_L}{I_L} \quad [\Omega] \tag{1.20}$$

$R$：電源の見掛けの抵抗〔Ω〕, $U_N$：無負荷時の電源電圧〔V〕, $U_L$：負荷時の電源電圧〔V〕, $I_L$：負荷時の電源電流〔A〕

**（q） 公称最大電力**　X 線高電圧装置においては, 指定の負荷時間において, 単一の X 線負荷を供給できる最大電力。通常, 管電圧 100 kV, 負荷時間 0.1 s において使用できる最高管電流と管電圧との積で表す。

$$P = U \times I \times f \times 10^{-3} \quad [kW] \tag{1.21}$$

ここに $P$：公称最大電力〔kW〕, $U$：管電圧〔kV〕, $I$：管電流〔mA〕, $f$：管電圧の波形に依存する因子でつぎの a)〜d) より選択。

a) 0.95：6 ピーク形 X 線高電圧装置を備えた X 線装置。

b) 1.00：12 ピーク形 X 線高電圧装置または定電圧形 X 線高電圧装置を備えた X 線装置。

c) 他の ME 機器（例：インバータ式 X 線高電圧装置を備えた X 線装置など）は, 管電圧の波形から上の最も当てはまるものを選び, その選択理由を記載する。

　インバータ式は管電圧波形から最も適切な値を選択。

　$f=1.0$（リプル百分率≦10 %）, $f=0.95$（10 %＜リプル百分率≦25 %）, $f=0.74$（25 %＜リプル百分率）

d) 0.74：1 ピークおよび 2 ピーク形 X 線高電圧装置を備えた X 線装置。

**（r） リプル百分率**　X 線高電圧装置において, 電源 1 周期の整流電圧波形の最高値と最低値との差の最高値に対する比。パーセント〔%〕で表す。

リプル百分率は次式により求める（**図 1.23**）。

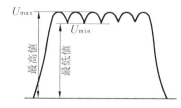

図 1.23　リプル百分率の定義

$$\frac{U_{max} - U_{min}}{U_{max}} \times 100 \quad [\%] \tag{1.22}$$

ここに, $U_{max}$：電源の 1 周期における管電圧波形の最高値, $U_{min}$：電源の 1 周期における管電圧波形の最低値。

**（s） 自動露出制御**　X 線装置においては, 事前に選択した部位で希望した放射線量

が得られるように,一つ以上のX線管負荷条件を自動的に制御する操作モード。

（t）**公称最短照射時間**　自動制御機能をもつX線高電圧装置の制御において,制御された放射線量が要求される範囲に保たれる最短負荷時間。公称最短照射時間は,少なくとも50倍よりも大きな負荷時間によって得られた平均の空気カーマ（または蛍光量）から20％を超えない平均の空気カーマ（または蛍光量）が得られる負荷時間。タイマの最短負荷時間より一般に長い値である（**図1.24**）。

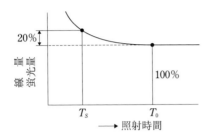

図1.24　公称最短照射時間

$T_s$は公称最短照射時間,$T_0$はX線遮断遅れによる濃度変化が無視できる値であり,$T_0$は$T_s$の50倍以上。

（u）**負　　　荷**　X線発生装置においては,X線管の陽極に電気エネルギーを供給すること。

（v）**X線源装置**　放射線源,電離放射線に対する防護手段および該当する場合は電撃に対する防護手段（X線管装置）,照射野限定システムからなる装置。

（w）**照射野限定器**　放射線照射野を限定する器具。

（x）**高線量率透視**　限定された条件の下でのみ許可される高い線量率を用いた透視。高線量率制御の操作モードは,操作者が連続的に手動操作を行ったときだけ実行でき,その間は連続した信号音で起動されていることを表示する。日本では高線量率透視制御の空気カーマ率は125 mGy/min,通常透視の空気カーマ率は50 mGy/min以下に制限されている。

（y）**直接撮影**　永久的な記録が受像面でもたらされるX線撮影法。例えば,フィルム増感紙X線撮影法またはフィルムX線撮影法。

（z）**直接透視**　可視画像が受像面上に,または放射線ビームの近くに提供するX線透視法。蛍光板による透視が該当し,それ以外はすべて間接透視となる。

（aa）**間接撮影**　永久的な記録を,受像面で得られた情報伝達の後にもたらすX線撮影法。例えばCRシステム,ディジタルディテクタシステムなど。従来のフィルムを用いたアナログ撮影以外はすべて間接撮影となる。

（ab）**間接透視**　情報伝達の後に放射線ビームの外から映像を見ることができるようにもたらしたX線透視法。

（ac）**連続撮影**　同一または異なったX線管負荷条件のもとで,規則的または不規

則的な一連の負荷によって情報を得て，記録するX線撮影法。

図 1.25 に診断用 X 線装置の外観を示す。

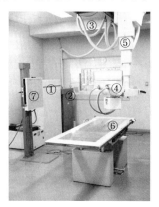

① X線制御装置
② 高電圧発生装置
③ 高電圧ケーブル
④ X線源装置
⑤ 天井式保持装置
⑥ 水平式撮影台
⑦ 立位式撮影台

図 1.25　診断用 X 線装置の外観

### 1.4.3　医用 X 線管装置の規格[13]〜[19]

これまで X 線管装置の安全・性能および試験に関する規格は，すべて JIS Z 4704（医用 X 線管装置通則）で規定していたが，現在，IEC 規格と整合した JIS Z 4751-2-28（診断用 X 線管装置の基礎安全および基本性能），JIS Z 4120（診断用 X 線管装置-焦点特性），JIS Z 4121（診断用 X 線管装置の固有ろ過の測定），JIS Z 4122（診断用回転陽極 X 線管の最大照射野の決定），JIS T 60613（診断用 X 線管装置の負荷特性）に規定されている。これらに関連する規格のおもな用語と定義をつぎに示す。

（a）　X　線　管　　陰極から電界で加速した電子をターゲットに当て，その衝撃で X 線を発生させる真空容器。ターゲットは，通常陽極に含まれる。

（b）　ターゲット角　　実焦点面と基準軸とがなす角。

（c）　基　準　軸　　放射線源においては，放射線源の中心を通る基準方向の線。

（d）　基　準　面　　診断用 X 線装置の実効焦点に関しては，基準軸が実焦点と交わる点を含む基準方向に垂直な面。通常，交わる点は実効焦点の中心となる。

（e）　実　焦　点　　加速粒子のビームが当たるターゲットの表面部分。

（f）　実 効 焦 点　　基準面への実焦点の垂直投影。単に焦点という場合は実効焦点をいう。

（g）　焦点外 X 線　　X 線源装置において，放射線源の実焦点外から放射される X 線。

（h）　ブルーミング比　　X 線管の実効焦点の特性を表すものとして，規定の負荷条件によって得られた二つの解像限界（スターパターン解像度）の比。

（i）　X 線管装置　　X 線管を内蔵した X 線管容器。

（j）　X 線管容器　　電撃および X 線に対する防護および放射口を備え，X 線管を収納するための容器。追加の構成品を含める場合がある。

(k) 放射口　放射線ビームを通過させることを目的とした，放射線源の防護遮へい体または照射野限定器の開口部。

(l) 固有ろ過　すべての用途での正常な使用において，X線ビームが透過する部分の取り外しできない物質によるX線管装置の線質等価ろ過。

(m) 付加フィルタ　放射線ビーム中に置かれた固定または取外し可能なフィルタ。付加ろ過の一部または全体に相当する。

(n) 付加ろ過　放射線ビーム中の，放射線源と患者または，指定した平面との間にある付加フィルタおよびその他の取外し可能な物質による線質等価ろ過。

(o) 総ろ過　固有ろ過と付加ろ過との総計。

(p) 漏れ放射線　放射口を透過してくるものでなく，放射線源の防護遮蔽物を透過してくる電離放射線。

(q) X線管負荷　X線管負荷条件値の組合せによって表した，X線管に供給する電気エネルギー。

(r) X線（管負荷）条件　X線管負荷特性に影響を及ぼす条件。例えば，管電流，撮影時間，連続陽極入力，管電圧およびリプル百分率。

(s) X線管負荷状態　X線発生装置において，準備完了状態の終り，すなわちX線発生装置の意図した機能が始まるときから，X線管の負荷の終りまでの状態。パルス状のX線出力を用いた透視の場合，最初のパルスから最終パルスまでの間となる。

(t) 陰極エミッション特性（管電流特性）　フィラメント加熱電流，管電圧などの変数に対する管電流の依存性。フィラメント加熱電流を変数とした管電流の曲線群として表す。フィラメント加熱電流とフィラメント電圧との関係，他の陰極特性への依存性も示す。

(u) 外囲器　X線管の真空容器。外囲器電流は外囲器導電部分（金属外囲器）を介して流れる電流で，指定条件下の管電流に対する割合〔％〕で示す。外囲器電圧は，X線管外囲器導電部分と接地との間の電位差で，接地に対する電位差を〔kV〕で示す。

(v) 負荷繰返し時間　一連の単発負荷において，負荷の開始とつぎの負荷開始までとの間隔。同一の連続負荷繰返しにおいて，連続負荷の開始とつぎの連続負荷までとの間隔。

(w) 陽極入力　X線を発生するために，X線管の陽極に加える電力。

(x) 公称陽極入力　規定の照射時間で単発のX線管負荷として加えることができる最大陽極入力〔kW〕。

(y) 公称撮影陽極入力　照射時間 0.1 s，負荷繰返し時間 1 分で，繰り返し可能な単発X線管負荷に適用する公称陽極入力〔kW〕(X線透視は適用外)（図 1.26）。

(z) 公称CT陽極入力　照射時間 4 s，負荷繰返し時間 10 分で，繰り返し可能な単発X線管負荷に適用する公称陽極入力〔kW〕（図 1.27）。

1.4 診断用X線装置の構成・規格

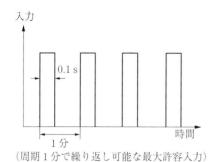

（周期1分で繰り返し可能な最大許容入力）

図1.26 公称撮影陽極入力[18]

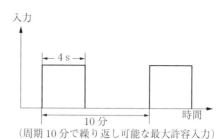

（周期10分で繰り返し可能な最大許容入力）

図1.27 公称CT陽極入力[18]

（aa）（X線）管装置入力　負荷前，負荷中，負荷後にあらゆる目的でX線管装置に加える平均の電力〔kW〕。回転陽極X線管のステータ，フィラメントおよびX線管装置に含まれるすべての器具に加える電力を含む。

（ab）公称連続入力　連続的にX線管装置に入力可能な指定の最大X線管装置入力〔W〕。

（ac）連続陽極入力　連続的に陽極に入力可能な指定の最大陽極入力〔W〕。連続陽極入力は，公称連続入力から電子線以外の入力（例：フィラメント加熱，陽極駆動など）を減じた入力である。

（ad）CTスキャン入力（CTSPI）　一定の負荷繰返し時間において，単発負荷における指定範囲の照射時間でCT撮影に使用するX線管装置の特性〔kW〕。CTSPI（CT scan power index）は，CTスキャン時の患者処理能力を示す（図1.28）。

$$CTSPI = \frac{1}{t_{\max} - t_{\min}} \int_{t_{\min}}^{t_{\max}} p(t)dt \tag{1.23}$$

ここに，$t_{\max}$：照射時間上限〔s〕，$t_{\min}$：照射時間下限〔s〕，$p(t)$：単発負荷定格を示す関数〔kW〕

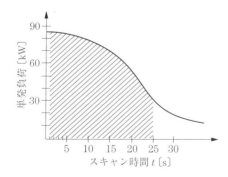

図1.28 CTSPI計算の範囲を示す単発負荷定格チャート例[18]

（ae）公称CTスキャン入力（公称CTSPI）　負荷繰返し時間10分に対して，照射時間下限が1sおよび上限が25sで算出した値〔kW〕。図1.28において，スキャン時間

1〜25sの単発負荷定格の連続曲線部分(斜線面積)を24sで除算して求められる。

(af) **撮影定格** X線管の作動について,X線管負荷条件およびその他の条件の指定した組合せ。この組合せのもとで,X線管の負荷能力の指定した限界が得られる。

(ag) **(最大)単発負荷定格** 指定した条件下での1回の負荷について,陽極入力電力と照射時間との関係によって与えられる最大許容X線管負荷(図1.29)。

(ah) **連続負荷定格** 指定したX線管負荷条件をもつ連続した個々のX線管負荷の総和に対して,陽極入力電力と照射時間との関係によって与えられる最大許容X線管負荷(図1.30)。

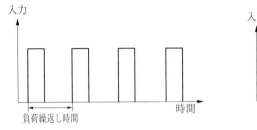
図1.29 単発負荷定格入力例[18]

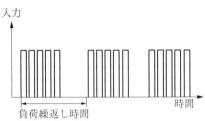
図1.30 連続負荷定格入力例[18]

(ai) **陽極熱量** 負荷中に蓄積するか,または負荷後に残留するX線管の陽極に含まれる熱の瞬時値。許容される最大の陽極熱量を最大陽極熱容量〔JまたはHU〕という。

(aj) **X線管装置熱量** X線管装置に含まれる熱の瞬時値。規定の周囲条件下で許容される最大のX線管装置熱量を最大X線管装置熱容量〔JまたはHU〕という。

(ak) **陽極加熱曲線** 指定した陽極入力電力に対して,陽極熱量を負荷時間の関数として表した曲線。

(al) **陽極冷却曲線** 陽極熱量が最大陽極熱容量と等しくなるまで,負荷をかけた後,陽極入力電力がゼロの状態で,陽極熱量を時間の関数として表した曲線。

(am) **X線管装置加熱曲線** 指定した負荷条件下で,X線管装置熱量を負荷時間の関数として表した曲線。

(an) **X線管装置冷却曲線** X線管装置熱量が最大X線管装置熱容量に等しくなるまで負荷をかけた後,X線管装置入力電力がゼロの状態で,X線管装置熱量を時間の関数として表した曲線。

従来JISではX線管の熱的特性として,(ai)〜(an)の熱容量,冷却率,陽極加熱曲線,陽極冷却曲線などが冷却の基準であったが,現在は,最近のX線管装置の冷却技術の進歩や患者処理能力など臨床に即した特性値の指標として,決められた負荷繰り返し時間での陽極の熱的状態を規格化し,公称撮影陽極入力,公称CT陽極入力,公称CTスキャン入力(公称CTSPI)などが規定されている。

# 2. X線発生装置

## 2.1 X線源装置

### 2.1.1 診断用X線管の構造

**(a) 固定陽極X線管** 陽極が固定されたX線管を固定陽極X線管 (stationary anode X-ray tube) といい，図2.1に外観と構造を示す。このX線管は熱容量が小さいため，焦点寸法を小さくできない。現在では，可搬形などの小形装置に用いられている。

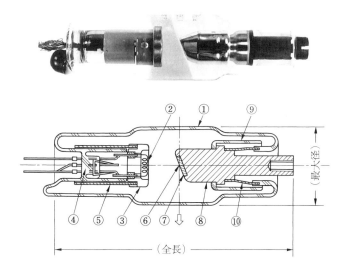

① ガラスバルブ（硬質ガラス） ② フィラメント（タングステン） ③ 集束電極（鉄，ニッケル） ④ ステム（導入線） ⑤ 陰極スリーブ（鉄，ニッケルなど） ⑥ 焦点（電子衝撃点） ⑦ ターゲット（タングステン） ⑧ アノード（銅） ⑨ アノードカバー（鉄，ニッケルなど） ⑩ コバールリング（鉄合金-ガラス接合）

図2.1 固定陽極X線管の外観と構造

**(1) 陰極** 負電位となる全体部分の総称を陰極 (cathode) といい，タングステンフィラメント，集束電極，ステムなどで構成される。図2.2に示すように，フィラメントはコイル状に巻かれたものを線状に張ってあり，集束電極 (focusing cup) の溝の中に取り付

28　2. X線発生装置

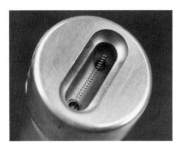

図2.2　陰極（集束電極）の構造

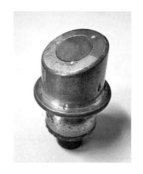

図2.3　陽極の外観

けられている。フィラメントの一端は集極電極に接続されて同電位で使用される。集束電極の材料には鉄，ニッケルなどが用いられる。

（2）**陽極**　正電位となる全体部分の総称を陽極（anode）という。図2.3に示すように，その大部分は銅からなり，その先端部分にタングステンの板が埋め込まれている。このタングステンの板をターゲット（target）といい，集束した高速電子を衝突させてX線を発生させる場所になる。ターゲットは高速電子の衝撃によって高温となるので，融点が高く，内部からのガスの発生が少ない金属を必要とするため，タングステン（融点：3 400℃）が用いられる。

X線は高速電子がターゲットに衝突した面から発生するが，この衝突面を実焦点（actual focal spot）といい，その形は長方形となる。図2.4は固定陽極X線管の陽極断面を示したもので，X線管軸に垂直で実焦点の中心を通る線を基準軸（reference axis），基準軸に垂直な面を基準面（reference plane）という。実焦点面と基準軸とがなす角をターゲット角（target angle）といい，図では20°である。基準面に対して実焦点を垂直投影したものを実効焦点（effective focal spot）といい，X線管軸に垂直方向（幅）の寸法と，X線管軸に平行方向（長さ）の寸法で表し，この実効焦点が小さいほどX線写真の鮮鋭度は向上する。実効焦点を基準とした場合には，ターゲット角が小さいほど実焦点の面積は大きくなる。

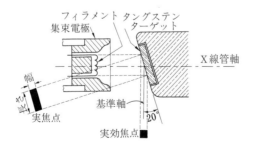

図2.4　固定陽極X線管の陽極断面

（3）**ガラスバルブ**　X線管の管体には高電圧が加えられ，さらに高温となるため，ガラスバルブ（glass bulb）にはシリコンを主成分としたほうけい酸硬質ガラス（融点：約700℃）が用いられている。以下に材料としてのおもな条件を示す。

①加工が容易で，金属との融着，封入が可能なこと，②電気絶縁耐力が大きいこと，③内部を高真空（$10^{-7}$ Torr 程度）に保てること，④X線の吸収が比較的少ないこと，⑤機械的強度があり，化学的耐性が良好なこと．

**（b） 回転陽極X線管**　図2.5は回転陽極X線管（rotating anode X-ray tube）の構造を示したもので，各電極はガラスバルブ内に封入され，内部は $10^{-7}$ Torr（mmHg）程度の高真空に保たれている．

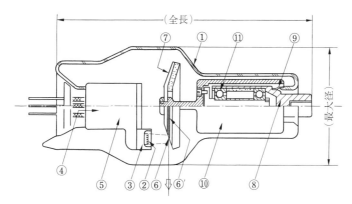

① ガラスバルブ（硬質ガラス）　② フィラメント（タングステンコイル）　③ 集束電極（鉄，ニッケル）　④ ステム（導入線）　⑤ 陰極スリーブ（鉄，ニッケル）　⑥ 焦点（X線発生部分）　⑥′ 焦点軌道（環状の電子衝撃跡）　⑦ ターゲット（鉄タングステン合金など）　⑧ 陽極軸（鉄合金，回転陽極の支持軸）　⑨ コバールリング（鉄合金-ガラス接合）　⑩ 陽極回転子（銅，表面を黒化）　⑪ ベアリング（特殊鉄合金，金属潤滑剤使用）

図2.5　回転陽極X線管の構造

陽極は内部にある2個のベアリングとアノードシャフト（陽極軸）によって支えられており，その先端には傘状のターゲットであるタングステン板が取り付けられている．

図2.6はターゲットの正面と側面の構造を示したものである．ターゲットを回転させることで高速電子によって衝撃を受けるターゲットの電子衝撃面の面積が増大し，温度上昇した面がつねにある程度冷却された面と置き換わるため，発生した熱はターゲット全面に拡散する．短時間負荷の場合には，実効焦点の単位面積当りの許容入力を，固定陽極管に比べては

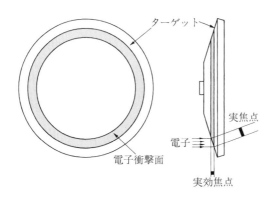

図2.6　ターゲットの正面と側面の構造

るかに大きくすることができる。

一般的には電子衝撃面を実焦点，実効焦点を単に焦点と呼ぶことが多い。

**（1）陽極**　陽極はターゲット，ロータ（陽極回転子），アノードシャフト（陽極軸）から構成されている。ターゲットは傘形のタングステン板で作られ，モリブデンの支軸によってロータに固定されている。

現在のターゲットは陽極熱容量の増大をはかるため，タングステンとモリブデンの張り合わせターゲットが使用されている。モリブデンの比熱はタングステンの約2倍であり，タングステンと同重量であれば熱容量も2倍となる。

1980年頃から，さらに熱容量を増大させる目的で，これらにグラファイト（カーボン）を張り合わせたターゲットが実用化された。グラファイトの比熱はタングステンの約10倍もあるので，これを張り合わせることで，わずかな重量増で非常に熱容量の大きい陽極を作ることができる。

図2.7はタングステン-モリブデン（W-Mo）張合せターゲットとタングステン-グラファイト張合せターゲットの断面図である。また，図2.8はグラファイト張合せターゲットを用いた大容量X線管の外観を示したものである。ターゲットの直径は，最大陽極熱容量が普通のもので75 mm$\phi$，大容量のもので100 mm$\phi$程度であり，これらの張り合わせターゲットの実用化によって最大陽極熱容量は著しく増大された。

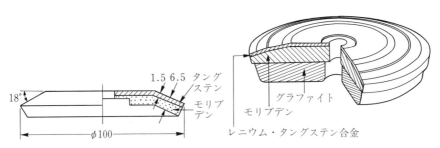

図2.7　タングステン-モリブデン張合せターゲット（左）とタングステン-グラファイト張合せターゲット（右）の断面図

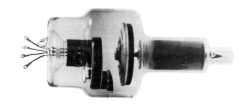

図2.8　グラファイト張合せターゲットを用いた大容量X線管の外観（Siemens社）

ロータ（rotor）は銅と鉄で作られ，X線管の外部に取り付けられているステータ（stator）により回転磁界を生じさせることで，誘導電動機の原理でロータが回転する。

ここで，ロータの回転数$n$は次式で表される。

$$n = \frac{120f}{p} \quad [\text{rpm}] \tag{2.1}$$

ここに，$n$：陽極の回転数〔rpm〕，$f$：電源周波数〔Hz〕，$p$：ステータの極数（普通は 2）

普通回転（$f = 50\,\text{Hz}$）で毎分 3 000 回，高速回転（$f = 150\,\text{Hz}$）では毎分 9 000 回となるが，滑りがあるため実際の回転数はこれより約 10 % 低下する。起動してから定常回転に達する時間は，普通 X 線管で 1 s，大容量 X 線管で 2.5 s 以内である。

焦点面で発生した熱の約 70 % はターゲットの表面から熱放射によって外部に放出される。しかし，連続負荷や繰返し負荷の頻度が高い場合には，ターゲット全体の温度が 1 000 °C 以上となり赤熱する。

ベアリングは回転陽極管にとって重要な部分であり，高温・高真空中でも陽極を円滑に回転させる必要がある。このための潤滑剤として金属潤滑剤（銀）が用いられている。

図 2.9 はベアリング部分の内部構造を示したもので，図 2.10 は陽極を回転させるためのステータを取り付けた回転陽極 X 線管の外観である。最近では，ガリウム合金の液体潤滑剤も実用化されている。

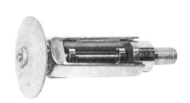
図 2.9　ベアリング部分の内部構造

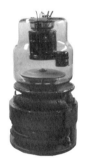
図 2.10　ステータを取り付けた回転陽極 X 線管の外観

（2）**陰　極**　陰極はタングステンのフィラメント，集束電極，スリーブ（sleeve）で構成される。陰極から放出された熱電子は高電圧で加速されてターゲット面に衝突する。

図 2.11 は陰極の構造を示したもので，一般的にフィラメントは大小 2 個あり，大焦点用と小焦点用を切り換えて使用する。

実効焦点の大きさは，一般撮影用として 2.0，1.5，1.2，1.0，0.8，0.6 mm など，拡大撮影用として 0.3，0.1，0.05 mm など，各種のものがある。

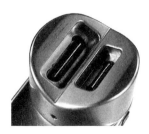
図 2.11　陰極の構造

**（3） ガラスバルブ，金属外囲器**　バルブの材料としてガラスの必要条件は固定陽極X線管と同じであるが，回転陽極X線管ではターゲットの面積が大きいため，ガラスバルブも高温となる。さらに，大容量X線管になるほど陽極重量が大きくなり，ガラスバルブのみでは陽極の支持が困難となる。

そこで，管体中央部を金属で作ることで強度を向上させた金属外囲器の大容量X線管（メタルX線管）がある。このX線管は，高速熱電子の衝撃によってターゲットから発生した二次電子がこの金属部分を通じてアースに流れるため，二次電子によって生じる焦点外X線を低減できる利点がある。ただし，陽極電流は陰極電流より10％程度少なくなるため，メタルX線管については，陰極回路に流れる電流を測定して管電流とする。

図 2.12 は管体中央部に金属を使用したX線管の外観で，おもに循環器用X線装置やX線CT装置に用いられる。

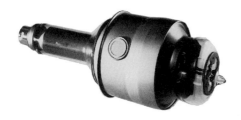

図 2.12　管体中央部に金属を使用した大容量X線管の外観（Philips 社）

### 2.1.2　X線管の動作特性

**（a） 集束電極と実焦点の電子密度**　フィラメントから発生した熱電子は図 2.13 のように集束電極によって集束され，ターゲット面で実焦点を形成する。フィラメントの比較的前面から発生した熱電子によって形成される実焦点を正焦点といい，側方および後方から発生した熱電子によって形成される実焦点を副焦点という。X線管の実焦点における熱電子密度は，熱電子密度の大きな正焦点と密度の小さい副焦点が合成されるため，不均等となる。

図 2.14 は実効焦点のX線強度分布を示したもので，以前の固定陽極X線管（10 kW，実効焦点寸法 5 mm）では，図(a)のような分布が見られたが，現在のX線管では図(b)のように，正焦点 $b$ と副焦点 $b'$ がほとんど一致している。

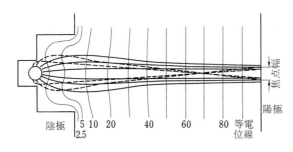

図 2.13　X線管内での電子軌道

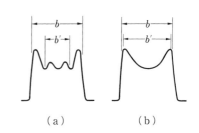

図 2.14　実効焦点のX線強度分布（幅方向）（$b$：正焦点，$b'$ 副焦点）

実効焦点の大きさ（主として幅）は，電極構造および電極間距離により決まる。図2.15は集束電極の断面で，正焦点幅 $b$ および副焦点幅 $b'$ とフィラメントの深さ $d$ の間には図2.16の関係がある。この関係から，フィラメントの位置が深くなるほど絞り効果が大きくなり，正焦点は小さく，副焦点は大きくなる。

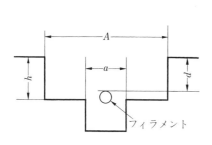

図2.15 集束電極の断面

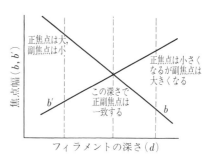

図2.16 フィラメントの深さと焦点幅の関係

このように，フィラメントの深さを適切に選ぶことで，正焦点と副焦点を一致させることができる。しかし，どのような焦点寸法においても，両者を一致させるには電極溝の幅 $A$ および $a$ と，フィラメントの深さ $d$ をそれぞれ変化させる必要がある。

なお，図2.17のように，電子軌道の特性から電極間距離が長くなるにつれ，正焦点の幅 $b$ は小さくなるが，副焦点の幅は $b'$ 逆に大きくなる。また焦点の長さ $l$ は縮小される。

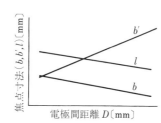

図2.17 電極間距離と焦点の大きさの関係

**（b） 負荷条件と実効焦点の大きさ**　管電流が比較的小さい場合には，管電圧を変化させても実効焦点の大きさはほとんど変わらない。しかし，低管電圧・大管電流，すなわち加速電圧が低く，熱電子密度が高い場合には，熱電子どうしのクーロン斥力が働いてたがいに反発しあうため，実効焦点は大きくなる。

図2.18は実効焦点のピンホール写真であり，負荷条件の変化に対し，実効焦点の大きさを比較したものである。実効焦点 2 mm では，管電圧 40 kV において管電流を 100 mA から 400 mA に増加すると，実効焦点の寸法は 1.5 倍に変化する。しかし，管電圧 80 kV では，その大きさはほとんど変化しない。また，実効焦点が 1 mm の場合には，管電圧が 80 kV においても，管電流を 100 mA から 300 mA に増加すると，実効焦点の寸法は 2 倍に変化する。図2.19は負荷条件と実効焦点寸法の関係を示したものである。

このように，管電流の大きさによって焦点寸法が変化する現象をブルーミング効果

34   2. X線発生装置

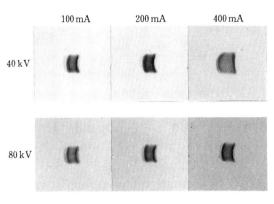

図2.18 管電流によるピンホール写真の変化
(焦点2mm)

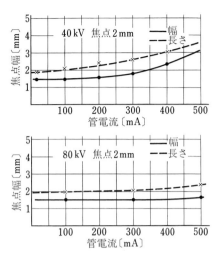

図2.19 負荷条件と焦点の大きさ
(焦点2mm)

(blooming effect) という。

(c) 実効焦点の測定　表2.1に示すように，実効焦点の測定には，スリットカメラ法，ピンホールカメラ法，解像力法による測定方法がある。

表2.1 焦点試験方法(JIS Z 4704, 4120)

| 方法 | | 適用範囲 |
|---|---|---|
| スリットカメラ法 | | 焦点寸法の測定 |
| | | MTFの測定 |
| ピンホールカメラ法 | | 焦点寸法の測定 |
| 解像力法 | 平行パターンカメラ法 | 焦点寸法の測定 |
| | スターパターンカメラ法 | ブルーミング比の測定 |

図2.20はスリットカメラ法の測定配置を示したものある。この方法では，定められた形状・寸法のスリットを用いて，スリットの方向を管軸に垂直な方向（焦点の長さ）と平行な方向（焦点の幅）についてX線像を撮影し，両者から焦点寸法を測定する。

図2.21はピンホールカメラ法の測定配置を示したものである。この方法では，定められた形状・寸法のピンホールカメラを用いてX線像を撮影し，焦点寸法を測定する。ピンホール写真は実効焦点の形状，熱電子分布などが容易に表示される特徴を持っているが，写真濃度の高低により実効焦点の大きさが異なって測定される欠点がある。

平行パターンカメラ法は，ある一定間隔に金属棒を並べたテストチャートを撮影し，その間隔の視認範囲から焦点寸法を求める方法である。

スターパターンカメラ法は，定められたスターパターンテストチャートを撮影し，その焦点スターパターン写真のひずんだ部分の平均寸法から焦点寸法を計算する方法である。なお，管電流を2倍変化させたときの焦点スターパターン解像限界からブルーミング比を計算

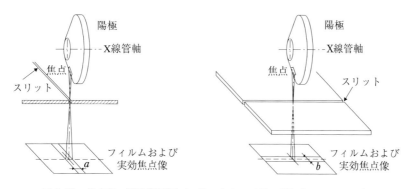

図 2.20　焦点像の測定配置図（スリットカメラ法，JIS Z 4704，4120）

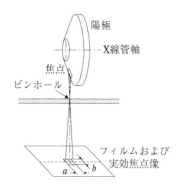

図 2.21　焦点像の測定配置図（ピンホールカメラ法，JIS Z 4704，4120）

する。

（d）　X線管のX線放射強度分布

（1）　空間強度分布　　X線撮影を行う場合，ターゲットから放射されるX線の方向やその強度分布を把握しておくことは重要である。

図 2.22 は薄いターゲットに高速熱電子が衝突した場合，加速電圧によってX線放射強度分布がどのように変化するかを示したものである。また，高速熱電子の進行方向を軸に回転させることで，立体的な分布が得られる。

X線撮影で用いる 100 kV 程度の加速電圧では，その分布はすべての方向に対してほぼ等しく放射される。したがって，診断領域では反射形のターゲットを使用することは効果的な方法であり，高速熱電子ビームの入射方向に対して直角に近い角度で放射されるX線も有効に利用できる。

実際のターゲットでは，衝突した高速熱電子はターゲットの表面だけでなく，ある程度の深さまで突入する（加速電圧 100 kV，Wターゲットで 6 μm 程度）。つまり，加速された熱電子はターゲットのごく表面でX線を発生させるだけでなく，多くの熱電子はターゲット物質の中へも突入し，その点でX線を発生させている。

図 2.23 はその概要を示したものである。点 O で発生したX線は，OC 方向ほどターゲットの厚い層（OY）を通って外部に放射されるため，ターゲット内部での吸収は大きく，タ

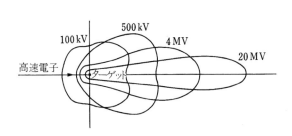

図2.22 薄いターゲットの場合のX線放射強度分布

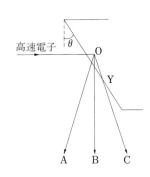

図2.23 厚いターゲットから発生するX線

ーゲット面から放射されるX線量は減少する。一方，OA方向ほどターゲット内部での吸収は少なくなるため，ターゲット面から放射されるX線量はOC方向に比べて増加する。また，この関係はターゲット角 $\theta$ により変化し，ターゲット角が小さいほどこの影響は大きくなる。一般に使用されているターゲット角10°〜20°のX線管では，その強度分布は放射角度によって大きく変化する。強度分布の変化はヒール効果（heel effect）と呼ばれる。

（2） **ターゲット角と強度分布**　X線管の実焦点を中心とする球面状のX線強度は，ヒール効果の影響によって不均等となり，固定陽極X線管では図2.24に示すようにその中心強度は最大強度の約80％といわれていた。しかし，この値は図2.25に示すように，固有ろ過その他の吸収によってかなり変化する。

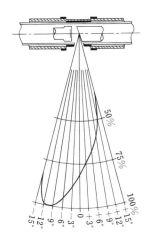

図2.24 Zinteoが測定した結果（1937年）

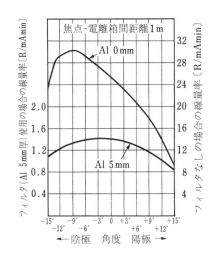

図2.25 吸収体による変化（Zinteo）

図2.26は回転陽極X線管のターゲット角18°管の管軸方向におけるX線強度分布である。付加フィルタなしでは，中心（基準軸）は最大強度の95％，陽極方向7°で最大強度の80％，13°で約50％となるが，陰極方向での分布変化は少なく，20°でも90％程度となる。この傾向は管電圧にはあまり関係なく，50〜140kVまでほぼ同様な傾向を示す。

ここで，フィルタ（Al：20mm）が付加されると均等性は向上し，中心で最大強度の97

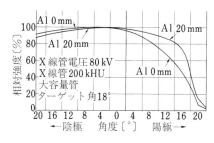

図 2.26 管軸方向の強度分布
（ターゲット角 18°管）

表 2.2 ターゲット角と撮影距離

| フィルム サイズ | 撮影距離 | |
|---|---|---|
| | 18°管 (利用角度 ±11°) | 10°管 (利用角度 ±6°) |
| 半 切 | 112 cm | 198 cm |
| 大 角 | 92 cm | 162 cm |
| 四 切 | 79 cm | 140 cm |
| 六 切 | 65 cm | 116 cm |

%, 陽極方向 13°で 80 % となる。このように，ある程度以上の吸収があれば，陽極方向の均等性は大幅に向上する。

このように，管軸方向の X 線強度分布は付加フィルタのない場合，陽極方向では厚いターゲット層を通って発生 X 線が放射されるため，その強度は低くなる。しかし，フィルタが入るとこの影響はしだいに小さくなり，均等化されることになる。

X 線撮影に利用可能な放射角度については，適当な被写体があれば "ターゲット角 $\theta-3°$" といわれているが，写真濃度差を 0.2 まで許容したとすれば，18°管では陽極方向 11°，10°管では陽極方向 6° までは臨床的に問題なく使用できる放射角度となる。

表 2.2 は利用線錐を放射 X 線の基準軸を中心に，ターゲット角 18°管については ±11°，ターゲット角 10°管については ±6° として，写真濃度差が 0.2 以下となるようなフィルムサイズと撮影距離の関係を求めたものである。

(e) **X 線管の管電流特性**　1930 年頃の熱電子 X 線管（Coolidge 管）は許容電流が小さく，焦点の大きい固定陽極 X 線管のため，その管電流特性は飽和電流で動作し，図 2.27 に示すように管電圧が変化しても管電流はほとんど変わらない特性をもっていた。しかし，現在の回転陽極 X 線管のように許容電流が大きく，焦点の小さい X 線管では，その特性が大きく変化する。ここで，管電流とフィラメント電流の関係を管電流特性といい，フィラメント電圧とフィラメント電流の関係をフィラメント特性という。

図 2.28 は実効焦点 1.2 mm の回転陽極 X 線管の管電流特性（陰極エミッション特性）・フィラメント特性を表したものである。加熱電流 $I_f$ が 4.5 A では管電圧が大きく変化しても管電流 $I_p$ の変化は数 mA であるが，加熱電流 $I_f$ が 5.5 A になると，管電圧 50 kV で管電流は 520 mA，80 kV では 760 mA となる。このことは，加熱電流が小さい領域では飽和電流で，大きい領域では空間電荷電流で X 線管が動作していることを示している。

このように，回転陽極 X 線管の管電流特性は，その負荷条件によって飽和電流から空間電荷電流まで変化する。そのため，管電圧波形が正弦波の場合，そのときの管電流波形は台形波状から正弦波状へ変化する。

(1) **焦点寸法と管電流特性**　フィラメント前方および側方から発生した熱電子は集束

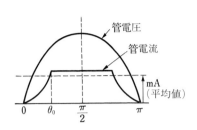
図2.27 飽和電流で動作した場合の管電流波形

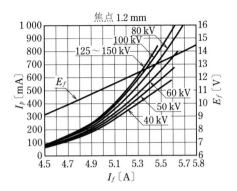
図2.28 回転陽極X線管の管電流特性・フィラメント特性（定電圧形）

電極によって集束されて細いビームとなるが，焦点が小さいほど熱電子の通路が狭くなるために電子ビームは流れにくくなる。したがって，小さい焦点に同一の管電流を流すためには，さらにフィラメントからの熱電子放射を増やす必要があるため，小焦点ほど空間電荷は多くなる。

また，フィラメント後方から発生した熱電子は，そのほとんどが空間電荷として残留するが，管電圧が高くなるにつれてしだいに陽極に吸引される。この空間電荷も小焦点ほど多く存在すると考えられるため，実際のX線管では，空間電荷電流と飽和電流の移行点は図1.11のようにはっきりしたものではなく，これらが混合されたものとなる。

（2）**電極間距離と管電流特性** 管電流は電極間距離（陽極と陰極の間の距離）の2乗に反比例するため，この距離によっても特性はかなり変化する。電極間距離が長くなると管電流は流れにくくなるので，熱電子放射を増やさなければならない。そのため，空間電荷が増加し，管電圧が低く管電流が大きい場合には，ほとんど空間電荷電流で動作するようになる。管電流の動作範囲がこのような領域になると，わずかな管電圧の変動が管電流値に大きく影響するとともに，低管電圧で大管電流を必要とする撮影が困難となる。

（f）**焦点外X線**

（1）**焦点外X線とその発生** X線管焦点のピンホール写真を撮影する場合，照射時間を長くすると，図2.29のように焦点だけでなく陽極全体の像が写し出される。これは，焦点以外の陽極表面からもX線が放射されているからで，このX線を焦点外X線（off focus radiation）という。これに対して，焦点から放射されるX線を焦点X線という。

焦点外X線が多くなるとX線フィルム全体にかぶりを与えるため，X線写真のコントラストを低下させることになる。

固定陽極X線管の場合，図2.3に示したようにその陽極構造はタングステンターゲットの面積に比べて銅の部分が多いため，焦点外X線は比較的少なく，X線写真の画質（主としてコントラスト）への影響はそれほど問題にならなかった。

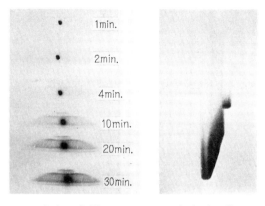

(a) 正面像　　　(b) 側面像

図 2.29　照射時間を変えて撮影した焦点外 X 線のピンホール写真[1]

しかし，回転陽極 X 線管の場合には，図 2.6 に示したように傘形の大きなタングステンターゲットがあるため，ここから放射される焦点外 X 線は固定陽極 X 線管に比べてかなりの量となる。

焦点外 X 線が発生する原因は，焦点面に衝突する高速熱電子のエネルギーによってターゲット物質内から放出される二次電子によるものである。

図 2.30 は陰極-陽極間の等電位線と焦点外 X 線の発生原理を示したものである。

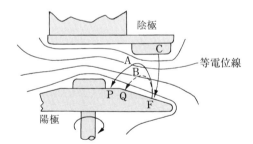

図 2.30　焦点外 X 線の発生（田部）

陰極から発生した熱電子ビームは軌道 CF を通って焦点 F に衝突し，そのエネルギーによって物質内部から二次電子が飛び出し，焦点 F から電界に逆らって陰極方向へ運動する。電界に逆らって飛び出した二次電子はしだいに減速され，点 A で等電位面に垂直な速度成分が零となり，再び電界によって加速され，軌道 AP を通ってターゲット上の点 P に衝突して焦点外 X 線が発生する。

ここで，二次電子が点 A から点 P の間に得るエネルギーは，焦点 F から点 A の間に失うエネルギーに等しい。すなわち，二次電子がターゲット面に衝突するときのエネルギーは，最初に焦点内部から飛び出すときのエネルギーに等しい。また，二次電子のエネルギーには各種のものがあるため，二次電子は焦点の近傍からはるか離れた位置まで分散してターゲットに衝突する。したがって，陽極全面から焦点外 X 線が発生することになる。

**（2） 焦点外X線の線質と強度**　　高いエネルギーの二次電子は軌道FAPを通るのに対し，低いエネルギーの二次電子は点Bで反転して軌道FBQを通る。したがって，高いエネルギーの二次電子ほど焦点から離れた位置に衝突し，低いエネルギーの二次電子ほど焦点近傍に衝突する。そのため，焦点近傍で発生する焦点外X線ほど軟線（軟質）となり，焦点から離れるほど焦点X線に近いエネルギーの焦点外X線（硬質）を発生させる。

　焦点外X線の比率は管電圧が高いほど高くなり，100 kV では全X線量のうち約30％が焦点外X線となる。これは，広い面積から発生するためにかなりの量となるが，放射密度について焦点X線と比較すると約 1/300 程度の小さな値となる。また，焦点外X線はその放射面積が大きいためX線像を形成することはないが，X線フィルム全体に一様なかぶりを与えるため，焦点X線によって形成されたX線画像のコントラストを低下させる。

**（3） 焦点外X線の除去**　　焦点外X線の発生量は管電圧によって定まるため，これを除去するには絞りを用いて遮へいするしかない。現在では，開口の小さな放射コーンをできるだけ焦点の近くに設けることで除去している。

### 2.1.3　許容負荷

　X線管の陽極に電気エネルギーを供給することを負荷という。また，X線を発生させるために，X線管の陽極に加える電力を陽極入力〔kW〕という。その形態により以下のように分類される。なお，X線管に供給できる電気エネルギーの最大値を許容負荷といい，許容される最大の陽極熱量を最大陽極熱容量という。

　**短時間負荷**：撮影を行う場合に相当する電気エネルギーをX線管に供給することをいい，負荷時間（loading time）はおよそ数ms～数sの範囲となる。短時間負荷では，ターゲット上の電子衝撃面の温度が急激に上昇するため，許容負荷は主として焦点面の温度によって制限される。

　**長時間負荷**：主として透視を行う場合に相当し，負荷時間は数十s～数十min となる。長時間負荷の場合，1s間当りに供給される電気エネルギーは小さいが，負荷時間が長いため，その熱エネルギーはしだいに陽極に蓄積され，陽極全体の温度が上昇する。したがって，長時間負荷での許容負荷は陽極全体の温度によって制限される。

　**混合負荷**：短時間撮影を頻繁に繰り返す場合や，透視と撮影を交互に繰り返す場合に相当し，短時間負荷と長時間負荷を混合したものをいう。

　**（a） 短時間許容負荷**　　X線管の短時間許容負荷を大きくする条件は，以下のとおりである。

① 実焦点面積を大きくする。
② ターゲット角を小さくする。
③ 陽極の回転数を上げる。
④ 焦点軌道直径を大きくする。

⑤ 管電圧波形のリプル百分率を小さくする。

以下にそれぞれの項目について詳細を述べる。

（1） **実焦点面積**　実焦点が小さくなるほど熱電子密度は高くなり，高速熱電子がターゲットの一部分に集中して衝突することで実焦点の温度上昇は大きくなる。したがって，実焦点に対して1s当りに供給できる電気エネルギーは制限されるため，短時間許容負荷は実焦点面積に比例する。なお，実焦点の単位面積当りの最大入力を比負荷〔W/mm²〕という。

（2） **ターゲット角**　ターゲット角を小さくすれば，同一寸法の実効焦点に対して実焦点の面積を大きくできるので，短時間許容負荷を大きくすることができる。

図2.31はこの関係を示したもので，ターゲット角が18°のX線管に対して10°のX線管では，その短時間許容負荷は約1.7倍となる。しかし，ターゲット角が小さくなると，利用できるX線ビームの角度も小さくなるため，それぞれの撮影距離に対して使用できるX線フィルムの大きさが制限される（前出の表2.2参照）。

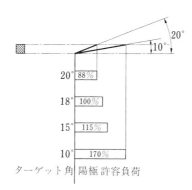

図2.31　ターゲット角による陽極許容負荷の比較（井出）

回転陽極X線管のターゲット角は従来18°，16°であったが，最近では12°が標準となり，10°のものも使用されている。

（3） **陽極の回転数と焦点軌道直径**　0.1s以下の短時間負荷における回転陽極X線管の比負荷はおよそ次式の関係がある。

$$比負荷 = K\sqrt{n \cdot d} \tag{2.2}$$

ここに，$n$：陽極回転数，$d$：焦点軌道直径，$K$：比例定数

同一ターゲット角のX線管においては，その短時間許容負荷は陽極の回転数と焦点軌道直径の積の平方根に比例する。

普通回転形のX線管は電源周波数によってその回転数が変わり，50Hzで約2700rpm，60Hzで約3200rpmとなる。したがって，同一規格のX線管であっても，60Hzで使用したほうが，その短時間許容負荷は約10％増大する。150Hzの高速回転形のものは約8100rpmのため，普通回転形と比べてその短時間許容負荷を約1.7倍にすることができる。

大容量X線管の軌道直径は普通容量X線管の約1.4倍のため，その短時間許容負荷は約1.2倍になる。さらに，高速回転させることでその短時間許容負荷を普通容量X線管の約2

倍にすることができるため，100 kV，1 000 mA の通電が可能となる。

(4) **管電圧波形** 回転陽極 X 線管は焦点軌道の全周にわたって負荷を平均して加えることにより，短時間許容負荷を大きくすることができる。したがって，管電圧波形が直流に近いほど短時間許容負荷を大きくすることができる。

**図2.32** は 2 ピーク波形と 6 ピーク波形の短時間許容負荷を比較したもので，1～20 ms 程度の短時間負荷では，2 ピーク波形に比べて 6 ピーク波形では 1.15 倍の負荷を加えることができる。しかし，発生熱量としては 6 ピークのほうが 1.35 倍のため（管電圧：最大値，管電流：平均値），負荷時間が長くなるにつれターゲット全体の温度が上昇し，短時間許容負荷はしだいに制限され，0.3 s 程度で同じ値となる。

(5) **負荷時間** 図 2.33 に示すように，負荷時間が長くなるほど使用できる管電流値が制限されるため，短時間許容負荷は低下するが，時間が 2 倍になると許容負荷が 1/2 に制限されるわけではない。これは，熱伝導の影響で負荷時間が長くなっても焦点温度はそれほど上昇しないためである。また，最大陽極熱容量が同一の場合には焦点が小さいほど陽極に蓄積される熱量も小さくなるため，負荷時間による許容負荷の変化は少なくなる。

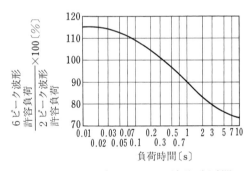

図2.32 2ピーク波形と6ピーク波形の短時間許容負荷の比較（関）[2]

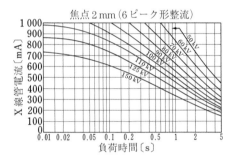

図2.33 X 線管最大規格表〔DRX-270 HD，（東芝）200 kHU，ターゲット角 16°，150 Hz 回転〕

(b) **公称陽極入力（最大入力）** 焦点寸法・管電圧波形・陽極回転数などの指定条件において定まる陽極入力〔kW〕の許容最大値を公称陽極入力（最大入力）といい，固定陽極 X 線管では 1 s，回転陽極 X 線管では 0.1 s で規定される。

ここで，陽極入力（X 線管入力）とは X 線放射時に X 線管に加えられる電力 $P$〔kW〕をいい，次式で表される。

$$P = U \cdot I \cdot f \times 10^{-3} \quad \text{〔kW〕} \tag{2.3}$$

ここに，$U$：管電圧〔kV〕，$I$：管電流〔mA〕

$f$：つぎのように管電圧のリプル百分率によって定まる定数

$f = 1.00$：リプル百分率が 10 ％以下の場合

$f = 0.95$：リプル百分率が 10 ％を超え 25 ％以下の場合

　　　　$f = 0.74$：リプル百分率が 25 ％を超える場合

　図 2.33 はこれを表した例で，最大規格表という。この表は X 線管に加えることのできる絶対許容負荷を表しており，各管電圧曲線の下方部分が使用可能な範囲であり，上方部分は過負荷の範囲となる。

　しかし，実際の使用にあたっては X 線装置自身の誤差を考慮する必要がある。現行 JIS における前示許容誤差は，管電圧 ± 10 ％，管電流 ± 20 ％，撮影時間 ± (10 ％ + 1 ms) である。これらの誤差を考慮すると，実際に使用できる最大値としては，最大規格表の 85～90 ％となる。

　1 回の負荷がこの規格の範囲内であっても，これを繰り返す場合や，透視と撮影を交互に行う場合には，陽極温度が上昇してくるため，許容負荷はさらに制限される。

　**（c）　長時間負荷**　前述のように，長時間負荷は陽極全体の温度によって制限されるが，最大陽極熱容量が大きいほど温度上昇に時間がかかるため，長時間許容負荷には有利となる。しかし，陽極全体が許容温度まで上昇したあとでは，冷却効率が高いほど温度が速く下がる。したがって，連続使用を行う長時間許容負荷は，陽極熱容量もさることながら，最終的には冷却効率で決定される。

　現在の診断用 X 線管の冷却方式はほとんどが油浸式で，特に短時間撮影を頻繁に繰り返すような混合負荷で使用する場合には，送風機によって管容器外部を冷却する。

　**（1）　ヒートユニット**　X 線管に負荷を加えた場合に発生する熱量は，（管電圧 $U$ [kV]）×（管電流 $I$ [mA]）×（負荷時間 $t$ [s]）に比例するため，これを熱の単位として考えると便利である。そこで，X 線管の入力を表す特別の単位として，2 ピーク波形を基準としたヒートユニット（heat unit：記号 HU）が定義されている。

　① 2 ピーク形整流回路，単相半波整流回路または自己整流回路の場合

$$\text{HU 値} = U \cdot I \cdot t \qquad 1\text{s 当りの HU 値} = U \cdot I \tag{2.4}$$

　② 6 ピーク形整流回路またはこれと同等のリプル百分率をもつ回路の場合

　　　（2 ピーク形で，ケーブル長が 6 [m/極] 以上で，電流が 10 [mA] 以下）

$$\text{HU 値} = U \cdot I \cdot t \times 1.35 \qquad 1\text{s 当りの HU 値} = U \cdot I \times 1.35 \tag{2.5}$$

　③ 定電圧形回路の場合

$$\text{HU 値} = U \cdot I \cdot t \times 1.41 \qquad 1\text{s 当りの HU 値} = U \cdot I \times 1.41 \tag{2.6}$$

　④ コンデンサ式の場合

$$\text{HU 値} = 0.71 \times C \cdot (U_1^2 - U_2^2) \tag{2.7}$$

ここに，$C$：コンデンサ容量 [μF]，$U_1$：放電開始時の管電圧，$U_2$：放電終了時の管電圧

　現在では，X 線管入力の単位はジュール [J] またはワット [W] で表示することが多い。HU 値と他の単位の換算は，1 HU＝0.71 W·s＝0.71 J＝0.17 cal で行う。

　**（2）　陽極熱量と陽極冷却曲線**　負荷中に蓄積したり，負荷後に X 線管の陽極に残留

する熱の瞬時値を陽極熱量（anode heat content）といい，陽極に蓄積できる熱量の許容最大値を最大陽極熱容量（maximum anode heart capacity）という。

陽極に最大陽極熱容量を蓄えた状態から入力を加えないで放置し，陽極熱量が時間の経過とともに減少する状態を表した曲線を陽極冷却曲線（anode cooling curve）という。また，時間の経過に対して陽極熱量の減少する割合を陽極冷却率，その最大値を陽極最大冷却率といい，ワット値〔W〕または単位時間当りのヒートユニット値（〔HU/s〕または〔HU/min〕）で示す。

（3）**陽極加熱曲線**　X線管またはX線管装置に対して連続的に負荷を加えた場合，時間の経過とともに熱量が蓄積されていく状態を示したものを陽極加熱曲線（anode heat up curve）およびX線管装置加熱曲線（X-ray tube assembly heating curve）という。

図2.34は陽極加熱曲線で，縦軸は蓄積される熱量（JまたはHU），横軸は負荷時間〔min〕である。陽極最大冷却率に相当する負荷を加えたときには，曲線（a）のように最大熱量 $H_m$ で飽和する。これより大きな負荷を加えると，曲線（b）のように $t_1$ で $H_m$ に達するのでここで負荷を休止し，冷却曲線に従って冷却したのちに再び使用する必要がある。また，負荷が小さい場合には曲線（c）のように $H_m$ 以下で飽和するため，このまま連続使用ができる。

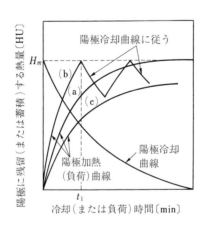

図2.34　陽極加熱曲線

図2.35は陽極熱特性の例を示したもので，このX線管の最大陽極熱容量は100 kJ（140 kHU），陽極最大冷却率は28.4 kJ/min（40 kHU/min）すなわち475 W（667 HU/s）である。しかし，実際に使用する場合にはX線管を管容器に封入するため，長時間負荷はこの容器を含めた特性，すなわち全熱特性によって制限される。

図2.36は全熱特性の例を示したもので，管容器に入れた場合の最大X線管装置熱容量は888 kJ（1 250 kHU）となり，熱容量は約9倍に増大するが冷却率は低下する。また，送風機がない場合の最大冷却率は160 W（225 HU/s）であるが，送風機を使用した場合には320 W（450 HU/s）となり倍増する。

（d）**混合負荷**　混合負荷としては，スポット撮影，集団検診撮影，高速連続撮影な

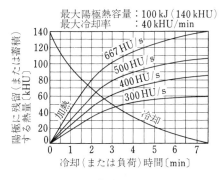
図 2.35　陽極熱特性 (DRX-190)

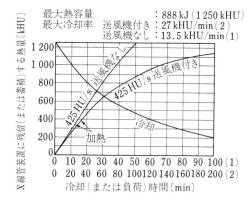

(1) 冷却曲線，加熱曲線送風機なし
(2) 加熱曲線送風機付き
図 2.36　全熱特性 (DRX-190)

どがあり，これらはいずれも短時間負荷と連続負荷が混合したものと考えることができる。

**（1）スポット撮影**　　透視と撮影を交互に繰り返す場合は，透視負荷によってターゲット温度がすでに上昇しているため，撮影時の負荷は短時間許容負荷の 70 ％以下に制限される。さらに，透視と繰返し撮影の合計入力の時間的平均値が，それぞれの X 線管で指定されている長時間最大入力以下で使用しなければならない。

**（2）集団検診撮影**　　毎分数回の繰返し反復負荷の場合にはつぎのように考える。

1 回当りの負荷は短時間最大入力の 80 ％程度とする。撮影頻度については，負荷条件と使用間隔が一定であれば，次式のように長時間負荷に換算した平均入力から求める。

$$\text{長時間負荷に換算した平均入力} = \frac{U \cdot I \cdot f \cdot t}{T} \ [\text{W}] \tag{2.8}$$

ここに，$U$：管電圧 [kV]，$I$：管電流 [mA]，$f$：管電圧のリプル百分率によって定まる定数，$t$：負荷時間 [s]，$T$：使用間隔 [s]

**（3）高速連続撮影**　　循環器系の連続撮影のように，高速繰返し負荷には最大陽極熱容量の大きい大容量 X 線管が使用される。

図 2.37 は高速繰返し負荷によって陽極に発生する熱の生成過程を示したものである。

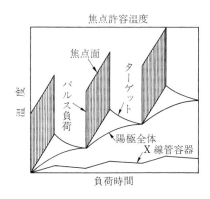
図 2.37　繰返し負荷による X 線管容器の温度上昇（関，村木）[2]

① 焦点面に加えられたパルス状の繰り返し負荷により，ターゲットの表面温度は著しく上昇する。
② この熱伝導によってターゲット全体，さらに陽極全体の温度も上昇する。
③ 繰返し負荷が加えられるうちに，熱放射，あるいは伝導によってX線管容器の温度が上昇してくる。

したがって，繰返し負荷における許容負荷を簡単に求めるには，(1回の撮影時間)×(撮影回数(フィルム枚数))により総実負荷時間を求め，使用する管電圧と管電流に対する総実負荷時間がX線管の最大規格表の(前出の図2.33参照)使用可能範囲内であればよい。

図2.38はアンギオ連続撮影時の最大入力を，図2.39はシネ撮影時の繰返し最大入力を示したものであり，これにより容易に撮影条件を選択することができる。

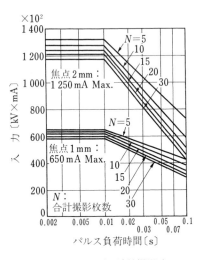

図2.38 アンギオ連続撮影時の最大入力

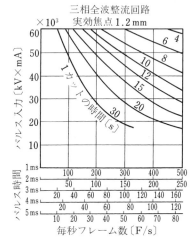

図2.39 シネ撮影時の繰返し最大入力（シネパルス入力）の関係（DRX-3724 HD）

**(e) 焦点荒れとその影響**　X線管に短時間許容負荷以上の過大負荷が加えられた場合，焦点温度はタングステンの融点以上に達し，焦点面は融解する。また，1回の負荷が過大でなくても，電子衝撃が高頻度で繰り返されると，焦点面はしだいにクラック(亀裂)が入り，荒れてくる。焦点面が荒れてくると，高速熱電子は亀裂部に突入し，そこから発生したX線は図2.40のようにターゲット自体に吸収され，撮影に利用するビーム方向のX線出力はしだいに減少する。焦点荒れがひどくなると，そのX線出力は正常時の50％にも低下する。

図2.41は電子衝撃のため，ターゲット面が荒れてしまった例である。

現在のX線管は電子衝撃による焦点荒れを防止したレニウム(Re)入りタングステン，あるいは鉄(Fe)入りタングステンのターゲットが使用されている。タングステンにレニウムや鉄などの異種金属を添加すると，合金の結晶粒が細かくなるため再結晶温度が上昇

2.1 X線源装置　47

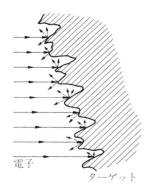

図 2.40　ターゲット面の荒れと電子の衝突

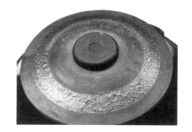

図 2.41　ターゲット面の荒れ

し，さらに耐熱衝撃性も向上する。図 2.42 はレニウム-タングステン（Re：10 %，W：90 %）ターゲットとタングステンターゲットの X 線出力を比較したものである。タングステンターゲットは 2 万回の負荷で X 線出力が 55 %に低下しているが，レニウム-タングステンターゲットでは 87 %程度の低下である。

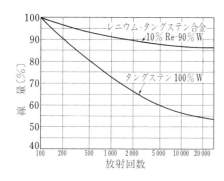

図 2.42　レニウム-タングステンターゲットとタングステンターゲットの X 線出力（線量）の比較（1 回の負荷は最大定格の 120 %）

### 2.1.4　特 殊 X 線 管

**（a）　格子制御形（三極）X 線管**　　格子制御形（三極）X 線管は，陽極および陰極のほかに格子（グリッド）または格子に相当する電極をもつものである。図 2.43 に動作原理

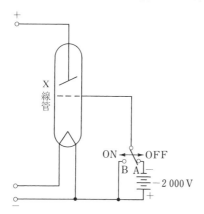

図 2.43　格子制御形（三極）X 線管制御原理図

図を示すが，接点位置をAとすることで，格子にはフィラメントの電位に対して負の電位が加わるため，陽極電圧が印加された状態でも管電流を遮断することができる。Bのときは格子の電位がフィラメント電位と等しくなるため，管電流が流れる。すなわち，格子の電位を制御することで，X線の開閉が可能となる。また，この格子の電位を連続的に変化させることで，可変焦点とすることもできる。

現在，格子制御形X線管は主としてX線の開閉に用いられ，コンデンサ式X線装置のX線管として広く使用されるとともに，最近では循環器用X線装置のIVRなどのパルス透視時の波尾切断用としても用いられている。

**（1）構　造**　格子制御形X線管は一般のX線管の陰極-陽極間に格子電極を設け，格子の遮断（cut off）特性によってX線の開閉を行うもので，格子を含む陰極部の構造以外は通常のX線管と同じである。

**図2.44**はその格子構造を示したもので，集束電極本体の溝の中にタングステンのフィラメントがあり，このフィラメントの前方に格子が設けられ，格子と集束電極は同電位に接続されている。

**図2.45**は格子制御形X線管の格子を示したものである。また，格子なし（gridless）の格子制御形X線管も開発され，普及している。

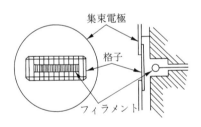

図2.44　格子制御形（三極）X線管の
　　　　格子構造（鳥山ほか）[3]

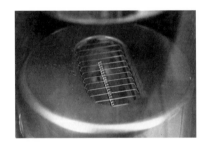

図2.45　格子制御形（三極）X線管の格子
　　　　（固定陽極管）

**（2）特　性**　格子制御形X線管は格子を有し，その電界によって熱電子流を阻止するため，一般のX線管に比べると熱電子放射（thermionic emission）特性は悪くなる。その特性は格子の間隔にも影響を受け，間隔が荒いほど熱電子放射は多くなるが，遮断電圧は高くなる。最高使用管電圧125 kVの装置では，－2 500 V程度の電圧が格子に加えられている。

このように，格子制御形X線管はフィラメントからの熱電子放射量を多くしないと管電流が流れにくい。したがって，ほとんど空間電荷電流で動作することになり，管電圧が低い場合，許容される管電流の最大値は管電圧で決まる。図2.46はコンデンサ式X線装置に使用した場合の最大使用規格であり，管電圧が56 kV以下では空間電荷電流で動作しているため，管電圧の低下とともに許容電流は制限される。

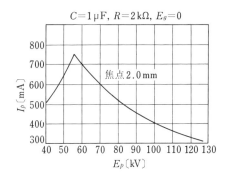
図2.46 コンデンサ式装置に使用した場合の最大許容管電流

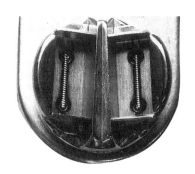
図2.47 格子なしの格子制御形X線管の陰極

熱電子放射量を多くするために,格子なしの格子制御形X線管も使用されている。図2.47は格子なしの格子制御形X線管の陰極を示したものである。このX線管では,集極電極に負電圧を加えることで管電流を遮断しているため,遮断可能な焦点幅は0.6〜0.8 mm程度以下である。そこで,フィラメントを2個同時に点火し,それぞれの焦点位置をわずかにずらして焦点を形成することで,焦点の大きさを1.2 mmとしている。最高使用管電圧は125 kV,管電流遮断バイアス電圧は$-2\,000$ Vであり,格子を用いないことで熱電子放射特性は大幅に改善されている。

**(b) 乳房撮影用X線管**

**(1) 特徴と構造** 乳房のような軟部組織のX線撮影では,コントラストを得るために軟X線を必要とする。一般撮影用のX線管を用いて30 kV程度の低い管電圧で撮影を行うと,固有ろ過が大きいために放射されるX線は硬質となり,コントラストが不足したX線写真となる。また,加速電圧が低いために熱電子放射量が低下し,大きな管電流を流せないため,撮影時間が長くなるなどの欠点がある。そこで,これらを満足させるために作られたのが乳房撮影用(mammography)X線管である。

**1) X線放射口** 固有ろ過を小さくするためにベリリウムの薄板(0.8〜1.0 mm)を用いている。ベリリウムは原子番号が4のため,最もX線吸収の少ない金属であるが,これを用いたX線管からは大量の軟X線が放射され,皮膚線量もかなり大きなものとなる。そこで,JISではこの線量を低減するため,管電圧が50 kV以下の場合,放射口の総ろ過を0.5 mm Al当量以上,または0.03 mm Mo当量以上になるよう規定している。

図2.48はベリリウム窓付きX線管(メタルX線管)である。

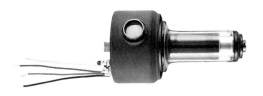
図2.48 乳房撮影用X線管(ベリリウム窓付き)の外観

**2) モリブデンターゲット** 軟X線用としてモリブデンターゲットのX線管が多く使用されている。モリブデンは原子番号 42（融点 2 622℃）で，連続X線の発生効率としてはタングステン（原子番号 74）の 0.57 倍であるが，特性X線を利用することで効果的に軟組織の撮影が行える。

モリブデンのK殻の励起エネルギーは 20 keV のため，これ以上の加速電圧を印加すれば $K_\alpha$(17.5 keV)，$K_\beta$(19.6 keV) の特性X線が発生する。図 2.49 はモリブデンターゲットにおける管電圧 28 kV のX線スペクトルを示したものである。これにフィルタとしてモリブデンの薄板を入れると，図 2.50 に示すように，フィルタを透過してくるX線のエネルギーの大部分は 17～20 keV の範囲となる。これは，モリブデンのK吸収端が 20 keV のため，20 keV 以上のエネルギーではモリブデンフィルタによる選択吸収が起こり，また 20 keV 以下のエネルギーのX線はモリブデンフィルタの自己吸収により減弱する。

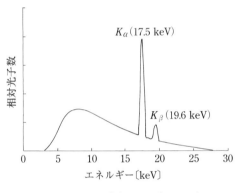
図 2.49 モリブデンターゲットから発生するX線スペクトル

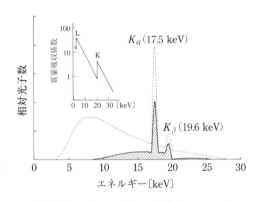
図 2.50 0.03 mm 厚のモリブデンフィルタ透過後のX線スペクトル

実際の管電圧としては 25～30 kV，フィルタはモリブデンの 0.03 mm が最適とされている。この方法ではフィルタによって無用（17 keV 以下）の軟X線を除去し，硬質（20 keV 以上の）X線も吸収されるため，効果的に特性X線を利用できるため，ロジウム（Rh, $Z = 45$）ターゲットやロジウムフィルタも用いられる。最近は，タングステンターゲットも使用され，ターゲットとフィルタの組合せにより，種々のエネルギースペクトルを選択している（p. 187 表 8.2 参照）。

X線管焦点の大きさは，大焦点 0.3 mm，小焦点 0.1 mm（拡大撮影時）程度である。

**3) 熱電子放射特性** 30 kV 程度の低管電圧で一般のX線管を使用すると，空間電荷制限領域の特性によってフィラメントの加熱を上げても管電流は増加しない。また，この特性の範囲は，空間に出た熱電子の量と電界の強さで決まる。

したがって，乳房撮影用X線管では，陰極-陽極間の距離を短くすることで電界の強さ $E$〔V/m〕を大きくしている。

一般のX線管の電極間距離は17～18 mmであるが,乳房撮影用X線管の電極間距離は10～13 mm程度に縮められているため,最高使用管電圧も60～80 kVに制限される。

図2.51に焦点0.3 mmのモリブデンターゲットX線管の短時間最大入力(最大単発負荷定格)例を示す。動作条件は定電圧形高電圧装置,180 Hz回転である。指定の管電圧範囲において,管電流は負荷時間0.1～5 sで82～113 mA,5～10 sで70～100 mA程度である。焦点0.1 mmの場合は22～38 mA程度に制限される。図2.52は管電流特性・フィラメント特性である。フィラメント電流3.3～3.9 A,フィラメント電圧4.6～5.8 Vで,管電流範囲を調整している。また,図2.53は陽極加熱・冷却曲線の例である。このX線管の陽極熱容量は210 kJ(300 kHU),陽極冷却率は525 W(740 HU/s)である。

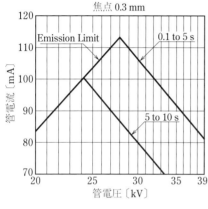

図2.51 短時間最大入力[4]

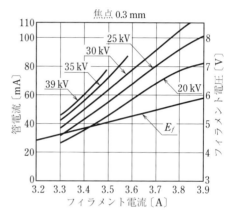

図2.52 管電流特性・フィラメント特性[4]

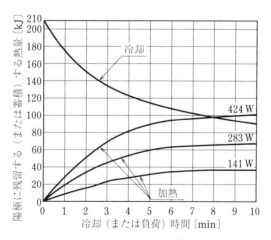

図2.53 陽極加熱・冷却曲線[4]

(c) 拡大撮影用微小焦点X線管　拡大撮影(enlargement radiography)は拡大することによって通常のX線撮影では得られない微細な像を明確にしようとするものである。これは被写体-フィルム間距離を離すことによって像を2～6倍に拡大するものであるが,

拡大率が大きくなるほど半影も大きくなるため，微小な焦点をもつ X 線管が必要となる。

現在，拡大撮影用 X 線管の焦点としては，0.3, 0.2, 0.1, 0.05 mm のものがあるが，一般用 X 線管と同じ集束方法によって焦点形成が可能なのは 0.2 mm までである。

0.1 mm 以下の焦点では，副焦点ビームを正焦点ビームに一致させることが困難となる。そこで，現在の 0.1, 0.05 mm 焦点の電子集束では，正焦点のみで焦点を形成させ，副焦点ビームは拡散させる方法がとられている。しかし，この方式では管電流によって電子分布が変化するため，最適管電流値が存在する。可能な拡大率は 0.1 mm 焦点で約 4 倍，0.05 mm 焦点で約 5 倍である。

拡大撮影用 X 線管の焦点は微小なため，その許容負荷は極端に制限される。そのため，大形ターゲットを使用し，高速回転を行って最大入力の増大をはかっており，0.05 mm 焦点では 100 kV，10 mA，1 s 程度の負荷が許容される。また，X 線管のわずかな振動によっても解像度が低下するため，X 線管の保持を十分に行い，支持器は拡大撮影専用の機構を必要とする。

（d）**拡大ステレオ撮影用 X 線管**　ステレオ撮影は，ある距離（瞳孔距離：6～7 cm）をもった 2 点からそれぞれ X 線撮影を行い，これをステレオ観察装置で合成し，立体像を観察するものである。この撮影では，前後左右に複雑に走行する血管に存在する微小な病変の立体構造を観察する場合に有効である。なお，拡大ステレオ撮影では X 線管焦点の移動距離が短くても同じ立体像が得られる。

また，電子的に焦点を切り換える方式は，格子制御形 X 線管においてフィラメントと格子を 2 組もつ構造のため，格子電位を切り換えることで焦点を左右に切り換えられる。左右の切換え速度は毎秒 12 枚程度，焦点間隔は 35 mm，焦点寸法は 0.2 mm である。

### 2.1.5　X 線管装置と付属器具

（a）**X 線管容器**　X 線管容器に X 線管を封入したものを X 線管装置という。この容器は防電撃形とし，規定の X 線遮へいを施し，X 線用高電圧ケーブルの接続部その他，X 線管を動作させるのに必要な付属物を含むものである。

図 2.54 は回転陽極 X 線管を封入した X 線管装置の断面を示したものである。管容器本体は軽合金製で，内面には X 線遮へいのための鉛板が張られている。容器内には絶縁と冷却の目的で高純度の絶縁油が充てんされている。容器中央には放射口があり，樹脂製のコーンがはめ込まれている。さらにその外側に焦点外 X 線防止のための鉛コーンが取り付けられている。X 線管装置の漏れ線量は，その装置の連続定格内のすべての条件で使用しても焦点から 1 m の距離において 1 時間の積算線量が 1.0 mGy 以下に遮へいするように規定されている。図 2.55 は X 線管容器の外観を示したものである。

2.1 X線源装置 53

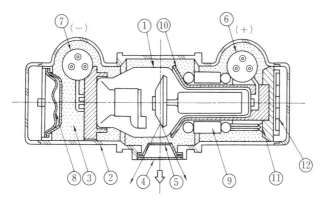

① X線管（回転陽極管）　② 管容器本体（アルミニウムキャスト鉛内張）　③ 絶縁油（高純度処理油）　④ 放射口　⑤ オイルディスプレイ（樹脂製，絶縁油シール）　⑥ ケーブルレセプタクル（陽極，全端子短絡）　⑦ ケーブルレセプタクル（陰極，X線管により端子を使い分ける）　⑧ ベローズ（耐油性ゴム，絶縁油の膨張調整）　⑨ ステータ（ロータ回転駆動用）　⑩ 絶縁シリンダ（ステータと陽極の絶縁）　⑪ ハーメチックシール（ステータ電力供給端子用）　⑫ 低圧回路端子板（ステータ用電源接続端子）

図 2.54　X線管装置の断面

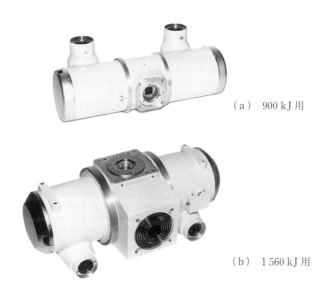

（a）　900 kJ用

（b）　1 560 kJ用

図 2.55　X線管容器の外観

**（b）　X線用可動絞り**　X線用可動絞り（照射野限定器）は，X線管の放射口に取り付けることでX線照射野を調整する線錐制限器である。これは被ばく線量を低減させるだけでなく，X線画像の画質向上にも寄与している。図 2.56 は外観とX線可動絞りの構造を示したものである。

鉛板を主材料とした線錐制限羽根（①②：上羽根）は利用ビームを必要最小限のX線照射野に設定する最も重要な羽根である。

この上羽根に連動し，下羽根（③④）および焦点外X線低減羽根（⑤⑥：奥羽根）が動

54　2．X 線 発 生 装 置

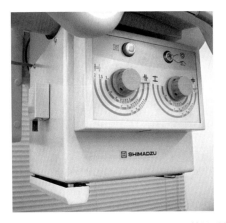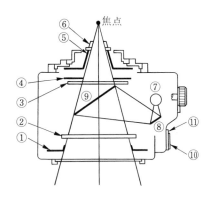

図 2.56　X 線用可動絞りの外観と構造

作する．

　下羽根は散乱線の減少および可動絞りの漏れ線量の低減に大きく寄与する．また，奥羽根は焦点外 X 線を効果的に低減させる羽根である．なお，羽根の名称については，可動絞りの内側を下羽根，外側を上羽根としている．

　X 線照射野の表示は，投光照準器（⑦ハロゲンランプ），ミラー（⑧⑨），上羽根を通過してくる光束によって得られる光照射野で行われる．また，上羽根と連動する指針（⑩）と X 線照射野を表す目盛板（⑪）で構成される開度表示器によっても，X 線を放射せずに X 線照射野寸法を確認できる．可動絞りの固有ろ過値の大部分はミラーによる吸収で，約 0.8～1.5 mm Al 当量となっている．

　現行 JIS には，X 線源装置（X 線管装置 ＋ 可動絞り）の総ろ過は，70 kV 未満の歯科用 X 線装置で 1.5 mm Al 当量以上，その他の X 線装置は 2.5 mm Al 当量以上に規定されている．

　可動絞りのおもな性能はつぎのとおりである．

① 最大照射野は SID 65 cm で，35 cm × 35 cm を超えない．また，最小照射野は SID 100 cm で 5 cm × 5 cm 以下とする．

② 光照射野の平均照度は SID 1 m で 100 lx 以上であること．ただし，160 lx 以上が望ましい．

③ 目盛または数値による開度表示は，表示した X 線照射野と入射面上の X 線照射野との大きさの差異が，SID の 2 ％を超えない．

④ 投光照準器による開度表示は，X 線照射野の境界とそれに対応する光照射野の境界とのずれは，SID の 2 ％を超えない．

⑤ 可動絞りの漏れ線量は規定する負荷条件において，1 h 当りの積算値が空気カーマ 1.0 mGy（歯科用は 0.25 mGy）を超えない．ただし，許容値の 35 ％以下にすることが望ましい．

⑥ 固有ろ過は Al 当量の最小の公称値を，その可動絞りに表示する。最高使用管電圧が 70 kV を超える場合には，測定管電圧 70 kV の公称最小値を表示する。70 kV 以下の場合はその最高使用管電圧とする。

(c) **X線源装置のろ過**　図 2.57 に X 線源装置のろ過物質の名称と配置を示す。固有ろ過とは，X 線管のガラス壁，絶縁油，X 線管容器の窓材を含めたろ過をいう。付加ろ過とは，X 線管容器外側に取りつけられたフィルタ，可動絞り内の光照射野のミラー，および選択可能なフィルタ（一般用：Al，Cu，乳房用：Mo，Rh，Ag など）を含めたろ過をいう。また，両者を含めたものを総ろ過という。

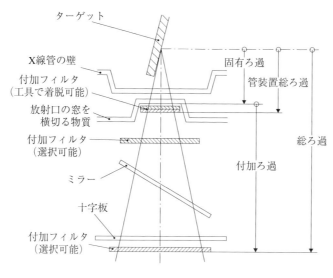

図 2.57　X 線源装置のろ過物質

## 2.2　X 線高電圧装置

### 2.2.1　2 ピーク形 X 線装置[1)]

(a) **概　要**　2 ピーク形 X 線装置は従来，診断用 X 線装置のなかでも最も多く使用されていた代表的機種であったが，1970 年頃から三相 X 線装置にその座をゆずってしまった。さらに，現在ではインバータ式装置が主流となっている。

インバータ式装置はその周波数については大幅に異なるが，高電圧回路の基本原理については，従来の 2 ピーク形 X 線装置と同じである。したがって，インバータ式装置を理解するうえでも，従来の 2 ピーク形 X 線装置の基本動作について十分な理解が必要となる。図 2.58 は 2 ピーク形 X 線装置の基本回路で，X 線制御装置，高電圧発生装置，高電圧ケーブルおよび X 線管から構成される。図 2.59 は 2 ピーク形 X 線装置の 80 kV，200 mA，40 ms での管電圧・管電流・蛍光強度の波形である。

56   2. X線発生装置

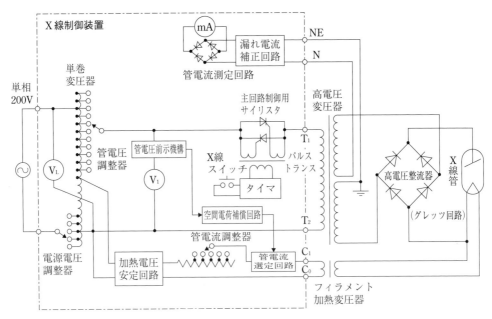

図 2.58 2 ピーク形 X 線装置の基本制御回路

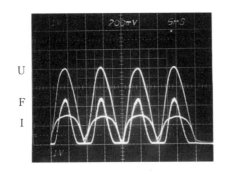

U：管電圧
F：蛍光強度
I：管電流

図 2.59 2 ピーク形 X 線装置の管電圧・管電流・蛍光強度の波形（80 kV, 200 mA, 40 ms）

**（b） X 線制御装置**

　診断に有効な X 線写真を撮影するには，それぞれの目的部位によって X 線の線量，線質を適切に制御する必要がある。これには管電圧，管電流，照射時間を任意に選択できる機構が必要で，この機構を X 線制御装置という。

　概要は以下のとおりである。

　**1） 単巻変圧器**　　電源電圧，管電圧の調整を行う。さらに X 線管フィラメント加熱などの制御回路などに電源を供給する。

　単巻変圧器（auto-transformer）は，一つの連続した巻線で一次および二次回路の一部を共通にしたものである。

　図 2.60 は単巻変圧器の原理を示したもので，励磁電流および損失を無視すれば，一次および二次側の電圧，電流，巻数は以下の関係となり，通常の変圧器と同様となる。

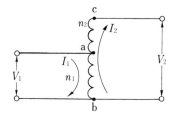

図 2.60 単巻変圧器の原理

$$\frac{V_1}{V_2} = \frac{n_1}{n_1 + n_2}, \quad \frac{I_1}{I_2} = \frac{n_1 + n_2}{n_1} \tag{2.9}$$

単巻変圧器は通常の変圧器に比べて損失が少なく，使用材料も少なく，経済的なため，X線装置の一次電圧調整に使用されている。しかし，入力電圧より出力電圧が高くなるとインピーダンスが増大してくるので，X線装置の一次電圧は最大負荷が入力電圧（200 V）に近くなるように設計されている。

**2）電源電圧調整器**　単巻変圧器の一次側タップを切り換えることで，装置内に供給する電圧を常に一定電圧（200 V）に調整する。

**3）管電圧調整器**　単巻変圧器の二次側タップを切り換えることで，高電圧変圧器に加える一次電圧を変化させて管電圧を調整する。

**4）管電流調整器**　X線管フィラメント加熱変圧器の一次側に直列に可変抵抗を入れることで，一次電圧および一次電流を変化させて管電流の調整を行う。なお，この回路には加熱電圧安定回路，管電流選定回路および空間電荷補償回路が含まれる。

**加熱電圧安定回路**　負荷が大きくなって電源や装置内の電圧降下が大きくなると，加熱電圧も同時に低下する。しかし，X線管フィラメントの温度は熱慣性によって遅れて低下するため，管電流が過渡的に変動し，X線出力も大きく変化する。

これを安定化する方法として，鉄共振形の加熱電圧安定回路（スタビライザ：ST）を使用することで管電流の過渡的な変動を防止している。

**管電流選定回路**　管電流は連続可変よりも選定式のほうが使用上便利なため，選択方式となっている。これにより，選定器を所定の位置に合わせるだけで，希望する管電流を選択できる。しかし，これだけでは管電圧を変化させると管電流も変化するため，さらに空間電荷の補償が必要となる。

**空間電荷補償回路**　前述のように，X線管の管電流特性の影響により，管電流が多くなると同一の加熱でも管電圧によって管電流は大幅に変化する。そこで，管電圧の変化に対して管電流を一定に保つため，空間電荷補償変圧器によって管電圧の上昇とともに加熱電圧を低下させる回路を空間電荷補償回路という。**図 2.61** は空間電荷補償回路および補償の有無を比較したもので，ほぼ一定の管電流に制御できる。

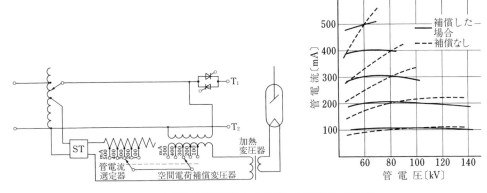

図 2.61 空間電荷補償回路と X 線管の空間電荷補償特性

**5) 管電流測定回路**　中性点に電流計を接続することで，動作時の管電流を測定する。2 ピーク形装置の場合，中性点電流は交流となるため，整流しなければならない。また，高電圧変圧器の巻線と接地電位との間には分布容量があるため，管電圧 100 kV では 0.5～1.0 mA 程度の漏れ電流がここに流れる。1～2 mA 程度の管電流を流す透視の場合には影響が大きいため，補正回路により補正する。なお，短時間撮影時には貫性を大きくした mAs（管電流時間積）計が動作する。

**6) 管電圧前示機構**　X 線装置の管電圧は高電圧のため，直接測定することは困難である。そのため，高電圧変圧器の一次電圧から間接的に求めることで，管電圧を直接表示して設定できる機構が考えられ，これを管電圧前示機構という。

管電圧前示機構では，各管電流について無負荷時一次電圧とこれに対応する管電圧の関係がわかれば前示することができる。これには指示計器補償方式と一次電圧補償方式がある。図 2.62 に無負荷時一次電圧と管電圧の関係および指示計器補償方式の管電圧前示回路を示す。

指示計器補償方式では，設定された管電流について管電圧を指示計器によって表示するも

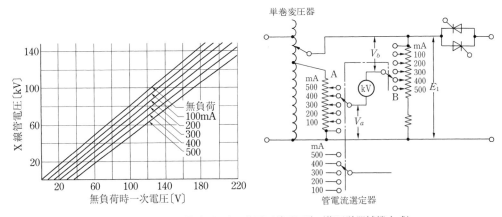

図 2.62 無負荷時の管電圧図表と管電圧前示回路（指示計器補償方式）

ので，無負荷時の特性を平行移動する回路 $V_a$ と傾斜を変化させる回路 $V_b$ を作り，これを合成することで，管電圧を正確に前示することができる．しかし，この方式はその構造から，管電流設定値を変えると管電圧も変化する．そのため，撮影条件の設定にあたっては，最初に管電流を設定してから管電圧を決定しなくてはならないという不便さがある．

一次電圧補償方式はこの欠点を解消したもので，管電流設定値を変化した場合，それによる管電圧の変化分を一次電圧で補償するため，管電圧および管電流の設定はそれぞれ独立して行うことができる．

**7）限時装置** タイマ回路からのX線放射信号により，逆並列に接続されたサイリスタ（主回路開閉素子）が主回路を開閉する．これにより，管電圧調整器で調整された一次電圧が，設定した時間だけ高電圧変圧器の一次側に加えられ，X線が放射される．タイマ回路は選択した任意の時間だけX線放射信号を出力して，照射時間を調整する．

**（c）高電圧発生装置** 高電圧発生装置とは，X線制御装置から供給される一次電圧をX線管に加えるために必要な高電圧に変換し，これをX線管に供給するための装置をいう．構成要素としては，高電圧変圧器（主変圧器），高電圧整流器，X線管フィラメント加熱変圧器，X線用高電圧ソケットなどがある．

**（1）X線用高電圧変圧器** 高電圧変圧器（high tention transformer）は，X線発生に必要な高電圧を発生させるもので，主変圧器（main transformer）とも呼ばれる．

**1）概　要** X線用高電圧変圧器の原理は一般の電力用変圧器と基本的に同じであるが，X線用の場合には二次側が高電圧であること，負荷時間がほとんど1s以下の短時間であることなどから，設計基準はかなり異なっている．

電源に結ばれる巻線を一次巻線（primary winding）または低圧巻線（low tention winding），負荷に結ばれる巻線を二次巻線（secondary winding）または高圧巻線（high tention winding）という．

変圧器の等価回路は図2.63のように表される．図2.64は簡易等価回路として励磁アドミタンス $Y_0$ を無視して二次側に換算したもので，図2.65は二次側に換算した場合のベクトル図である．

一次側を二次側に換算した場合，一次側の抵抗 $r_1$ およびリアクタンス $x_1$ は $a^2$ 倍，電圧 $V_1$ は $a$ 倍，電流 $I_1$ は $1/a$ 倍となるため

$$r_2' = a^2 \cdot r_1 + r_2$$

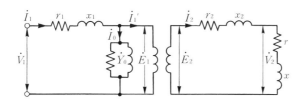

図2.63　変圧器の抵抗と漏れリアクタンス

60 　2. X 線 発 生 装 置

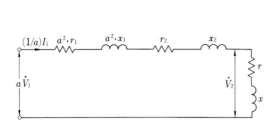

図 2.64　二次側に換算した簡易等価回路

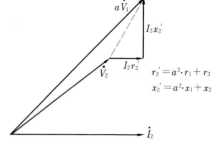

図 2.65　二次側に換算したベクトル図

$$x_2' = a^2 \cdot x_1 + x_2$$
$$I_2 = \left(\frac{1}{a}\right)I_1 \tag{2.10}$$

の関係より，二次側電圧 $V_2$ は

$$\dot{V}_2 = a \cdot \dot{V}_1 - (r_2' + jx_2')I_2 \tag{2.11}$$

で表される。

X線装置の場合，一次側の電圧 $V_1$ [V]，電流 $I_1$ [A] は実効値であり，二次側の管電圧 $V_2$ [kV] は最大値，管電流 $I_2$ [mA] は平均値のため，これらの換算の際には値や単位を同一にして行う必要がある。

**2) 特　徴**　診断用X線装置に用いられる高電圧変圧器の全般的な特徴は以下のとおりである。

① 二次側は通常 40〜150 kV の最大値の高電圧を発生しなくてはならない。また，高電圧の調整は一次電圧を変化して行われる。そのため，電源が単相 200 V の場合，一次電圧は 50〜220 V 程度となり，巻数比は 500 前後となる。

② 負荷時間が数 s 以下の短時間のため，電力用変圧器の設計基準に比べて変圧器容量は 1/3 程度となる。

③ 変圧器容量が小さいため，その効率は電力用変圧器の 98 ％程度（50 kVA）に対し，X線用では 80〜85 ％とかなり低くなる。

④ 変圧器のインピーダンスが大きいため，管電流 100 mA 当りの管電圧の電圧降下は 3〜5 kV となる。

⑤ 直流高電圧発生装置となるため，同一容器内に整流回路が組み込まれる。

⑥ 外形寸法もできるだけ小形にする。

⑦ 変圧器の鉄心材料には，けい素鋼板（けい素の含有率：3〜4 ％，鋼板の厚さ：0.3〜0.35 mm）がその磁気特性の優秀さから広く用いられている。

**(2) 高電圧シリコン整流器**　高電圧整流素子は，1 000 V 程度のシリコンチップを図 2.66 のように必要な電圧に応じて直列接続することで構成している。X線発生器ではさら

黒い部分の間にシリコンチップ
が入っている

**図 2.66** 高電圧整流素子の内部構造（X線写真）

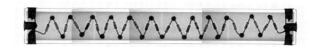

高電圧整流素子を24直列し，100 000 V 以上の耐電圧を有する

**図 2.67** 高電圧シリコン整流器（X線写真）

なる高電圧が必要となるため，この素子を多数組み合わせることで高電圧シリコン整流器を構成する（図 2.67）。

シリコン整流器の特徴は以下のとおりである。

① 特性の劣化が少なく長寿命である，② 大電流や高周波数での使用ができる，③ 動作時の損失が小さいため発熱が少ない，④ 動作用の電源が不要なため小形である，⑤ 電気的特性には温度依存性があり，シリコンチップの温度が 100 ℃以下となるような設計配慮が必要である。

近年では，抵抗やコンデンサと組み合わせて複合化した整流器も使用されている（図 2.68 参照）。

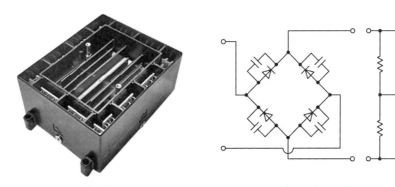

　　　（a）複合型整流器外観　　　　　　　　（b）複合回路

**図 2.68** 整流素子，抵抗，コンデンサを複合化したX線用高電圧複合型整流器（オリジン電気）

**（3）X線管フィラメント加熱変圧器**　X線管のフィラメントに電流を供給する単相電源の電位は 200 V 程度であり，フィラメントの電位は最大で $-75$ kV となる。そのため，単相電源からフィラメント電流を供給するには両者を高電圧絶縁する必要がある。この目的でフィラメント加熱変圧器が用いられるが，X線管のフィラメントに供給する電力は最大で 5 A，16 V 程度のため，加熱変圧器容量は 80 VA 程度の小容量となる。

一般に，X線管は二重焦点管が使用されるので，加熱変圧器は大焦点用と小焦点用がある。図 2.69 に高電圧発生装置内に収められている 2 個の加熱変圧器を示す。

**（4）高電圧ケーブル**　高電圧ケーブルは高電圧発生装置で発生した高電圧をX線管

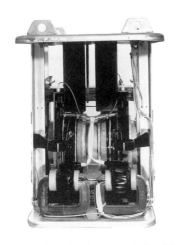

大焦点用,小焦点用として写真下部に2個取り付けられている

図2.69 X線管フィラメント加熱変圧器

に導くもので,外被は接地され,完全に防電撃となっている。

**図2.70**はX線用高電圧ケーブルの断面で,一般には中心に3本の線心(A線心:2心,およびB線心:1心)があり,その外側をゴム絶縁体で絶縁する。その外側はすずめっきされた軟導線で編まれた遮へい層があり,この部分が接地される。

高電圧ケーブルの必要条件は以下のとおりである。

① 高電圧に十分耐えること。
② できるだけ柔軟であり,曲げても耐電圧が低下しないこと。
③ X線管フィラメント加熱電流をできるだけ少ない損失で供給できること。

高電圧ケーブルには線心と遮へい層の間に250 pF/m程度の静電容量があるため,管電流が少ない場合,この静電容量によって高電圧波形は平滑されることになる。最近は,160～170 pF/m程度の低容量性ケーブルも普及している。

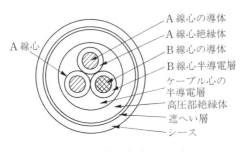

図2.70 X線用高電圧ケーブルの断面(JIS C 3407)

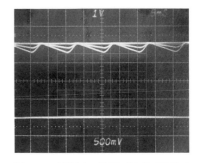

図2.71 透視時の管電圧波形(管電圧80 kV,管電流0, 2, 4 mA)

**図2.71**は2ピーク形装置での透視時の管電圧波形で,ケーブル容量によって平滑され,定電圧波形に近くなる。このため,数十 mA 以上の撮影時と同一の管電圧でも,1 mA 当りのX線管入力 $P$〔W〕は1.4倍,X線出力は1.5～2倍ほど多くなる。

高電圧ケーブルの両端は**図2.72**のようなプラグが装着されている。このプラグは国際規

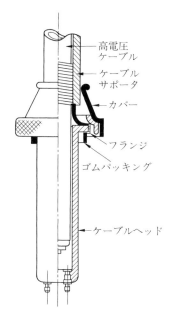

**図 2.72** ケーブルヘッド
（フェデラル形）

格で統一されているため，各社のケーブルは差し替えが可能である。プラグには一般に3極（3個の探触子），4極のプラグがある。一般には3極プラグが用いられ，陽極側はすべてのソケット端子を短絡して使用し，陰極側はフィラメントの各端子（共通端子C，大焦点用端子L，小焦点用端子S）に接続される。なお，4極プラグは格子制御形（3極）X線管に用いられる。

**（5）絶縁油**　電気絶縁油は高電圧発生器の絶縁と冷却のために使用される。絶縁油として必要な条件は，絶縁耐力が高く，粘度が低く，冷却効果が大きく，引火温度が高いこと（JISでは130℃以上）などがある。

水や繊維（塵埃）などの不純物が混入すると，それらの含有量によって破壊電圧は大幅に低下する。また，絶縁油の自然劣化の原因として，酸化によって生成されるスラッジ（褐色粘性な沈殿物）があり，これが沈殿すると絶縁耐力を低下させることになる。

### 2.2.2 三相X線装置

**（a）概　要**[1),2)]

**（1）変　遷**　日本において三相X線装置が急速に普及し始めたのは，大容量X線管が実用になり，循環器系のX線診断が盛んに行われるようになった1965年以降である。さらに，1975年頃から，一般撮影用にも多く使用されるようになり，2ピーク形装置に代わって診断用X線装置の主流となった。しかし，1990年頃からインバータ式X線装置の普及が急速に進み，現在ではほとんど使用されていない。

**（2）三相X線装置の特徴**　三相X線装置は2ピーク形装置と比較すると，以下の特徴がある。

① 出力電圧波形が平滑波形に近くほぼ連続的となるため，大きなX線出力が得られる
② 回転陽極X線管の焦点軌道の全周にわたって負荷を平均して加えることになるため，X線管の短時間許容負荷を大きくすることができる。
③ 最短撮影時間は3.3 msと短く，強制消弧回路を用いた場合には1 msまで制御できる。
④ 管電圧がほぼ一定なため，軟X線が比較的少なく，被ばく線量が減少する。

図2.73に三相X線装置（12ピーク形）の80 kV，200 mA，25 msでの管電圧・管電流・蛍光強度の波形を示す。

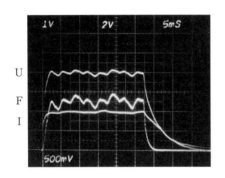

U：管電圧
F：蛍光強度
I：管電流

図2.73 12ピーク形X線装置の管電圧・管電流・蛍光強度の波形（80 kV，200 mA，25 ms）

**（b） 三相X線高電圧装置**　　三相X線高電圧装置には，6ピーク形と12ピーク形がある。

**（1） 6ピーク形**　　図2.74のように，整流器を6個使用して全波整流を行うもので，一次側は△，二次側はYに結線される。

この結線方式は出力電圧が接地電位に対して正負非対称となる。

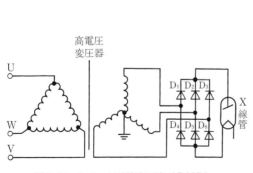

図2.74　6ピーク形整流回路（非対称）

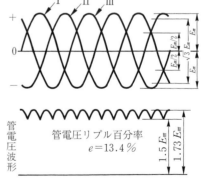

図2.75　6ピーク形整流出力波形

図2.75は各相の高電圧波形と整流出力波形を示したものである。

1相の電圧が最大のとき整流出力電圧は最も低く（$1.5 E_m$），1相の最大電圧値より $\pi/6$ 遅れのときに整流出力電圧は最大（$\sqrt{3} E_m$）となる。したがって，6ピーク形における管電圧の

リプル百分率 $\varepsilon$ は，以下のとおりである。

$$\varepsilon = \frac{U_{\max} - U_{\min}}{U_{\max}} \times 100 = \frac{1.73 - 1.5}{1.73} \times 100 = 13.4\ \% \tag{2.12}$$

この方式は1960年頃まで用いられていたが，出力電圧が接地電位に対して正負非対称の割合が大きくなるため，X線管が破損することがあった。そこで，図2.76に示す二重6ピーク整流が用いられるようになった。

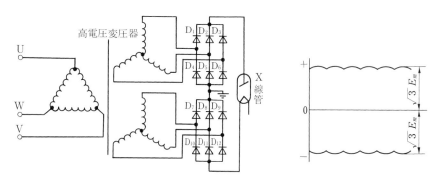

**図2.76** 二重6ピーク形整流回路

二重6ピーク整流は高電圧側のY結線を2組直列に接続したもので（△-Y，Y結線），整流出力波形は6ピークのためリプル百分率は13.4％であるが，正負それぞれの整流出力電圧は1/2となり，接地電位に対して正負対称になった（$V_2$（ピーク値）$= 2\sqrt{3}E_m$）。

6ピーク整流の管電圧実効値は $0.956\,E_m$，管電流平均値は $0.955\,I_m$ となるため，6ピーク形の負荷電力 $P$ は以下のとおりとなる。

$$P \fallingdotseq 0.95 \times 管電圧(ピーク値\,[\mathrm{kV}]) \times 管電流(平均値\,[\mathrm{mA}]) \times 10^{-3}\ [\mathrm{kW}] \tag{2.13}$$

**（2） 12ピーク形** 図2.77において二次巻線のY結線を $S_1$，△結線を $S_2$ とし，一次側を△，二次側をYと△の直列接続に結線すると，$S_1$ と $S_2$ の位相差は $\pi/6(30°)$ となり，図2.78上のように正負で $\pi/6(30°)$ の位相差が生じる。

管電圧としては正負の和となるため，X線管に加えられる管電圧波形は下図のように12ピークとなる。この出力波形は接地電位に対して正負非対称となるが，その和は下図のようにほとんど定電圧に近いものになる。

正側（$S_1$）の電圧を $e_1$，負側（$S_2$）の電圧を $e_2$ とすると，$e_1$ が最大になるとき（$\omega t = \pi/2$），整流出力電圧は最小となり，次式で表される。

$$e_1 + e_2 = E_m + 0.866\,E_m = 1.866\,E_m \tag{2.14}$$

また，$e_1$ の最大時から $\pi/12(15°)$ 遅れたとき（$\omega t = 7\pi/12$），$e_1 = e_2$ となり，その整流出力電圧（ピーク値）は最大（$0.966\,E_m \times 2 = 1.932\,E_m$）となる。

以上から，12ピーク整流における管電圧のリプル百分率 $\varepsilon$ は，次式で表される。

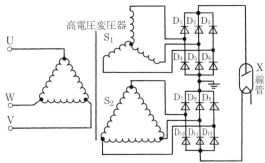
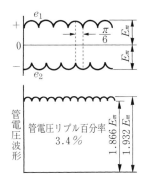

図2.77 12ピーク形整流回路

図2.78 12ピーク形整流出力波形

$$\varepsilon = \frac{U_{\max} - U_{\min}}{U_{\max}} \times 100 = \frac{1.932 - 1.866}{1.932} \times 100 = 3.4\% \tag{2.15}$$

その結果，ほとんど直流波形に近くなるため，電力 $P$ は近似的に次式で表される。

$$P \fallingdotseq 管電圧（波高値〔\text{kV}〕）\times 管電流（平均値〔\text{mA}〕）\times 10^{-3}\ 〔\text{kW}〕 \tag{2.16}$$

表2.3に三相X線装置の整流方式と特徴を示す。

表2.3 三相X線装置の整流方式と特徴

| 整流方式 | 結線方式 | 整流器数 | 接地電位の対称性 | 各ピークの位相差 | リプル百分率 | 100 kV, 1 000 mAでの負荷電力 |
|---|---|---|---|---|---|---|
| 6ピーク | △-Y | 6 | 非対称 | 60°($\pi/3$) | 13.4% | 95 kW |
| 二重6ピーク | △-Y・Y | 12 | 対 称 | 60°($\pi/3$) | 13.4% | 95 kW |
| 12ピーク | △-Y・△ | 12 | 非対称 | 30°($\pi/6$) | 3.4% | 100 kW |

**（3） テトロード管による高電圧側制御方式**　この方式は，12ピーク形整流回路の二次側に接続した正負2個のテトロード管の内部抵抗を変化させて管電圧を制御する。この特徴は，循環器のシネ撮影用として大負荷の高速繰返し撮影が可能であり，管電圧の立上り・立下り特性は良好で，1 ms以下である。

この結果，整流出力が脈動しても管電圧はほとんど変化せず，図2.79に示すようにほぼ定電圧となる。

動作特性が良好なため血管撮影用として普及したが，電源効率が悪く大形で価格的にも高

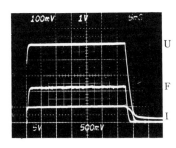 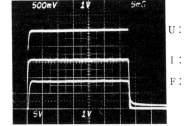

U：管電圧
I：管電流
F：蛍光強度

図2.79 テトロード管を使用した管電圧制御方式の各波形
（管電圧 100 kV，管電流（左）100 mA，（右）640 mA，
照射時間 32 ms，$H$：5 ms/div）

2.2 X線高電圧装置　67

価であった。このため一次側制御でこの装置の特性に匹敵し，さらに効率の高い血管撮影用装置の開発が期待された。これを実現したのがインバータ式装置である。

### 2.2.3　自己整流X線装置

（a）概　　要　　図 2.80 に示すように，主変圧器の高電圧側に直接 X 線管を接続し，交流高電圧をそのまま X 線管に印加して X 線を発生させる方式である。X 線管自身が二極真空管のため，正の半周期では電流が流れて X 線を発生する。しかし，負の半周期では X 線管の両端に逆方向の高電圧が加わるが，整流作用によって電流は流れないため X 線は発生しない。なお，フィラメントの加熱方法の違いにより，同時点火方式と先点火方式がある。図 2.81 はこの装置の管電圧，管電流および X 線強度波形である。

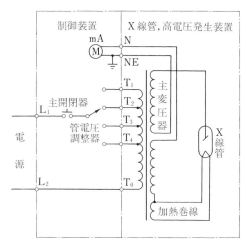

図 2.80　自己整流 X 線装置の
高電圧回路（同時点火方式）

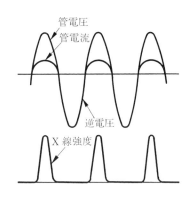

図 2.81　自己整流 X 線装置の管電圧，
管電流および X 線強度波形

この方式では高電圧側に整流回路を必要としないため装置自身を小形・軽量化でき，管電流 20〜30 mA 程度の携帯形や歯科用の X 線撮影装置に使用されている。図 2.82 に示すよ

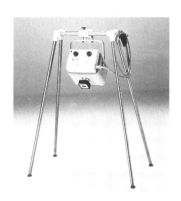

図 2.82　携帯形 X 線
撮影装置

うに，X線管と高電圧発生装置が一体となっているため持ち運びが容易であり，在宅医療や災害時などのように電源事情が悪く可搬性が重要となるX線撮影に適している。

**(b) 回路動作と特性**

① 陽極が陰極に対して正となる半周期（順方向時）に管電流が流れてX線が発生する。

② 正の半周期では，電源や装置内のインピーダンスによって管電流に比例して管電圧が低下するため，逆方向電圧との差が大きくなる。

③ 小形・軽量化のためにフィラメント巻線を主変圧器と共用しているため，フィラメント電流は高電圧の印加と同時に供給される（同時点火方式）。しかし，フィラメント温度はフィラメント電流より遅れて上昇するため，X線が放射されるまで0.1 s程度の遅れが生じる。また，管電圧と管電流を個別に調整することはできない。

④ 自己整流装置では2ピーク形と同一管電流（平均値）で比較すると，その通流半波の値は2倍となる。また，X線管の逆方向電圧で制限されるため，X線出力は小さい。

⑤ 主変圧器の鉄心は極度に小形のものが使用されるため，磁束密度を大きくとり，巻数を少なくしている。また，管電流が正の半周期にのみ流れ鉄心が偏磁化され，大きな偏磁化電流が流れるため，電源効率は50％以下となる。

### 2.2.4　コンデンサ式X線装置[1]

あらかじめコンデンサに高電圧を充電しておき，X線管を通じてその電荷を放電させ，X線を発生させる方式をコンデンサ式X線装置という。管電流のオン・オフを高電圧側で行える格子制御形（三極）X線管と組み合わせて使用するため，任意の管電圧で波尾切断ができ，被検者に対する被曝を低減し，充電時間も短縮できる。

一般に，充電回路には図2.83に示すような倍電圧整流（グライナッヘル）回路があり，高電圧発生装置の重量軽減のために，多段式のコッククロフト（Cockcroft）充電回路も多く用いられている。なお，回路内には放電時の異常振動を抑えてX線管を保護するための保護抵抗（2～5 kΩ）が設けられており，放電時にはこの抵抗によって電圧降下が発生する。

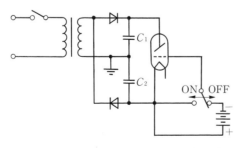

図2.83　倍電圧整流（グライナッヘル）回路

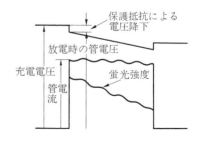

図2.84　保護抵抗による電圧降下

また，格子制御形（三極）X線管はカットオフ状態でもわずかなX線（暗流X線）が放射されるため，コンデンサ式装置には暗流X線を防止するシャッタが取りつけられている。X線放射スイッチが閉じられると暗流シャッタが開かれ，X線が放射される。

図2.84は，この装置の管電圧・管電流およびX線強度波形である。

・特　徴

① 小容量電源で使用できる。

撮影に必要なX線を発生させるためのエネルギーを撮影前にコンデンサに充電しておくため，X線撮影時にはX線発生のための電力を供給する必要がない。

② 充電中に電源電圧が変動しても充電電圧には無関係となるため，電源変動の影響をほとんど受けない。

③ X線出力は充電電圧と放電電荷量（管電流時間積：mAs）で決まるので，操作が容易である。再現性は，充電電圧と波尾切断電圧の精度で決まるため良好である。コンデンサからの放電電荷量 $Q_d$ は次式で表される。

$$Q_d = C(V_0 - V_c) \tag{2.17}$$

ここに，$C$：コンデンサ容量，$V_0$：充電電圧，$V_c$：波尾切断電圧

ここで，$C$ の単位を $\mu F$，$V$ の単位を kV で表せば $Q$ の単位は mAs となる。なお，コンデンサ容量が $1\mu F$ の場合，1 mAs 当りの電圧降下は 1 kV となる。

④ 最大管電流は使用するX線管の許容負荷（内部抵抗）によって決まる。したがって，X線量（充電電圧と放電電荷量）が同一の場合，管電流が大きいほど照射時間は短くなる。

以上は長所であるが，短所は以下のとおりである。

⑤ 管電圧が管電流時間積の増大につれ指数関数的に低下してX線強度が減衰するため，放電電荷量（mAs）とX線量は直線的に比例しない。

⑥ 1回放電すると再充電に時間を必要とするため，高速繰り返し撮影はできない。

このように，コンデンサ式装置には変圧器式装置にはみられない多くの長所があり，長く使用されてきた。しかし，この装置の弱点であった mAs と X線量の非直線性の問題が，エネルギー蓄積形インバータ式装置の実用化によって解決したため，主流はインバータ式装置に移行している。図2.85に回診用コンデンサ式装置の外観を示す。

図2.86は，管電圧が 60 kV で管電流が 250 mAp 程度に設定されている装置の放電波形である。

コンデンサ式X線装置の線質は，コンデンサ容量 $1\mu F$ において，100 kV，5 mAs 程度の撮影条件でほぼ12ピーク形装置に，10～15 mAs で6ピーク形装置に相当し，20～25 mAs ではほぼ2ピーク形装置と等しくなる。

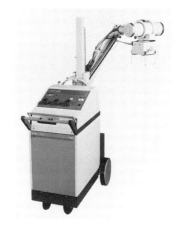

図2.85　1975年頃の回診用コンデンサ式装置（最高電圧125 kV，コンデンサ容量1 μF（タンカ））

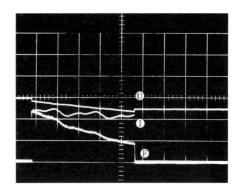

図2.86　コンデンサ式X線装置の放電波形（コンデンサ容量1 μF，$H$：10 ms/div，管電流250 mAp，照射時間50 ms）

### 2.2.5 インバータ式X線装置

現在，インバータ方式のX線装置が急速に普及している。この装置は，高電圧変圧器に供給する一次電圧の周波数を数十kHzに高周波化して高電圧を発生させるもので，これにより高電圧発生装置を大幅に小形化でき，また高精度の制御を行うことができる。

インバータ式X線装置は，X線照射中に直流電力を交流電力に変換して必要な高電圧を得るもので，共振形インバータと非共振形（方形波）インバータがある。

この装置は高速大電力半導体制御素子の開発によるインバータ回路の高速スイッチング化の実現によって実用化された。これにより，電源からX線管に至るまで完全な電子制御が可能となり，管電圧の検出によるフィードバック制御が可能となった。

**図2.87**は非共振形（方形波）装置のブロック図で，単相または三相交流電源を整流・平滑して直流電圧に変換する。この直流電圧をDC-DCコンバータに入力し，チョッパのパルス幅を変化させて一次電圧を調整した後，インバータにより高周波交流電圧に変換して高電

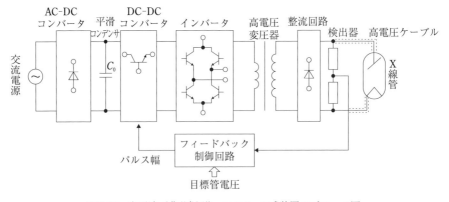

図2.87　方形波（非共振形）インバータ式装置のブロック図

圧変圧器に加えることで管電圧を制御する。管電圧波形は，周波数が十分高ければ高電圧ケーブルの静電容量で平滑され，定電圧に近い波形となる。また，管電圧を検出し，常に目標値と一致するように DC-DC コンバータのパルス幅を調整することで，管電圧の立上りが速く，管電圧のリプル百分率が数％以下の出力波形が得られる。

図 2.88 にインバータ式 X 線装置の管電圧，管電流および蛍光強度波形を示す。

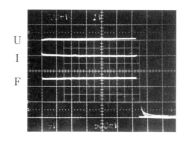

U：管電圧 100 kV
I：管電流 400 mA
F：蛍光強度

図 2.88　インバータ式 X 線装置の出力波形
（放射時間 32 ms，$H$：5 ms/dv）

（a）概　　要
（1）インバータ式 X 線装置の特徴[1]

1）**高速・高精度の制御**　高電圧側で管電圧を検出して一次側の DC-DC コンバータまたはインバータ回路に対するフィードバック制御を行うことで，従来の変圧器式 X 線装置と比較して高速で高い精度の制御が可能となり，X 線出力の再現性も大幅に向上した。

2）**省スペース**　インバータ周波数を高くするほど高電圧変圧器を小形化できるため，その重量は変圧器式 X 線装置に比べて 1/10〜1/30 程度となる。しかし，インバータ周波数の高周波化に伴い，鉄損の増加と高電圧に対する絶縁が問題となる。

3）**管電圧リプルの低減**　インバータ周波数を高くするほど管電圧のリプルを小さくできる。インバータ周波数が 20〜30 kHz になると，リプル低減のための高電圧側の付加コンデンサがなくても，管電圧のリプル百分率を 1〜3％程度にまで低減できる。

4）**管電圧の立上り時間の短縮**　投入時における管電圧の立上り時間はフィードバック制御の作用により 0.5〜0.7 ms となり，従来の 12 ピーク形装置に比べて大幅に短縮される。なお，X 線高電圧装置に関わらず，高電圧ケーブルが長く管電流が小さいほど，立下り時間は長くなる。

5）**単相電源で三相装置並の X 線出力**　インバータ式装置では交流電源をいったん直流に変換したのちに高周波交流に変換するため，単相電源でも 12 ピーク形装置並の線質をもつ X 線出力が得られる。

6）**電源容量**　最大定格は電源容量または電源インピーダンスによって制限を受けるため，50 kW を超える装置では三相電源が用いられる。

7）**電源位相**　交流を直流に変換するため，電源周期と無関係に X 線を発生・遮断できる。

8）**ノイズの発生**　大電力をスイッチングするインバータ回路は，不要な電磁エネル

ギー（高周波ノイズ）を発生しやすい傾向にあり，他の医療機器等に対する電磁環境適合性（electro magnetic compatibility：EMC）が必要となる。

**（2）インバータ式 X 線装置の分類**　インバータ式 X 線装置は X 線照射中に直流電力を交流電力に変換して必要な高電圧を得る X 線高電圧装置であり，撮影時に X 線照射エネルギーを電源設備から供給するようにした変圧器形と，コンデンサまたは電池から供給するエネルギー蓄積形に分類できる（図 2.89）。

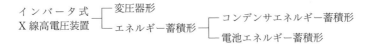

図 2.89　インバータ式 X 線装置の分類

　変圧器形インバータ式 X 線高電圧装置は，据置形装置で出力が 30～100 kW のものが主流である。コンデンサエネルギー蓄積形は一次側に大容量コンデンサを設け，この蓄積エネルギーを用いて高電圧を発生させるもので，主として胃部および胸部集団検診などの間接撮影用装置に用いられる。電池エネルギー蓄積形は蓄電池を電源として高電圧を発生させるもので，出力が 15 kW 程度の院内回診（病室撮影）に用いる移動形装置が主流である。

**（3）インバータ式 X 線装置の基本原理**　インバータ式 X 線高電圧装置では商用電源を直流に変換したのち，インバータを用いて高周波の方形波交流電圧を発生させている。つまり，インバータとは直流を交流に変換する電力変換装置で，逆変換装置ともいう。

　**1）インバータの基本動作**　図 2.90(a) にインバータの基本回路を示す。医用高電圧発生回路では一次側の直流電圧 $E$ が高く，かつ大電力を発生させる必要があるため，半導体制御素子 4 個（$Tr_1$～$Tr_4$）をブリッジ状に接続したフルブリッジ形のインバータが主流となっている。これ以外の配列方式としてプッシュプル形，ハーフブリッジ形などがある。

　図(b)にインバータの基本動作を示す。この回路では半導体制御素子を理想スイッチ $S_1$，$S_2$，$S_3$，$S_4$ に置き換えてあり，各スイッチの動作条件は以下のとおりである。

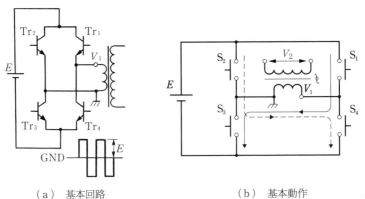

(a) 基本回路　　　　　　　(b) 基本動作

図 2.90　インバータ

① $S_1$ と $S_3$,$S_2$ と $S_4$ がつねに同じスイッチング状態となる。
② $S_1$ と $S_3$ がオンの場合には $S_2$ と $S_4$ はオフとなる。
③ $S_1$ と $S_3$ がオフの場合には $S_2$ と $S_4$ はオンとなる。

このような動作を交互に繰り返すことにより,GND に対する $V_1$ の電圧波形は方形波状の交流波形となり,高電圧変圧器の二次側には巻数比 $a(=n_2/n_1)$ に比例した交流高電圧が発生する。

インバータには共振形インバータと非共振形(方形波)インバータがあり,現在のインバータ式 X 線装置ではいずれかのインバータを用いて高電圧を発生させている。共振形インバータは後述するように,共振用素子($C_r$,$L_r$)をインバータ回路に付加することで共振現象を積極的に利用する方式である。共振形インバータ方式はその回路形式により,直列共振形と並列共振形に分類できる。また,共振用素子を付加しない方式を非共振形(方形波)インバータという。

**2) 非共振形(方形波)インバータ方式(チョッパによるパルス幅変調制御)** 図 2.91 はチョッパのパルス幅変調制御による非共振形(方形波)インバータ式 X 線装置の基本原理図と各部の波形である。

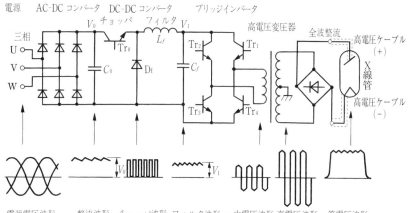

図 2.91 非共振形(方形波)インバータ式 X 線装置の基本原理

① **AC-DC コンバータ** 商用交流電源を整流・平滑する回路であり,整流にはダイオードが使用される。平滑用コンデンサ $C_0$ には大容量電解コンデンサが使用され,整流後の脈流を直流に平滑する。商用交流電源には三相,単相いずれも使用できるが,単相の場合には最大出力が制限される。通常,最大出力が 50 kW 以下の X 線装置には単相電源が用いられる。

② **DC-DC コンバータ** 主変圧器に供給する一次電圧の調整を行う回路であり,チョッパから出力される方形波パルスをフィルタで平均化することにより,直流電圧 $V_1$ を出力する。ここでフィルタのインダクタンス $L_f$ において,定常状態ではチョッパがオンおよび

オフのときの電流変化量が等しくなることから，直流出力電圧 $V_1$ は

$$V_1 \fallingdotseq \frac{1 \text{パルスの時間}}{1 \text{周期の時間}} \times \text{整流出力電圧 } V_0 \tag{2.18}$$

となり，チョッパのパルス幅（デューティ比）を変えることにより直流一次電圧 $V_1$ の調整を行うことができる。この方法をパルス幅変調（pulse width modulation：PWM）と呼ぶ。

チョッパの周波数が高いほどフィルタ出力電圧 $V_1$ は直流波形に近づく。

③ **非共振形（方形波）インバータ**　フィルタで平均化された直流電圧はフルブリッジ形のインバータに供給され，波高値 $V_1$ の方形波交流に変換される。この出力電圧が高電圧変圧器に加えられ，二次側にはフィルタ出力電圧 $V_1$ を高電圧変圧器の巻数比倍した方形波交流電圧が発生する。この電圧は全波整流されて X 線管に供給されるが，周波数が高いため，その高電圧波形は高電圧ケーブルの静電容量によって平滑され，管電圧のリプル百分率が数％以下の直流波形となる。したがって，管電圧はチョッパのパルス幅（デューティ比）で調整することができ，インバータ周波数が高く，高電圧ケーブルが長い装置ほど管電圧のリプルを低減できる。管電流についてはフィラメント加熱電流 $I_f$ によって調整している。

**3） 共振形インバータ方式（インバータ周波数変調制御）**　図 2.92 は直列共振形インバータを使用した X 線装置の基本原理図と各部の波形である。

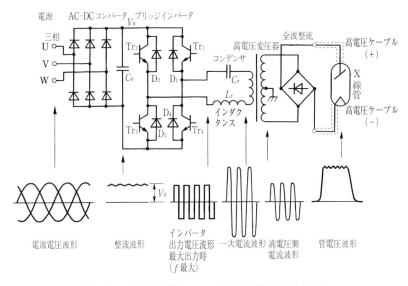

図 2.92　直列共振形インバータ式 X 線装置の基本原理

① **AC-DC コンバータ**　三相または単相商用交流電源入力をダイオードまたはサイリスタで整流後，コンデンサ $C_0$ により平滑する。なお，装置出力の大小に対応してサイリスタの位相角制御により直流電圧 $V_0$ の調整を行っている装置もある。

② **共振形インバータ**　AC-DC コンバータの出力電圧 $V_0$ は共振形インバータに加えられる。このインバータは直列共振形と呼ばれ，高電圧変圧器の一次巻線に対して共振用コ

ンデンサ $C_r$ と共振用インダクタンス $L_r$ が直列に接続されている。また，それぞれの半導体制御素子 $Tr_1 \sim Tr_4$ には逆並列にダイオード $D_1 \sim D_4$ が接続されている。これらのダイオードはフライホイールダイオードと呼ばれ，共振現象によって発生した逆方向の電流を電源側に回生させる働きをする。

図 **2.93** にインダクタンス $L_r$，コンデンサ $C_r$ および負荷抵抗 $R_L$ に正弦波交流電源 $e$ を接続した直列共振回路を示す。

ここで，電源 $e$ から見た回路のインピーダンス $\dot{Z}$ は近似的に

$$\dot{Z} = R_L + j\left(\omega L_r - \frac{1}{\omega C_r}\right) \tag{2.19}$$

で表される。いま

$$\omega L_r - \frac{1}{\omega C_r} = 0 \tag{2.20}$$

のとき $\dot{Z} = R_L$ となって最小値となるため，流れる電流 $I_1$ は最大となり，負荷抵抗 $R_L$ に対して最大電力を供給する。そのときの電源周波数 $f_0$ は，式 (2.20) から

$$f_0 = \frac{1}{2\pi\sqrt{L_r C_r}} \tag{2.21}$$

で与えられ，$f_0$ を共振周波数と呼んでいる。

図 **2.94** に横軸を電源周波数 $f$ [Hz]，縦軸を電流 $I_1$ [A]，パラメータを負荷抵抗 $R_L$ とした周波数-電流特性を示す。この特性では，負荷抵抗 $R_L$ が小さいほど電流 $I_1$ の変化は大きく，負荷抵抗 $R_L$ と電源周波数 $f$ により電流 $I_1$ は決定される。また，図中に示す周波数範囲では周波数 $f$ を高くするほど，電流 $I_1$ は増加する。ここで，高電圧変圧器を理想変圧器，X 線管を単純抵抗と考えて一次側に換算した場合，この回路とほぼ等価になる。したがって，この一次電流 $I_1$ によって高電圧変圧器の二次側に高電圧が発生し，全波整流されて X 線管に供給される。また，負荷抵抗 $R_L$ に相当する X 線管の内部抵抗はフィラメント加熱電流 $I_f$ によって決定され，一次電流 $I_1$ はインバータ周波数 $f_{inv}$ により決まる。そのため，

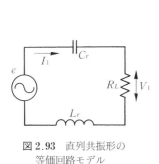

図 **2.93** 直列共振形の等価回路モデル

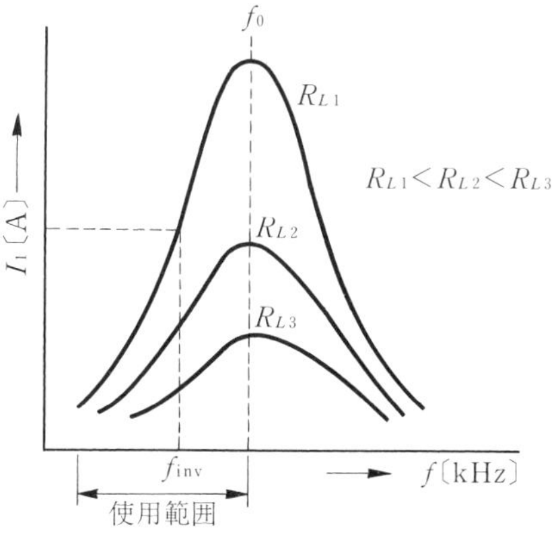

図 **2.94** 直列共振回路の周波数-電流特性

負荷抵抗 $R_L$ の両端電圧 $V_1$ は $V_1 = I_1 \cdot R_L$ により決定される。$V_1$ および $I_1$ は管電圧と管電流にそれぞれ対応するため，直列共振形インバータ式 X 線装置では，インバータ周波数 $f_{inv}$ とフィラメント加熱電流 $I_f$ の組み合わせにより，管電圧および管電流が決定される。また，直列共振形では $R_L$ が小さいほど共振現象を利用しやすいため，大管電流の撮影条件を用いる大容量 X 線装置に適している。

共振形インバータでは共振現象によって高電圧変圧器の一次巻線に流れる電流が正弦波状となるが，図 2.95 にインバータの制御信号 $S_d$ とインバータ出力電圧波形 $V_1$ および一次電流波形 $I_1$ の関係を示す[2]。

図 (a) は軽負荷の場合であり，一つの方形波パルス電圧に対して半周期が $\pi\sqrt{L_rC_r}$ [s] の正弦波電流が流れる。ここで，方形波のパルス幅 $t_{on}$ は一定であるが，休止時間 $t_{off}$ が長いため一次電流波形も断続的となり，インバータ周波数 $f_{inv}(=1/2t_c)$ は低くなる。

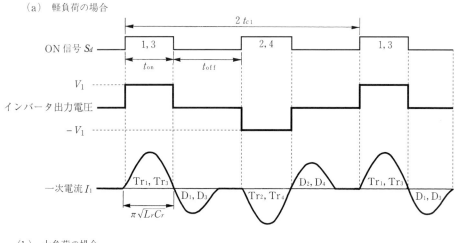

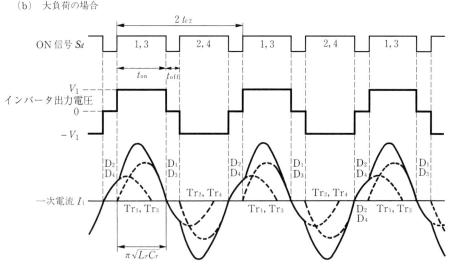

図 2.95 インバータ制御信号波形と出力電圧波形および一次電流波形

図(b)は大負荷の場合であり，$t_{off}$ が短くなるためインバータ周波数は高くなり，一次電流 $I_1$ はほぼ連続した波形となる。

したがって，インバータ周波数を調整することで，一次電流を制御することができる。ここで，共振周波数 $f_0 = 1/(2\pi\sqrt{L_r C_r})$ がインバータの理論最高周波数となるが，$Tr_1$ または $Tr_2$ が完全にオフしたのちに $Tr_4$ または $Tr_3$ をオンする必要があるため，半導体制御素子のターンオフ時間を考慮すると実際のインバータ最高周波数は $f_0$ より若干低くなる。

**図 2.96** に実際の直列共振形インバータ式 X 線装置における管電圧 100 kV での管電流の変化に対する一次電流波形 P.C を示す。

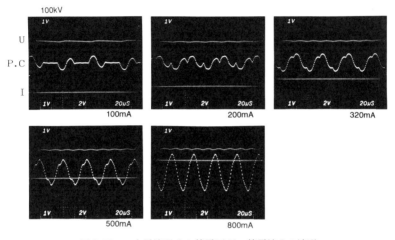

**図 2.96** 一次電流 P.C と管電圧 U，管電流 I の波形

**図 2.97** に並列共振形インバータの回路モデルを示す。並列共振形では等価的に共振要素である $C_t$ に負荷抵抗 $R_L$ が並列に接続され，$R_L$ が大きいほど共振現象を利用しやすい。そのため，高管電圧で小管電流の撮影条件を用いる小容量 X 線装置に適している。しかし，静電容量 $C_t$ に対して X 線管には供給されない無効電流が管電圧に比例して流れる。なお，静電容量 $C_t$ には，後述する高電圧変圧器の二次巻線間に存在する静電容量を有効に利用することができる。

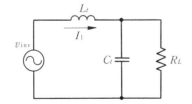

**図 2.97** 並列共振形インバータの回路モデル

**（b）インバータ周波数**

**（1）管電圧のリプル百分率**[3]　**図 2.98**(a)にインバータ式 X 線装置のブロック図を示す。インバータ式 X 線装置はその動作原理上，電源周波数が非常に高い 2 ピーク形 X 線

78   2. X線発生装置

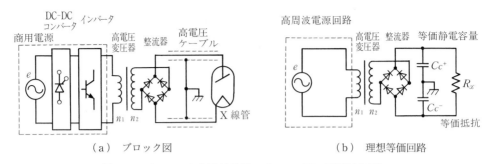

(a) ブロック図　　　　　　　　　　　(b) 理想等価回路

図2.98　インバータ式X線装置のブロック図と理想等価回路

装置と考えることができる。

ここで，高電圧ケーブルの静電容量を250 pF/mとし，1極のケーブルの長さを16 mとすると，その合成静電容量 $C_c$ は $C_c = (C_c^+ \cdot C_c^-)/(C_c^+ + C_c^-)$ より約2 000 pFとなる。また，X線管を単純抵抗 $R_x$ と考えると等価的には図(b)に示すような全波整流平滑回路とみなすことができるため，管電圧のリプルは電源周波数によって大きく変化する。

図2.99は正弦波の全波整流波形について，周波数と出力波形の関係を示したものである。図(a)は高電圧ケーブルの合成静電容量を2 000 pF，電源周波数50 Hz，管電圧100 kV，

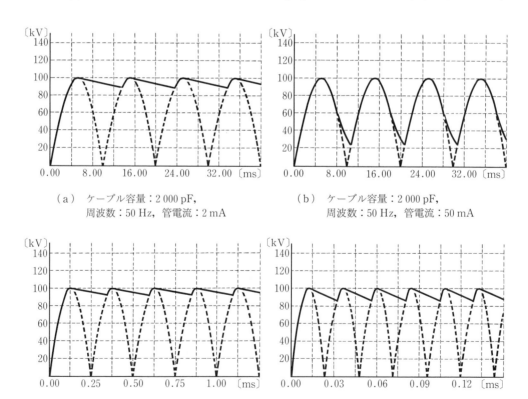

(a) ケーブル容量：2 000 pF，
周波数：50 Hz，管電流：2 mA

(b) ケーブル容量：2 000 pF，
周波数：50 Hz，管電流：50 mA

(c) ケーブル容量：2 000 pF，
周波数：2 kHz，管電流：50 mA

(d) ケーブル容量：2 000 pF，
周波数：20 kHz，管電流：1 000 mA

図2.99　電源周波数と管電圧波形（管電圧100 kV）[3]

管電流2 mA としたときの管電圧波形である。p.62 の図2.71 に示したように，2ピーク形X線装置でも，透視時のような数 mA の負荷の場合には高電圧ケーブルの静電容量で平滑されるため，管電圧のリプル百分率が11％の脈流波形となる。図(b)は管電流のみを50 mA に増やした場合の波形である。電源周波数が50 Hz では，撮影時のような数十 mA 以上の管電流の場合，平滑効果はほとんど認められない。図(c)は電源周波数を2 kHz に高くした場合の波形で，電源周波数を商用電源の40倍にすればリプル百分率は7.5％となる。図(d)は電源周波数20 kHz，管電流1 000 mA の波形である。電源周波数が高い場合，X線装置の最大出力である100 kW の撮影条件でもリプル百分率11％の波形が得られる。

このように，インバータ周波数が高いX線装置ほど管電圧波形のリプルを低減できる。ここで，非共振形（方形波）インバータ方式では，一般にインバータ周波数を一定にして動作させているが，この場合，管電流値が大きくなるほど高電圧ケーブルの静電容量による平滑効果が小さくなるため，管電圧波形のリプルは増加する。また，直列共振形インバータ方式では，一般にインバータ周波数を変化させて一次電流を制御しており，管電流値が大きいほどインバータ周波数は高くなるため，管電圧波形のリプルは小さくなる。なお，高電圧ケーブルが長いほど合成静電容量も増加するため，平滑効果が高くなり，リプル百分率は低減される。

### (2) 高周波化の変遷と半導体制御素子

**1) 高周波化の変遷**　インバータ周波数は，半導体制御素子のスイッチング損失低減などの高性能化に伴って高周波化が進んできた。表2.4 はインバータ周波数の高周波化に伴って診断用X線装置に使用された半導体制御素子とその周波数範囲および特徴を比較したものである。このように，開発時期とともに使用される半導体制御素子も移り変わり，インバータ周波数は高周波化されている。パワー MOS FET（metal oxide semiconductor field effect transistor）を使用したX線装置ではインバータの最高周波数が100 kHz に達するものもあるが，その構造上，大電流・大容量の素子の製造が困難なため，比較的出力が小さいX線装置に用いられている。そのため，現在ではIGBT（insulated gate bipolar transistor）が半導体制御素子の主流となっている。

表2.4 インバータ周波数の高周波化の変遷

| 開発年 | インバータ周波数 | 半導体制御素子 | 図記号 | 特徴 |
|---|---|---|---|---|
| 1969 | 500 Hz〜5 kHz | サイリスタ | | 大電力対応，非自己消弧形 |
| 1988 | 200 Hz〜10 kHz | バイポーラトランジスタ | | 自己消弧形，電流駆動形<br>低オン抵抗特性，小数キャリア蓄積効果 |
| 1989 | 20 kHz〜100 kHz | パワー MOSFET | | 高速スイッチングおよび電圧駆動形<br>高オン抵抗特性，大電力化困難 |
| 1991 | 10 kHz〜50 kHz | IGBT | | 高速スイッチングおよび電圧駆動形<br>低オン抵抗特性，大電力対応 |

IGBTは絶縁ゲート形バイポーラトランジスタと呼ばれ，パワーMOS FETのもつ高速スイッチングおよび電圧駆動特性と，バイポーラトランジスタのもつ低オン抵抗特性とを合わせもつ複合素子であり，実用駆動周波数は50 kHz程度である。

**2） 半導体制御素子**[1]　インバータ式X線装置のインバータに使用されている半導体制御素子は，直流電流をオン，オフすることで，高周波の交流電圧を発生させている。

図2.100および表2.5に理想スイッチのオン・オフ時の電圧と電流の関係を示す。これらのことから，スイッチとして動作させるためにはつぎの条件が必要となる。

① オフ時の漏れ電流が小さく，オン時の電圧降下（オン抵抗）が小さい。
② スイッチングの時間が短く，制御信号に対する動作の遅れが小さい。
③ 取り扱える電圧，電流の範囲が広く，動作に必要な制御電力が小さい。
④ 動作の信頼性が高く，消耗や疲労がなく，寿命が半永久的である。
⑤ 小形，軽量で安価である。

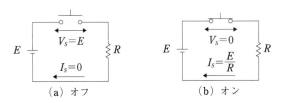

図2.100　理想スイッチの電圧と電流

表2.5　理想スイッチの電圧・電流・損失

|  | オフ | オン |
|---|---|---|
| 内部抵抗 $R_s$〔Ω〕 | ∞ | 0 |
| オン電流 $I_{on}$〔A〕 | — | $\frac{E}{R}$ |
| 漏れ電流 $I_{off}$〔A〕 | 0 | — |
| 両端電圧 $V_s$〔V〕 | $E$ | $R_s \cdot I_{on} = 0 \times \frac{E}{R} = 0$ |
| 熱損失 $P_s$〔W〕 | $V_s \cdot I_{off} = E \times 0 = 0$ | $V_s \cdot I_{on} = 0 \times \frac{E}{R} = 0$ |

実際の半導体制御素子では，オフ時の内部抵抗 $R_s$ が無限大ではないため漏れ電流 $I_{off}$ が存在し，これにより熱損失 $P_s (= V_s \times I_{off})$ が発生する。また，オン時の内部抵抗がゼロではないため，オン電流 $I_{on}$ によって両端に電位差 $V_s$ を生じ，熱損失 $P_s (= V_s \times I_{on})$ が発生する。さらに，図2.101に示すように，制御信号はオフからオン，オンからオフに急しゅんに変化するが，半導体制御素子の両端電圧と流れる電流は経過時間に比例してほぼ直線的に変化し，オフ状態から完全にオンするまでの時間をターンオン時間，オン状態から完全にオフするまでの時間をターンオフ時間という。この区間では，電圧と電流が両者とも大きな値となるため，熱損失（スイッチング損失）が発生する。したがって，この時間（スイッチング時間）が長く，インバータ周波数が高いほど，単位時間当りのスイッチング損失は増加

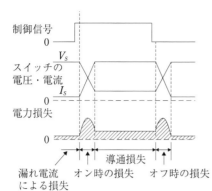

図 2.101 半導体制御素子の
スイッチング損失[4]

する。また，オン時およびオフ時の内部抵抗がそれぞれ数値をもつため，電流 $I_{on}$ および $I_{off}$ によって損失が発生する。ここで，オン時の電位差 $V_s$ によって発生する導通損失のほうがオフ時の損失より大きい。

このように，半導体制御素子の内部で電圧・電流が急激に変化して電力損失が大きくなるスイッチング方法をハードスイッチングといい，チョッパや非共振形（方形波）インバータではこのようなスイッチ動作となる。これに対し，共振形インバータでは，半導体制御素子がオンとなった瞬間には共振現象によって電流はほとんど流れず，徐々に増加するため，スイッチング時の電力損失を大幅に低減できる。このようなスイッチング方法をソフトスイッチングという。

(3) 高電圧変圧器

1) 高電圧変圧器の小形化　　高電圧変圧器の二次側誘起起電力 $e$ は巻線の巻数比 $a(=n_2/n_1)$ を一定とすると，次式で表すことができる

$$e = K \cdot f \cdot B \cdot A \cdot n_2 \quad [\text{V}] \tag{2.22}$$

ここに，$K$：定数，$f$：電源周波数 [Hz]，$B$：鉄心材料の磁束密度 [T]，
　　　　$A$：鉄心断面積 [m²]，$n_1$：一次巻線の巻数，$n_2$：二次巻線の巻数

式 (2.22) から電源周波数 $f$ を高くすることにより，鉄心断面積 $A$ および一次・二次巻線の巻数 $n_1$，$n_2$ を減らすことができるため，高電圧変圧器を大幅に小形化することができる。現在，据置形で出力が 50 kW 以上の装置では，インバータの周波数は 10～50 kHz のものが使用されている。このように，高電圧変圧器に供給する電圧の周波数を高くするほど，鉄心を小形化して巻線の巻数を減らすことができる。しかし，高電圧に対する巻線間などの絶縁低下や，鉄心中の磁束密度に起因して鉄損が増大して効率が低下するなどの問題が生じるため，高周波化には限界がある。

商用周波数を使用した 12 ピーク形 X 線装置の高電圧変圧器の外寸は 67 × 60 × 133 cm，重量は 760 kg であり，インバータ式 X 線装置（最高インバータ周波数 30 kHz）の高電圧変圧器の外寸は 38 × 32 × 50 cm，重量は 70 kg である。これらの容器内には 2 組の高

電圧ソケット，高電圧切換器，高電圧変圧器，高電圧シリコン整流器，CR 分圧器，フィラメント加熱変圧器などが納められているが，体積比で 1/8，重量比で 1/10 に小形・軽量化されている。また，図 2.102 に示すように，高電圧変圧器全体を特殊樹脂で完全にモールドし，外寸を $28 \times 22 \times 22$ cm，重量を約 25 kg にまで小形・軽量化した高電圧変圧器もある。ただし，この X 線装置では高電圧切換器を別容器としている。

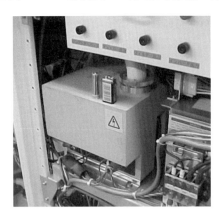

図 2.102　モールド形高周波高電圧変圧器の外観

**2）高周波高電圧変圧器の損失**[5]　インバータ式 X 線装置に用いられる高周波高電圧変圧器では，高電圧に対する絶縁を確保するために一次巻線と二次巻線との間に十分な絶縁距離を設ける必要があるが，この部分に漏れ磁束が生じて漏れインダクタンスが大きくなる。この漏れインダクタンスは，インバータの出力電流すなわち管電流を制限するため，大出力の X 線装置ほど影響が大きい。なお，漏れインダクタンスは一次巻線数の 2 乗と，一次および二次巻線の寸法に比例する。

また，巻数比が 400～700 にも達するために二次巻線は多層構造となるが，この二次巻線の層間に生じる静電容量に対して無効電流が流れ，電力変換効率を低下させる。この無効電流は管電圧に依存するため，特に透視時のような管電流の小さい負荷条件では効率の低下が顕著となる。なお，二次巻線間の静電容量は巻数比の 2 乗に比例し，二次巻線の層間距離および二次巻線の分割数の 2 乗に反比例する。

さらに，鉄心中の磁束変化によって鉄損（ヒステリシス損および渦電流損）と呼ばれる熱損失を生じる。この損失はインバータ周波数が高いほど大きくなるため，同様に電力変換効率を低下させる原因となる。

**3）高周波高電圧変圧器の構造**[5]　図 2.103 は 20 kHz のインバータ周波数で使用する高周波高電圧変圧器の構造を示したものである。これは単相内鉄形の変圧器で，その二次側に接続される高電圧シリコン整流器とともに絶縁油に浸して使用する。鉄心の材質には高電圧変圧器の鉄損の低減と軽量化のためにフェライトを使用している。一次巻線は一層構造で，巻数は 20 回程度である。二次巻線は巻数が多いため多層構造となるが，層間に巻いた絶縁紙の厚さを変化させることで耐電圧と層間に生じる静電容量を調整する。

## 2.2 X線高電圧装置

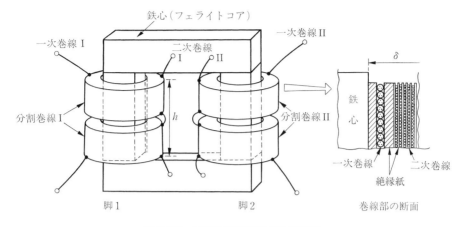

図 2.103 高周波高電圧変圧器の構造[4]

図 2.104 は高周波高電圧変圧器の巻線の結線構造を示したものである。一次巻線と二次巻線はそれぞれ2脚に分けて配置されている。また，一次巻線を並列に接続することで，100 kW 出力時において 800 A ピークにも達する一次電流に対応するとともに，一次側からみた等価的な漏れインダクタンスを低減している。ここで，二次巻線間に生じる静電容量は，分割数の2乗と脚数の積に反比例する。この変圧器では，二次巻線を1脚ごとにさらに2分割し，それぞれを直列接続しているため，通常の変圧器に比べて二次巻線間に生じる静電容量を 1/8 に低減できる。

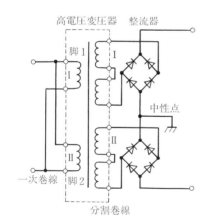

図 2.104 巻線の結線構造[4]

(c) **その他の管電圧制御方式** インバータ式 X 線装置における管電圧の制御方法には前述の方法の他に，インバータのパルス幅や位相シフト角の変化によって制御する方法がある。なお，位相シフト角による制御は共振形インバータ式 X 線装置に用いられている。

1) **パルス幅変調制御** 管電圧の立上り時には高電圧ケーブルの浮遊静電容量 $C_c$ に対して大きな充電電流を供給する必要があるが，非共振形（方形波）インバータ方式においてチョッパのデューティ比で管電圧を制御した場合には，フィルタのコンデンサ $C_f$ に対し

て充放電を繰り返しながら一次電圧 $V_1$ が上昇するため，その応答速度は遅くなる。この場合にはインバータのパルス幅変調によって制御した方が立上り時間を短くできる利点がある。

2) **位相シフト PWM 制御**[6]　　この方式では図 2.92 において，直列共振回路の形成のために，$L_r$ には高電圧変圧器の漏れインダクタンス，$C_r$ には外付けの共振用コンデンサを用いており，インバータは一定の周波数で動作させる。**図 2.105** にインバータの各半導体制御素子 $Tr_1$〜$Tr_4$ に加えるドライブ信号 $S_1$〜$S_4$ とインバータ出力電圧の各波形を示す。

図 2.91(a)において，$Tr_1$ と $Tr_4$，$Tr_2$ と $Tr_3$ は 20 kHz の周波数で交互にスイッチングを行っているが，$Tr_1$ と $Tr_3$ の間に一定の位相シフト角 $\phi$ を設けて動作させている。この位相シフト角 $\phi$ を変化させることで，インバータの出力電圧を PWM 制御することができる。

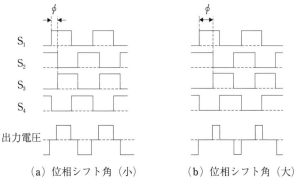

(a) 位相シフト角（小）　　(b) 位相シフト角（大）

図 2.105　位相シフト PWM 制御の動作波形

また，$Tr_1$ と $Tr_4$ のオン時と $Tr_2$ と $Tr_3$ のオフ時でソフトスイッチングを行っているため，スイッチング時の損失は非共振形（方形波）インバータ方式に比べて半分以下となる。

(d) **フィードバック制御回路**

(1) **管電圧のフィードバック制御**[7]

1) 概　要　　図 2.106 は，共振形装置のブロック図で，三相または単相交流を整

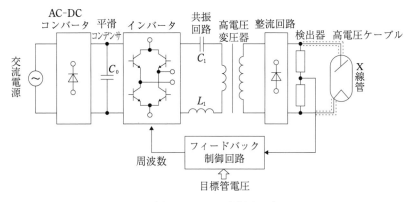

図 2.106　共振形インバータ式装置のブロック図

流・平滑して直流に変換する。この直流電圧はインバータに加えられ，その周波数を変化させることで出力を調整する。また，管電圧を検出し，つねに目標値と一致するようにインバータ周波数を調整することで，高速で高精度のフィードバック制御を行うことができる。

2) **制御動作**　図 2.107 に管電圧に関する基本的なフィードバック制御のブロック図を示す。

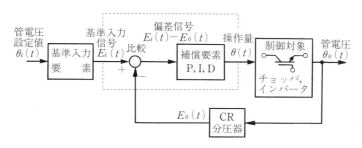

図 2.107　管電圧フィードバック制御のブロック図

① 高電圧側のシリコン整流器の直後に 2 万分の一前後の分圧比をもつ $CR$ 分圧器を取り付けて管電圧 $\theta_0(t)$ を検出し，検出信号 $E_0(t)$ を得る。

② 検出信号 $E_0(t)$ を比較器によって管電圧設定値 $\theta_i(t)$ で決まる基準入力信号 $E_i(t)$ と比較し，両者の差となる $E_i(t) - E_0(t)$ を偏差信号として出力する。

③ 偏差信号は比例器 P，積分器 I，微分器 D などで構成される補償要素により，チョッパのデューティ比制御信号，インバータの周波数変調制御信号，パルス幅変調制御信号，位相シフト角制御信号などの操作量 $\theta(t)$ に変換される。

④ 操作量 $\theta(t)$ が制御対象となるチョッパやインバータに加えられて管電圧 $\theta_0(t)$ を設定値 $\theta_i(t)$ と一致させるように動作する。

ここで，補償要素を構成する比例器 P は偏差を積極的に低減するが，制御動作が終了して平衡状態に達した後にも若干の偏差が残る欠点がある。また，積分器 I は偏差の積分値に対して制御動作が行われるため，応答は遅いが，偏差を零にできる特徴がある。さらに，微分器 D は偏差の微分値に対して制御動作が行われるため，立上り時のオーバシュートや振動などの急しゅんな変化に対して積極的に制御動作が行われる。したがって，これらを組み合わせることで，管電圧を高速・高精度に制御できる。

なお，破線内で示す制御系の信号処理方法によりアナログ制御方式とディジタル制御方式がある。

3) **アナログ制御方式**　すべての制御系をアナログ信号で処理する方法で，現在ほとんどの X 線装置がこの制御方式を用いている。アナログ制御方式では高速な応答を得られ，制御回路も比較的簡単であり，これまでの技術的実績も多い。しかし，X 線装置に要求される広範囲の負荷条件に対して常に最適な制御パラメータを設定するためには，制御回路が複雑化して調整も難しくなる。

**4) ディジタル制御方式**[8]　図 2.108 に位相シフト PWM 制御をディジタル制御方式で行う場合の処理過程を示す。図 2.108 の破線内では DSP（digital signal processor）やマイクロコントローラによるディジタル信号処理が行われている。インバータ周波数を 20 kHz 一定とした場合，50 μs ごとに管電圧検出信号 $E_0(t)$ とインバータ入力電圧信号 $E_i(t)$ をサンプリングして，つぎの最適な位相シフト角 $\theta_\phi(t)$ をソフトウェアによって計算して制御している。ディジタル制御方式では，X 線装置に要求される広範囲の負荷条件に対して最適な制御パラメータを個々に設定することができるため，管電圧の立上り時について特別な制御の必要はなく，再現性も良好である。

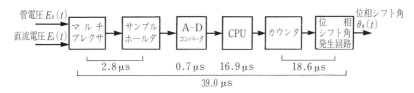

図 2.108　ディジタル制御方式の処理過程

**（2）管電流のフィードバック制御**　インバータ式 X 線装置ではフィラメントをインバータによって高周波交流加熱することで管電流を制御している。フィラメント加熱電流 $I_f$ の制御範囲は定常状態で 2.5～5.5 A と比較的狭いが，$I_f$ の変化に対して管電流は 0.5～1 250 mA と大幅に変化するため，フィラメント加熱電流 $I_f$ を高い精度で制御する必要がある。

前述のように，フィラメント加熱変圧器の二次側は最大で $-75$ kV の高電圧となるため，一次側と二次側の間にある程度の絶縁距離が必要となる。この影響により，加熱変圧器の漏れインダクタンスが大きくなって加熱変圧器のインピーダンスは増加する。また，高電圧ケーブル自身にもインダクタンスがあるため，加熱周波数を高周波化した場合にはこれらの影響によって，二次側に対する加熱電流の供給が制限される。

一般に，フィラメント加熱電流 $I_f$ を一定とした場合，照射時間を十数 ms 以上にすると管電流が時間の経過とともに減少する傾向が見られる。これは X 線管の管壁に電荷が帯電して陽極に衝突する熱電子が減少したり，高温に加熱されたターゲットから発生するガスにより熱電子の走行が妨げられるためと考えられている。これに対応するため，管電流の検出によるフィードバック制御が必要となる。さらに，商用交流電源の電圧変動を補償するために，フィラメント加熱電流 $I_f$ の検出によるフィードバック制御も必要になる。

図 2.109 に管電流フィードバック制御回路のブロック図を示す。通常，管電流は二次側の中性点に検出用抵抗 $R_{dc}$ を正負両側または負側に挿入して検出している。また，高電圧変圧器の高電圧ソケット内に光検出器を内蔵させて二次電流を計測する方法もある。

現在使用されている加熱用インバータの形式には，非共振形（方形波）インバータ方式と共振形インバータ方式がある。フィラメント加熱回路では電力容量が小さいため，加熱用イ

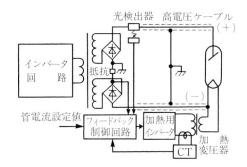

図 2.109 管電流フィードバック
制御回路のブロック図

ンバータの半導体制御素子にパワー MOS FET を使用している X 線装置も多い。

（3） **前示機構（マイクロコンピュータ制御）**　インバータ式 X 線装置では，前述のようにほとんどの機種でフィードバック制御が採用されているが，管電圧の設定値や制御パラメータ等を広い負荷条件のすべてについて個々に微調整する必要がある。

管電流についても，X 線管ごとにフィラメント加熱データが異なるため，管電流設定値，フィラメント初期加熱電流値，オーバシュートデータ，制御パラメータなどを細かく調整する必要がある。また，1 台の X 線装置で複数の X 線管を切り換えて使用することも多く，さらに X 線管ごとに大小 2 種類のフィラメントをもっているため，フィラメント加熱電流の設定回路もこれらの数だけ必要となる。

これらの設定データを，制御卓から指示された撮影条件に対して最適な値に設定する必要があるが，これにはマイクロコンピュータによる前示機構が用いられている。マイクロコンピュータに組み合わされた RAM（random access memory）および ROM（read only memory）の半導体メモリ上に，設定用の前示データをあらかじめ記憶させておき，制御卓から指示された撮影条件に対応する各種の設定データを瞬時に読み出して X 線装置をセットアップの状態にする。

この方式では，各種の X 線管のフィラメント加熱制御データをあらかじめ蓄積しておくことが可能である。また，X 線装置の据付け調整時には直接接続形測定器を用いて管電圧および管電流の実測データを取得し，前示値と比較して誤差が生じた場合には制御卓のキーボードから設定データを変更することで短時間の据付け調整が可能であり，設定値の経年変化もない。なお，X 線装置に内蔵している CR 分圧器および管電流検出器によって実測データを取得して調整を行う装置も多い。

据付け調整後，管電圧にはほとんど経年変化は見られないが，管電流についてはその使用により X 線管のフィラメントが細くなって内部抵抗が増加し，最適な加熱制御データが変化するため，インバータ式 X 線装置においても頻繁な調整が必要である。

照射時間については，制御卓から指示された照射時間に対し，電源投入時からパルスカウンタが動作する。パルス周波数は通常マイクロコンピュータの動作クロック周波数を分周器

で分周して用いることが多い。インバータ式X線装置の場合には，インバータ周波数の逆数の1/2で与えられる分解時間で照射時間を制御することが可能なため，非常に精度が高く再現性も良好な照射時間を得ることができる。

（e） 動作特性例

（1） **非共振形（方形波）インバータ方式**　　開発時期は1993年，インバータ周波数は15 kHzおよび30 kHz，最大出力は80 kWである。

**1） 動作概要**　　図2.110はこの装置の基本回路である。半導体制御素子にはIGBTを用い，チョッパ周波数は15 kHz，フルブリッジインバータの周波数は15 kHzおよび30 kHzである。この装置の高電圧変圧器は特殊樹脂による固体絶縁の採用により，床面積A4サイズ，重量25 kgと大幅な小形・軽量化を実現している。二次側回路は高電圧変圧器の巻数比の低減のため倍電圧整流回路を採用しており，正側二次巻線の最大出力電圧は40 kV程度となる。フィラメントの加熱周波数は25 kHzである。

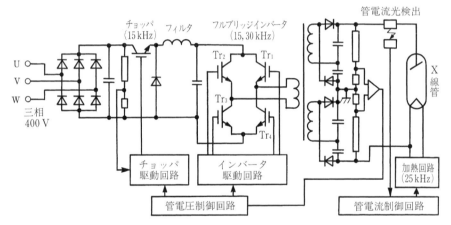

図2.110　非共振形（方形波）インバータ式装置の基本回路

高圧側にCR形分圧器が並列接続されており，管電圧の検出によりチョッパのデューティ比に対するフィードバック制御を行っている。また，AC-DCコンバータの出力電圧も同時に検出し，チョッパのデューティに対して直流一次電圧の変動に対する補償を行っている。通常の撮影条件では15 kHzのインバータ周波数で動作するが，乳房撮影時の低管電流時には30 kHzとなる。

また，管電圧のフィードバック制御では，基準信号を照射開始後の経過時間に対してある傾きをもたせて直線的に立ち上げ，管電圧設定値に達したところで一定値に移行させており，この基準信号波形に対して管電圧を追従させている。これにより，立上り時におけるオーバシュートを防止し，かつ定常状態への移行を急しゅんにできる。

**2） 動作特性**　　図2.111はこの装置の管電圧，管電流，蛍光強度の波形である。図（a）は80 kV，100 mA，10 msの各波形である。管電圧のリプル百分率は1.6 %であり，

## 2.2 X線高電圧装置

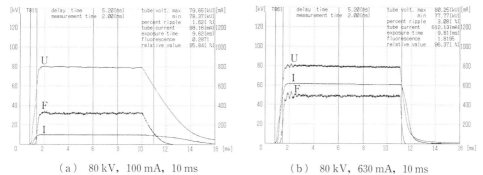

(a) 80 kV, 100 mA, 10 ms　　　　(b) 80 kV, 630 mA, 10 ms

図2.111　方形波インバータ式装置の管電圧U, 管電流I, 蛍光強度F（メタクリル樹脂10 cm 透過後）

定電圧に対する蛍光量比は96％となる。管電圧の立上り時間は約0.8 ms である。この装置では高電圧変圧器の二次側に倍電圧整流回路が接続されており、立下り時にはこのコンデンサに蓄積された電荷がX線管を通って放電するため、立下り時間は長くなる。

図(b)は80 kV, 630 mA, 10 ms の各波形である。管電圧のリプル百分率は3.1％であり、定電圧に対する蛍光量比は96％となる。管電流が大きいにもかかわらずリプル百分率は4％以下であり、60 kV, 800 mA の撮影条件を除けば、JIS の定義から定電圧形X線高電圧装置に分類できる。

**（2）共振形インバータ方式**　開発時期は1991年、インバータ周波数は最高30 kHz, 最大出力は80 kW である。

**1）動作概要**　図2.112 はこの装置の基本回路である。三相400 V電源はAC-DCコンバータで整流・平滑され、IGBT で構成されるフルブリッジインバータに加えられる。このインバータは共振用コンデンサ $C_r$ と共振用インダクタンス $L_r$ により直列共振回路（共

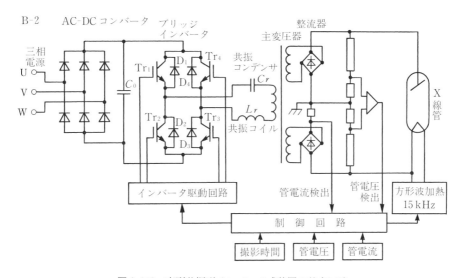

図2.112　直列共振形インバータ式装置の基本回路

振周波数 $f_0 = 32\,\text{kHz}$）を形成しており，インバータ周波数を変化（3～30 kHz）させて出力を調整している。二次側に接続された $CR$ 分圧器によって管電圧を検出し，インバータ周波数に対するフィードバック制御を行っている。フィラメント加熱は 15 kHz の方形波交流加熱であり，二次側中性点で管電流を検出してフィードバック制御を行っている。

また，管電圧の立上げ時には，撮影条件で決まるインバータ周波数によって開ループ制御で立上げ，管電圧設定値の 95 % に達した時点で定常時のフィードバック制御に切り替える方法が行われている。

**2) 動作特性** 図 2.113 はこの装置の管電圧，管電流，蛍光強度波形である。図 (a) は 80 kV, 100 mA, 10 ms の各波形である。管電圧のリプル百分率は 4.0 % であり，定電圧に対する蛍光量比は 96 % となる。インバータ周波数は約 5 kHz である。管電圧の立上り時間は約 0.6 ms であり，高電圧側にコンデンサを付加していないため，小管電流時でも立下り時間は短い。ただし，立上り後の管電圧波形にはフィードバック制御に起因するゆるやかな振動が見られる。

図 (b) は 80 kV, 500 mA, 10 ms の各波形である。管電圧のリプル百分率は 2.2 % であり，定電圧に対する蛍光量比は 98 % となる。インバータ周波数は約 23 kHz である。管電圧の立上り時間は管電流値が大きいにもかかわらず約 0.6 ms を実現しており，定常時の波形もほぼ一定である。この装置では，管電圧 60 kV 以上で管電流 100 mA を除けば，すべての撮影条件で管電圧リプル百分率が 4 % 以下となるため，定電圧形 X 線高電圧装置に分類できる。

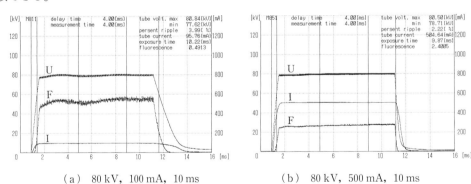

(a) 80 kV, 100 mA, 10 ms　　　(b) 80 kV, 500 mA, 10 ms
**図 2.113** 共振形インバータ式装置の管電圧 U，管電流 I，蛍光強度 F（メタクリル樹脂 10 cm 透過後）

**(3) 短時間特性** 短時間特性とは管電圧の立上り，立下り時間に起因するもので，この期間に発生する X 線は照射時間に関係なく一定であるため，短時間撮影になるほどこの影響が大きくなり，照射時間と X 線量との直線性は低下する。

1980 年代前半の一次側制御の三相装置では，立上り・立下り時間は 3～5 ms あったので，照射時間が 10 ms 以下になると写真濃度が上昇する問題があった。しかし，現在のインバータ式 X 線装置の立上り・立下り時間は 1 ms 以下になってきたため，短時間特性は大幅に

改善された。

図2.114は直列共振形インバータ式装置の100 kV, 500 mAにおける照射時間1 msと2 msの出力波形である。この装置の立上り時間は650 μsで,定常状態への移行も急しゅんなため,1 msの照射時間まで,mAs当りの蛍光量はほぼ一定となる。立下り時間は高電圧ケーブルが長く,管電流が小さいほど長くなる。このため,パルスX線を用いる循環器用装置では,立下り部分による被ばく線量を低減する目的で,格子制御形X線管を用いたり,残留電荷を抵抗で短絡することで強制的に波尾切断を行う装置もある。

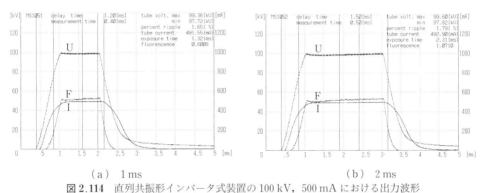

(a) 1 ms  (b) 2 ms

図2.114 直列共振形インバータ式装置の100 kV, 500 mAにおける出力波形

図2.115は1980年頃の12ピーク形装置の1〜3 msの出力波形である。12ピーク形装置として定常動作する最短時間は3 msであるため,1 msおよび2 msでは一次電圧を強制的

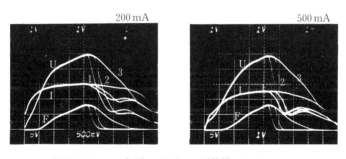

図2.115 1980年頃の12ピーク形装置の1〜3 msの出力波形（管電圧100 kV, $t$：1 ms/div）

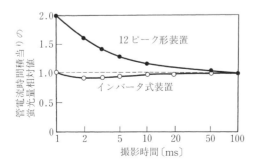

図2.116 短時間特性の比較 (100 kV, 200 mA)

にバイパスして管電圧を低下させていた。この波形と比較すると，インバータ式X線装置には著しい進歩があることがわかる。

図 2.116 に実測の短時間特性の比較を示す。

## 2.3 自動露出制御装置

### 2.3.1 概　　　要

X線撮影時には撮影条件として管電圧，管電流，照射時間を個別に定めるが，フィルム-増感紙系では撮影部位によって管電圧がほぼ定まるため，被写体の厚さに応じて管電流と照射時間を適切に選択することになる。しかし，撮影部位や個人差などによってX線吸収が微妙に異なるため，適正な光学濃度が得られる撮影条件を設定するには豊富な臨床経験が必要となる。そこで，任意の部位について常に適正な光学濃度のX線写真を得られるように考えられた装置が自動露出制御（automatic exposure control：AEC）装置である。

AECのX線制御方式には，照射時間のみを制御するタイマ制御方式と，撮影条件の3因子（管電圧，管電流，照射時間）を制御する方式がある。後者はおもに循環器用X線診断装置および消化管撮影装置に用いられている。

また，タイマ制御方式には大別して直接撮影用，間接撮影用，X線TV用があり，被写体透過後のX線を検出し，フィルムが適正な光学濃度に達するような検出値になったときにX線放射が停止するように制御している。なお，自動露出制御装置の故障などで生じる過照射を防止するため，バックアップタイマが設定される。

表 2.6 に透過X線を検出する検出器の分類と特徴を示すが，日本ではホトタイマが多く使用されている。ここでは直接撮影用のタイマ制御方式（ホトタイマ）について取り扱う。

表 2.6　タイマ制御方式における検出器の分類と特徴

| 検出器の種類 | 検出値 | 装置名称 | 特徴 |
| --- | --- | --- | --- |
| 電離箱 | 電離電流 | イオンタイマ | 採光野形状を自由に選択可 |
| 半導体 | 電離電流 | 半導体タイマ | 同上，機械的強度が大 |
| 蛍光体と光電子増倍管 | 蛍光体の発光による光電流 | ホトタイマ | 構造が簡単でX線吸収が少ない |

タイマ制御方式の総合的な特性は

① 管電圧特性（フィルム-増感紙系とX線検出器の管電圧依存性）

② 応答時間特性（X線停止信号と実際の照射停止までの遅れ時間）

③ 被写体厚特性（被写体厚の変化に対する光学濃度）

などによって評価される。

### 2.3.2 直接撮影用ホトタイマの原理と基本特性

**（a） ホトタイマの動作原理**　図2.117にホトタイマの原理図を示す。基本動作は以下のとおりである。

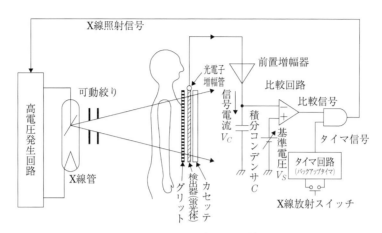

図2.117　ホトタイマの原理（カセッテ前面検出方式）

① X線放射スイッチを閉じるとX線照射信号が高電圧発生装置に伝達され，X線管に高電圧が供給されてX線が放射される。

② X線は被写体を透過したのち，散乱X線除去用グリッドを通って検出器を透過したX線はカセッテに到達し，X線フィルムを露光する。このX線により検出用の蛍光体を発光させ，この蛍光を光電子増倍管で信号電流に変換する。

③ この信号電流により積分コンデンサ $C$ が充電される。

④ コンデンサの充電電圧 $V_C$ と，希望する光学濃度に対応した基準電圧 $V_S$ が一致した瞬間に，比較器の出力信号が反転する。

⑤ この反転信号によってX線照射信号は零となり，X線放射が停止する。

ここで，増感紙と検出用蛍光体の発光特性が等しく，光電子増倍管の出力電流が蛍光強度に比例していれば，積分コンデンサの充電電圧 $V_C$ はX線フィルムへの露光量に対応する。

また，検出用蛍光体をカセッテの前面に配置したものをカセッテ前面検出方式，後面に配置したものをカセッテ後面検出方式といい，検出する位置によってその特性は大きく変化する。前者は一般撮影用として広く用いられている。

**（b） 管電圧特性**　管電圧特性は，管電圧（線質）によって光学濃度が変動する現象をいう。この原因としては，管電圧に対する発光（線質特性）が増感紙と検出用蛍光体で異なる場合と，管電圧によって増感紙と検出用蛍光体に到達するX線量が異なる場合がある。

**（1） 蛍光体の線質特性の影響**　管電圧の変化に対して蛍光体の発光は一定ではなく，線質によって発光が異なってくる。そのため，増感紙と検出器用蛍光体の線質特性が一致しない場合，使用する管電圧によって光学濃度が変動することになる。

図2.118は検出用蛍光体Sに対するCaWO₄およびGd₂O₂S：Tb増感紙の相対感度を管電圧について比較したもので，縦軸は検出器用蛍光体Sに対する相対感度である。この関係から，CaWO₄増感紙では管電圧が130 kVにいたるまで，検出器用蛍光体とほぼ等しい発光特性を示している。しかし，Gd₂O₂S：Tb増感紙では管電圧が90 kVまでは管電圧に比例して相対感度が増加するため，使用する管電圧によって光学濃度は大きく変動する。

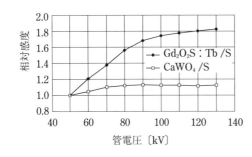

図2.118 検出器用蛍光体Sに対する増感紙の管電圧特性[1]

**（2） 増感紙と検出器に到達するX線量の影響** X線が物質を透過するとX線は必ず減弱するが，その度合は管電圧が低いほど顕著となる。このため，自動露出制御装置のX線検出器によって適正値でX線が遮断されたとしても，カセッテに到達するX線量は管電圧によってその減弱が異なるため，光学濃度も変動することになる。

図2.119は管電圧に対する光学濃度の変化を検出方式について比較したものであり，管電圧の低下に対して逆の特性を示す。

**1） カセッテ前面検出（前面採光）方式** 図2.120に検出部の構造を示す。この方式では，管電圧が低くなるほどX線検出器の自己吸収による減弱が顕著となり，カセッテに到達するX線量が減少するため光学濃度は低下する。

なお，カセッテの前に検出器が配置されるため，散乱線が発生したり，障害陰影となる場

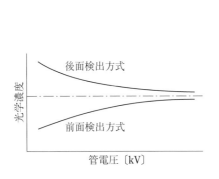

図2.119 検出方式の違いによる光学濃度の管電圧特性

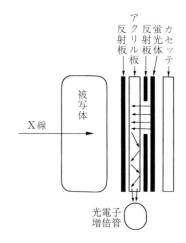

図2.120 カセッテ前面検出部の構造[2]

合がある。さらに，検出器が厚くなるほど被写体とフィルム間の距離が大きくなって画質が低下したり，検出器の自己吸収を補うために入射X線が増えることで被検者の被ばく線量が増加するなどの欠点がある。

また，コンピューテッドラジオグラフ（CR）およびフラットパネル検出器（FPD）等のディジタル撮影装置においても同様の方式を採用しており，適正線量となるように制御している。

**2） カセッテ後面検出（後面採光）方式**　この方式では，後面増感紙およびそれを保持している圧着板を透過したあとのX線が検出器に入射する。自動露出制御装置ではX線検出器によって適正値を判断してX線を遮断するが，被写体でのX線吸収が少なく管電圧が低いほど，検出器に入射するX線量は増感紙のX線量に比べて低下するため，適正濃度と判定してX線照射を停止しても光学濃度は高くなる。なお，フィルムの後方に検出器が配置されるため，X線写真の画質が影響されることはない。

現在，この検出法は消化器系の診断に多く用いられるイメージインテンシファイアI.I.の出力で動作するI.I.ホトタイマに使用されている（**図 2.121**）。この場合も，管電圧が低く被写体のX線吸収が少ないほど自動送り機構内の増感紙の発光量に対して，I.I.の発光量が低下するため，適正濃度と判定してX線照射を停止しても光学濃度は高くなる。

また，乳房用X線装置においては，増感紙/フィルムシステムおよびCRシステムではカセッテ後面に複数の半導体検出器を配置してX線量を制御している。また，乳房用FPDシステムではFPD自体を検出器として用い，プレ照射を行って最適なX線量を計算した後に本照射を行う，プレ照射式自動露出制御方式が多い。

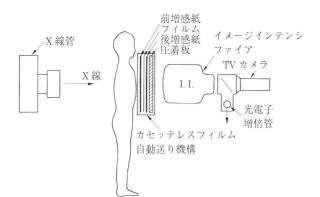

**図 2.121**　カセッテ後面検出法（I.I.ホトタイマ）

**（c）　採光野の形状**　ホトタイマは検出用蛍光体の平均光量で動作するため，撮影部位によって最適な採光野が必要となる。胸部撮影用では，**表 2.7** に示すように分割採光方式となっており，その形状には各種のものがある。正面撮影や側面撮影では，X線吸収の割合が検出部位によって異なるため，それぞれの採光野は選択式となっている。また，それぞれの採光野に対して積分回路と比較器を個々に設け，その出力を論理演算処理してX線遮断

表 2.7　胸部撮影用の採光野形状[1]

| 製造 | 採光野形状 | 検出方式 | 積分回路 |
|---|---|---|---|
| A社 | | 蛍光式ファイバー形 | ― |
| | | 半導体式 | AND |
| B社 | | 蛍光式 | ― |
| C社 | | 蛍光式 | OR |
| D社 | | 電離箱式 | AND |
| | | 電離箱式 | AND |

信号を発生させている。これにより，胸部正面撮影において一方の肺野が石灰化している場合でも，論理和（OR）演算を選択することで正常な肺野が適正な光学濃度になるように制御できる。また，論理積（AND）演算を選択することで，石灰化した肺野を適正な光学濃度となるように制御できる。

### 2.3.3　ホトタイマの動作特性

**（a）被写体厚特性**　ホトタイマでは任意部位の任意の厚さの被写体に対し，つねに適正な光学濃度のX線写真が得られるように照射時間を制御している。そこで，これを評価するため，横軸を被写体の厚さ，左縦軸を光学濃度，右横軸を照射時間とした被写体厚特性を作成する（図 2.122）。

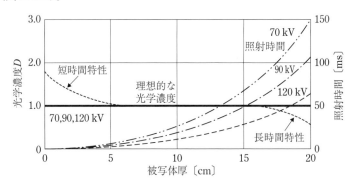

図 2.122　被写体厚特性の理想と実際

図中の太線は理想的な光学濃度特性を示しており，管電圧および被写体厚の変化に対して常に一定な光学濃度のX線写真が得られることがわかる。

実際には前述のように，管電圧が低くなるほど前面採光方式では光学濃度が低下し，後面

採光方式では上昇する。また，被写体が薄くなる短時間撮影領域では光学濃度が上昇したり，被写体が厚くなる長時間撮影領域で光学濃度が低下する傾向が見られる。前者を短時間特性，後者を長時間特性といい，以下の原因によって発生する。

**（b）短時間特性** 短時間特性における光学濃度上昇の主な原因には，自動露出制御装置からX線停止信号が出力されてから実際にX線照射が停止するまでの遅れ時間によるものと，X線強度が強すぎることで光電子増倍管や増幅回路が飽和現象を起こすことによるものがある。なお，X線フィルムに入射する線量またはその蛍光量が，適正な値に対して20％増加する照射時間を公称最短照射時間 $T_s$ という（図1.24参照）。

図2.123は12ピーク形装置をホトタイマで動作させたときの波形である。サイリスタはアノード電流が保持電流以下にならないとターンオフしないため，通電中にX線放射を停止させるには，サイリスタに対して一時的に逆方向電圧を加えて強制的にターンオフさせる強制消弧方式が用いられる。波形から，X線停止信号が出てから約1.5 msの遅れで主回路サイリスタが消弧されてX線照射が停止していることがわかる。この遅れ時間を応答時間といい，X線高電圧装置によって固有の値となるが，この期間に発生するX線が光学濃度を上昇させる原因となる。また，短時間撮影になるほど，適正なX線量に対して応答時間によって発生するX線量が増加するため，光学濃度は上昇する。図2.124にこの装置の被写体厚特性を示す。

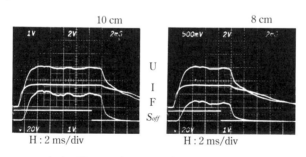

（a）$H$：2 ms/div （b）$H$：2 ms/div
図2.123 12ピーク形装置の応答時間特性（管電圧120 kV，管電流320 mA，U：管電圧，I：管電流，F：蛍光強度，$S_{off}$：遮断信号）

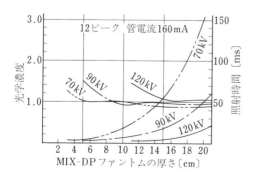

図2.124 強制消弧サイリスタ制御ホトタイマの被写体厚特性

図 2.125 はインバータ式 X 線装置をホトタイマで動作させたときの波形である。これまで述べてきたように，インバータ式装置ではインバータが駆動する半周期ごとに照射時間を制御できるため，応答時間は 0.2 ms と非常に短くなっている。したがって，図 2.126 に示すインバータ式装置の被写体厚特性では，図 2.124 の 12 ピーク形装置と比べると，短時間特性が大幅に改善されていることがわかる。

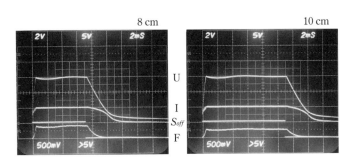

図 2.125　インバータ式 X 線装置の応答時間特性（$H$：2 ms/div）
（管電圧 120 kV，管電流 100 mA，U：管電圧，I：管電流，
$S_{off}$：遮断信号，F：蛍光強度）

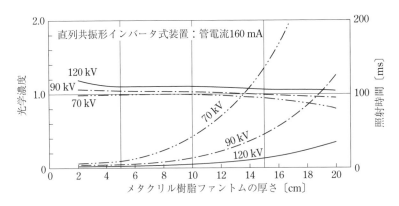

図 2.126　インバータ式装置の被写体厚特性

**（c）長時間特性**　　長時間特性は，検出器に使用している光電子増倍管の暗電流によって生じる。ここで，光電子増倍管では光が入射しなくてもわずかに電流が流れる性質があり，この電流を暗電流という。この暗電流が照射時間の増加とともに積分されるため，積分コンデンサの両端電圧は適正な光学濃度が得られる時間よりも速く規定値に達する。そのため，X 線放射も適正な照射時間よりも速く停止する。暗電流による積分電圧は，照射時間が長いほど大きくなるため，被写体が厚くなるほど光学濃度は低下する。

なお，自動露出制御装置の故障などで生じる過照射を防止するため，バックアップタイマを設定するが，この値が不適切な場合には，被写体の厚い領域での光学濃度の低下が著しくなる。

# 3. X線機械装置

## 3.1 X線機械装置の分類

X線機械装置はX線透視撮影台，X線撮影台，保持装置などがあり，使用目的により**図3.1**のように分類される。移動方法では，据置形，固定形，可搬形（移動形，携帯形）に分類されている。また，性能，構造，安全などについて規定されている。**表3.1**にこれらのおもな内容を示す。

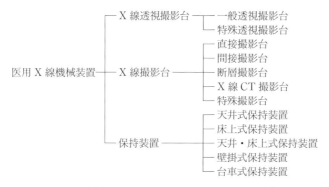

図3.1 医用X線機械装置の分類（JIS Z 4703）[1]

## 3.2 X線透視撮影台

X線透視撮影台とはX線診断のために，人体の位置付けができ，X線映像装置を装備または装着してX線透視およびX線撮影を行う装置をいい，一般透視撮影台，特殊透視撮影台がある。

**（a） 一般透視撮影台**

**（1） 蛍光板式透視撮影台**　　蛍光板を用いて透視撮影を行う撮影台をいい，被検者に近接して操作する近接操作式である（**図3.2**）。おもに消化管の検査に用いるが現在ではほとんど使用されていない。

表 3.1 医用 X 線機械装置(JIS T 0601-1, JIS Z 4751-2-54, JIS Z 4703 など)のおもな規格

| (a) 性　能 | | |
|---|---|---|
| 負荷質量 | 成人を対象の装置では少なくとも 100 kg の負荷質量で正常に動作する。 | |
| 騒　音 | 連続的に発生する騒音は，正常使用状態で 60 dB 以下(A 特性)が望ましく，65 dB を超えない(3 s 以内の非継続音は含まない)。 | |
| 衝　撃 | 可搬形装置(車載用を含む)は通常の取扱い，運搬および移動時の衝撃に耐える。 | |
| 許容差 | 移　動 (最終停止位置) | 最大移動量 1 000 mm 以下：+20〜-10 mm |
| | | 最大移動量 1 000 mm 超えるもの：+40〜-10 mm |
| | 質　量 | 定格値に対し ±10 % |
| | 移動速度 | 定格値に対し ±20 % |
| | 角度目盛 | 真値に対し ±2° |
| | 長さ目盛 | 真値に対し ±2 % |
| 安定性 | ・装置の質量に相当する力の 25 % または 220 N のどちらか小さいほうの力を，最も不利な方向に加えたとき転倒しない。<br>・正常な使用時に 10° 以下の角度で転倒しない。 | |
| (b) 構　造 | | |
| 患者の支持および固定部 | 患者が動いても，緩んだり，傷つけたりせず，固定の解除が簡単にできる，握りハンドルは容易に滑らない，患者踏み台は正常使用でロックがはずれない構造とする。踏み間違えるような段差や装置の間に危険なすきまがない。 | |
| 懸垂保持機構 | 切断によって患者または操作者に危害を及ぼす恐れがある懸垂保持機構のワイヤーロープと滑車の直径との関係は次式を満足する。<br>$\frac{D}{d} \geq 300$, $\frac{D}{d_r} \geq 20$<br>$d$：ワイヤーロープ素直径，$d_r$：ワイヤーロープ直径，$D$：滑車の有効直径 | |
| (c) 動く部分 | | |
| デッドマン形制御 | 患者に危害を与える恐れのある部分の操作は，デッドマン形制御にする。 | |
| 動力駆動部による圧迫 | 患者に対する圧力は最大 70 kPa，力は 200 N 以下に制限する。<br>ただし，X 線透視撮影台の圧迫筒の強さは，80 N を超えない。 | |
| 非常停止スイッチ | 患者または操作者に危害を与える恐れがあるすべての動力駆動の動きには，非常停止スイッチを備える。 | |
| (d) 機械的安全 | | |
| 機械的強度 | 成人を対象とする装置は，少なくとも 135 kg の体重を安全に支持する。 | |
| 安全率 | 金属部分の静的な加重に対する安全率は破断強度がつぎの値以上にする。<br>安全率 $a$：2.5，安全率 $b$：4.0<br>($a$ は材料の特性とすべての外力がわかっている場合) | |
| 安全装置を備えない懸垂保持装置 | 摩耗，腐食，材料疲労，経時変化により<br>①支持機能の劣化の恐れがない場合：静安全率　4 以上<br>②損傷があると考えられる場合：静安全率　8 以上<br>③破断伸び 5 % 未満の金属を使用する場合：静安全率①，②の 1.5 倍 | |

(2) **X 線 TV 式透視撮影台**　X 線 TV を用いて透視撮影を行う撮影台をいい，一般に遠隔操作式が多いが，近接操作式のものもある。おもに消化管の検査など X 線 TV を用いた各種一般 X 線透視撮影に用いる（図 3.3）。

(3) **間接 X 線透視撮影台**　I.I.（イメージインテンシファイア：image intensifier）間接式，ミラーカメラ式などがあるが，現在ではほとんど I.I. 間接式である（図 3.4）。おもに胃部などの消化管の集団検診に用いられる。

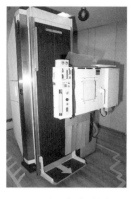 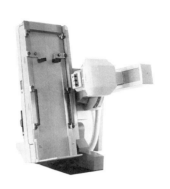 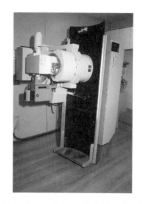

図 3.2 蛍光板式透視撮影台　　図 3.3 X 線 TV 式透視撮影台　　図 3.4 間接 X 線透視台（I.I.間接式）

（b）**特殊透視撮影台**　　泌尿器，婦人科用の透視撮影に用いる泌尿器・婦人科用透視撮影台などがある。

## 3.3　X 線 撮 影 台

X線診断のために，人体の位置付けができ，X線撮影を行う装置をいい，直接撮影台，間接撮影台，断層撮影台，X線CT撮影台，特殊撮影台などがある[2),3)]。

（a）**直接撮影台**　　直接撮影台は水平式撮影台，立位式撮影台，傾斜式撮影台，起倒式撮影台などがある（JIS Z 4904）。これらの撮影台の受像部はおもにブッキー装置（運動グリッド内蔵），カセッテで構成される。最近では運動グリッドを使用せず，高密度の静止グリッドを用いて使用するものもある。またカセッテを用いずに FPD を組み込んだものも普及している。

（1）**水平式撮影台**　　水平位だけで撮影する撮影台をいい，臥位撮影台とも呼ばれている（図 3.5(a)）。天板が 4 本の脚で固定されている天板固定形，天板が前後，左右に動き，患者を動かすことなく位置決めが可能な天板移動形，さらに天板が上下方向にも移動できる天板昇降形などがある。これらの撮影台にはブッキー装置が組み込まれており，一般にブッキーテーブルとも呼ばれている。また，カセッテを用いずに FPD を用いたものも多い（図

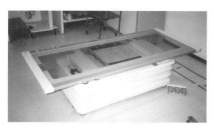 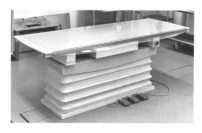

（a）天板昇降形　　　　　　　　　　（b）FPD 搭載形

図 3.5　水平式撮影台

(b))。

**（2）立位式撮影台**　立位だけで使用する撮影台をいい，受像部を移動するものと固定するものに分類される。受像部移動形は被検者の撮影部位に合わせて受像部を上下させるもので，リーダ撮影台（2本の支柱にカセッテおよびグリッドを垂直に保持し，上下に移動可能な構造の撮影台）や立位ブッキー装置（ブッキースタンド：受像部にブッキー装置を組み込み，カセッテを装着して撮影を行う）などがある（**図3.6(a)**）。受像部固定形は受像部を固定したまま被検者を電動で昇降させて位置決めを行うもので，FPDやCRシステムを用いたものが多い（図(b)）。最近では撮影台の上下動に合わせてX線管保持装置も追尾し，中心位置を自動調整する機能を有したシステムも使用されている。

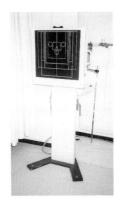

（a）立位ブッキー装置　　（b）FPD搭載形装置
**図3.6　立位式撮影台**

そのほか，傾斜式撮影台は天板部を水平位から傾斜位にすることができる撮影台をいい，起倒式撮影台は水平位から立位および逆傾斜にすることができる撮影台などがある。

**（b）間接撮影台**　間接撮影を目的とした撮影台で，おもにミラーカメラによる胸部集団検診用の撮影台をいう。

**（c）断層撮影台**　断層撮影を目的とした撮影台であり，目的に応じて臥位断層撮影台，起倒式断層撮影台がある。

**（d）X線CT撮影台**　X線CT寝台に用いられる撮影台をいう。

**（e）特殊撮影台**　前述の撮影台以外に特定の検査を目的として使用される撮影台である。循環器検査を目的とした循環器用撮影台や小児用撮影台，頭部撮影台，ストレッチャ撮影台，車椅子撮影台，拡大撮影，立体撮影，拡大ステレオ撮影用撮影台，治療計画用撮影台などがあげられる。

## 3.4 保持装置

保持装置は人体の位置付け手段をもたず，X線管装置，X線映像装置などを保持する装置をいう。天井式，床上式，天井・床上式，壁掛式，台車式保持装置などに分類され，X線管保持装置，I.I.保持装置，FPD保持装置，X線管とI.I.を支持するC・Uアーム形保持装置などに使用される。

X線管保持装置には一般に天井式が多く，おもに一般撮影検査に用いられている。天井式では床面のスペースを確保でき，X線管装置の回転，旋回，上下左右の移動が容易であり，固定は電磁ロックにより行われる。図3.7は各種X線管保持装置である。循環器検査や外科用検査になどではX線管と受像システム（I.I.やFPD）の両方を保持するCアーム形保持装置（C形支持レールの両端にX線管と受像システムを配置し，レールに沿った回転や水平支持軸の回転が可能），Uアーム形保持装置（U形の支持器の両端にX線管と受像システムを配置し，水平支持軸の回転が可能）などが用いられる。保持装置の操作は手動，電動などにより行われるが，保持装置には数十kgの重量がかかるため平衡機構によりバランスを保っている。

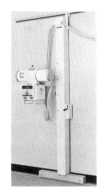 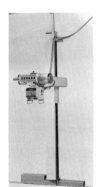 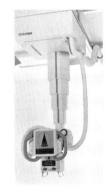

（a）壁掛式　　（b）天井・床上式　　（c）天井式

図3.7　X線管保持装置

保持装置は人体に近接し，あるいは人体上で操作をするため，電気的，機械的安全の確保が特に重要であり，表3.1におもな規格を示す。

# 4. X線映像装置

X線映像装置は関連機器のうち人体の部分のX線像を検出または観察する装置および器具の総称である。ただし，X線フィルムカセッテ（以下，カセッテと呼ぶ），これに相当する透視撮影台の部分は含めるが，X線用フィルム，増感紙，散乱線除去グリッドなどは除かれている（JIS Z 4701）。おもな映像装置としてX線テレビジョン装置（X線TV装置），X線 I.I. 装置，X線間接用ミラーカメラ装置などがある。

## 4.1 X線映像装置の要素

（a）**直接撮影** 図4.1は直接撮影系を示したもので，X線管ターゲットより発生したX線は被検者の被ばくを最小限に抑えるため可動絞りで撮影または透視に必要な最小面積に絞られて被検体を透過する。このとき被検体からかなりの散乱線（全放射線透過率の約60～90％）が発生するので，散乱線除去グリッドによりこれを除去しなければならない。散乱線の量は被検体の厚さと照射野に大きく関係する（p.153，図6.9～6.11を参照）。X線はカセッテ内の増感紙の蛍光体に吸収され，増感紙はこれを可視光に変換して蛍光を発する。この蛍光によりX線フィルムは露光される。

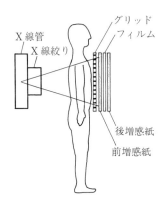

図4.1 直接撮影系

（b）**間接撮影** 図4.2(a)はミラーカメラ間接撮影で，おもに胸部集団検診で行われる。従来は暗箱内の蛍光板の蛍光像をF1.2程度のレンズのカメラで撮影していた。しかし蛍光板の可視光は暗いため直接撮影の3～4倍もの線量を必要とした。これを改善するた

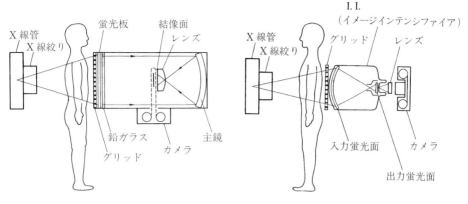

（a）ミラーカメラ間接撮影　　　　　　　　（b）I.I.間接撮影

図4.2　間接撮影系

め従来のレンズの2倍ほど明るいシュミットレンズを用いたミラーカメラが使用されるようになった。I.I.間接撮影（図（b））は，X線TV装置においてI.I.（イメージインテンシファイア）の出力像をカメラで撮影するもので，おもに胃集団検診などで行われている。

（c）透　視　　従来は図4.3のように暗室内で蛍光板の蛍光像を直接肉眼で観察していた。しかし，この方法による映像は暗く，さらに術者の被ばくが多いので現在ではほとんど用いられていない。図4.4はX線TVによる透視を示したもので，I.I.により蛍光を増倍し，この出力像を別室のモニタで観察するもので，これにより術者の被ばくはなくなり，またI.I.の使用により従来の直接透視より低線量で透視が可能となり，被検者の被ばくも減少した。

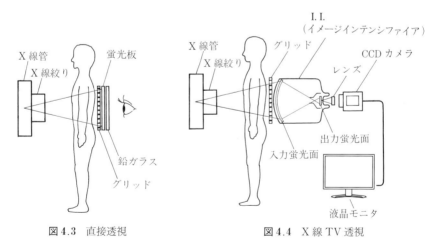

図4.3　直接透視　　　　　図4.4　X線TV透視

## 4.2　X線テレビジョン装置

X線テレビジョン（TV）の実用化の一歩はI.I.の開発である。1948年，J.W. Coltman (Westinghouse社) はImage Amplifierと名付けて発表し[1]，1952年，同社およびPhilips

社は5インチ（5"）のイメージ管の製品化に成功した。このイメージ管の実用化により従来の蛍光板の数百倍の明るさにすることができた。当時のイメージ管は出力蛍光面を直接肉眼で観察する（Philips社）か，反射鏡で蛍光像を観察した（Westinghouse社）。

日本では，1956年，5"のイメージ管が東芝で製品化され，続いて島津製作所で製品化された。このころ，イメージ管の出力像をタンデムレンズで導き，ビジコンカメラによるX線テレビジョン装置が発表され，1959年ころからX線テレビジョン（以下X線TV）の実験，研究が行われるようになった。現在では受像器としてDQEの高いFPD（flat panel detector）が普及している。

### 4.2.1　X線TV装置の構成

図4.5はX線TV装置の構成である。被検体を透過したX線を蛍光板あるいはI.I.などにより可視像に変換する。これを撮像装置で電気信号に変え，映像信号として増幅しモニタにX線像を抽出する。

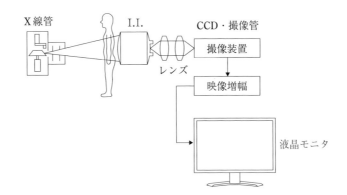

図4.5　X線TV装置の構成

現在一般に用いられているX線TVの像検出方式は，I.I.の出力像を撮像装置により電気信号に変換する方式である。撮像装置にはCCD（charge coupled device）や撮像管（camera tube）があり，現在では，CCDが広く普及している。また，近年ではFPDを受像機に用いたシステムが使用されている。

### 4.2.2　X線I.I.装置

**（a）構造と原理**　図4.6はI.I.の構造を示したもので，管内には入力蛍光面およびこれに接した光電面（光電陰極），この光電面より放出された電子を集束加速する電極，陽極および出力蛍光面などが設けられている[2]。その原理は

①　被検体を透過したX線により入力蛍光面に可視像が作られる。

②　この蛍光面に接して光電面があり，蛍光像の強度に比例した光電子が放出される。光

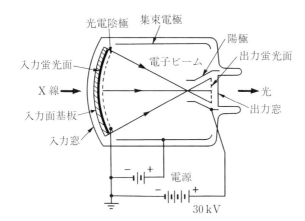

図4.6 I.I. の構造

電子は 25〜30 kV の電圧で加速集束される。

③ この光電子により出力蛍光面上に明るい蛍光像が作られる。

④ 出力蛍光面の輝度は（像の拡大率の逆数）$^2$×（陽極電圧）に比例し，電子密度や電子エネルギーの増加により，入力蛍光面の輝度の数千倍となる。JIS Z 4721 では拡大率 $M$ は入力面寸法 $d_1$ に対する出力像寸法 $d_0$ の比としている。したがって $M = d_0/d_1$ より $M < 1$ となり，拡大率は 1 より小さくなる。

⑤ 出力像は光学系を経てテレビカメラに送られ，TV モニタで観察される。

入力面視野寸法は cm 単位で表され，15形（6"），17形（7"），23形（9"），30形（12"），36形（14"），40形（16"）などの各種のものが作られている。図4.7 に 23形 I.I.を示す。I.I.の種類には単一視野形と可変視野形がある。また透視診断において一般に視野が大きい方が有利であるが，また問題となる部分を精度よく観察することも必要となる。そのため管内の電極電圧を切り換えて 2〜3 種類の視野が選択できる可変視野イメージ管も使用される（図4.8）。

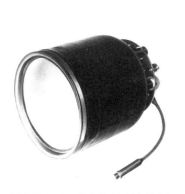

図4.7 メタル入力窓23形(9") I.I.
（アルミニウム）

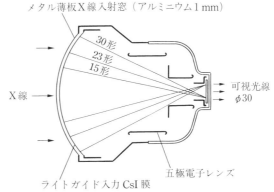

図4.8 可変視野イメージ管

**(1) 入力窓**　X線入力窓の材料は真空容器として適しているかどうかということのほかに，機械的強度，X線透過性，X線散乱特性なども考慮しなければならない。従来は加工や内部を高真空に保つことが容易なことから3～5 mm厚のほうけい酸ガラスが用いられたが，画質向上のため現在ではアルミニウムやチタンなどの金属材料となった。

アルミニウムは厚さ1 mmで形状はガラスと同様に凸形である。チタニウムはX線吸収を考慮すると0.25 mm厚程度となり，大気圧によるたわみがあるため凹形となり，25形（10"）程度が限度となる。このため，現在ではアルミニウムが多く使用されている。

**(2) 入力面**　入力窓を透過したX線は入力面において可視像に変換され，これに接して作られた光電面で電子に変換される。この入力蛍光面と光電面の特性がI.I.全体の性能を左右する。図4.9に入力面（蛍光面，アルミ基板，光電面など）の構造を示す。

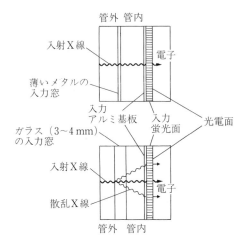

図4.9　入力面の構造

入力面蛍光体は初期には（Zn, Cd）S：Agであったが，現在はCsI：Naを真空蒸着させている。このCsI：Na蛍光面は空間充てん率が100％に近いため，X線吸収率や変換効率が良くなり，発光スペクトルが図4.10に示すように光電面のスペクトル感度によく合っていることや，図4.11のように微細柱状構造なので光を横方向に散乱させることが非常に少

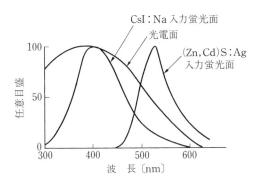

図4.10　入力蛍光面と光電面の発光スペクトル[3]

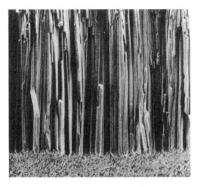

図4.11　CsI蛍光面の微細柱状構造[4]

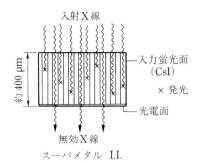

図 4.12 蛍光面の厚膜化[4]

なくなった。このことから蛍光面の厚膜化が可能となり，400μm程度となっている（図4.12）。

（3） **集束電極**　光電面から放出された電子は管内の電極により加速集束される。光電面の近傍では電子は放物線の軌道を描く。したがって，光電面の一点から発した光電子は図4.13のようなビームとなりこの断面積の最も小さくなる所が結像点である。可変視野管の場合は各電極の電圧を切り換えることにより視野を変えることができる（図4.14）。

出力像の輝度は像の（拡大率の逆数）$^2$ に比例するので視野が狭いほど，像は暗くなる。表4.1にI.I.の視野の大きさと性能の関係を示す。

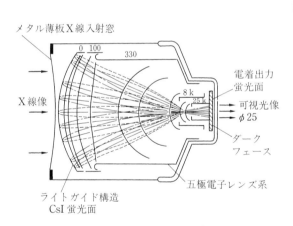

図 4.13　電子軌道と集束[5]

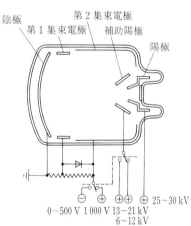

図 4.14　可変視野管[6]

表 4.1　I.I. の視野の大きさと性能[8]

| 性能＼視野 | 大視野側 | 小視野側 |
|---|---|---|
| 輝　度 | 明るい | 暗い |
| 解像度 | 低い | 高い |
| 像ひずみ | 大きい | 小さい |
| コントラスト | ほぼ同じ ||

**(4) 出力蛍光面** 　高輝度，微粒子でさらにテレビジョン撮像管，記録用フィルムのスペクトル感度にあった発光スペクトルの蛍光体が要求される。このようなことから現在ではP 20と呼ばれる硫化亜鉛系（Zn, Cd）S蛍光体が使用され，若干の残光特性がある。出力像の大きさは20～30 mmφであるが，最近では40～60 mmφ程度の大口径出力蛍光面のものもある。図4.15は出力面の断面を示したものである。ガラス基板上には数μm径の蛍光体粒子により蛍光膜が形成される。この蛍光体粒子の発光の一部は全反射され，新たな発光点を作り，全体的なバックグラウンドを形成し，コントラストを低下させる一因となるため，最近では厚板ガラス基板により影響を抑えている。

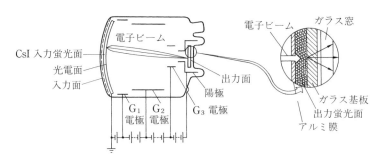

図4.15　出力面断面図

**(b) I.I.の特性** 　おもなI.I.の特性（性能）はつぎのとおりである。測定方法についてはJIS Z 4721に規定されている[7]。

**(1) 変換係数** 　入射野の中心での空気カーマ率に対する出力像の中心での輝度の比をいい，変換係数$G_x$は次式で表される。

$$G_x = \frac{L}{\dot{K}} \ [(cd/m^2)/(\mu Gy/s)] \tag{4.1}$$

ここに，$L$：輝度 [cd/m²]，$\dot{K}$：空気カーマ率 [μGy/s]

また，結果の誤差は±15%を超えてはならない。旧単位の1 mR/sは空気カーマ率8.7 μGy/sに相当する。

変換係数は旧単位で100～300程度（線量率の単位mR。メーカのカタログにはこの値が多い）であるが，空気カーマ率での変換係数はこれらの1/8.7の値であり，0.115を乗じて換算できる。これより現在では12～35程度の値となる。

**(2) コントラスト比** 　コントラスト比$C_R$は，規定の条件下で，I.I.の入射面の中央部に鉛円板（厚さ3 mm以上）があるときの出力像の中心輝度$L_D$に対する，I.I.の入射面に鉛円板がないときの出力像の中心輝度$L_B$の比であり

$$C_R = \frac{L_B}{L_D} \tag{4.2}$$

で表される。

10％面積コントラスト比と10 mm直径コントラスト比があるが，通常は10％面積コントラスト比をいう。コントラスト比は25～35程度である。また，コントラスト比の逆数をベーリンググレア指数（VGI）という。

（3） **解像度**　I.I.の解像度はX線用解像力チャート（JIS Z 4916）を用いて測定される。このチャートにより出力像を観察し，見分けうる限界の本数〔LP/mm〕で表される。1970年代では1～1.5 LP/mmであったが，最近では30形で4.0，15形で5.5 LP/mmまで向上している。図4.16はその測定例である。

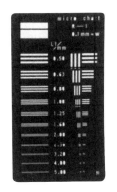

図4.16　23形(9")
I.I.解像力測定例

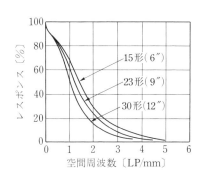

図4.17　空間周波数特性

（4） **空間周波数特性**　図4.17に空間周波数特性（modulation transfer function：MTF）を示す。小視野のI.I.ほど空間周波数特性はよいがX線量は多く必要となる。

（5） **量子検出効率**　量子検出効率（detective quantum efficiency：DQE）は，入射X線の信号対雑音比（SN比）の二乗に対するI.I.出力像のSN比の二乗の比で定義される。入射全量子の光出力像の形に忠実に伝える度合いを示す。

$$\mathrm{DQE} = \left(\frac{\text{出力のSN比}}{\text{入力のSN比}}\right)^2 \times 100 \quad 〔\%〕 \tag{4.3}$$

DQEの値が小さいとき，入射線量が少なくなると量子ノイズにより画面ノイズが多くなる。DQEは通常40～65％程度である。

その他，入力面視野寸法〔cm〕やI.I.の中心部と周辺部の輝度比を表す輝度分布（一般に60～90％），I.I.は糸巻きひずみがあるため中心部と周辺部との拡大のされかたを表す像ひずみ（一般に5～10％）などがある。

### 4.2.3　光学系

（a）　**タンデムレンズ**　光学系のレンズは図4.18のような組合せで構成されている。I.I.の出力像$d_1$からの光は対物レンズ$L_1$によって平行光線となる。また集光レンズ$L_2$はその焦点面に撮像管の光電面またはフィルムがくるように設置される。このようなレンズの組

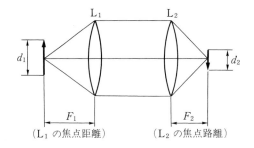

$$\frac{d_1}{d_2} = \frac{F_1}{F_2}$$

($F_1$: L₁の焦点距離) ($F_2$: L₂の焦点路離)

図 4.18 ダンデムレンズ

合せをタンデムレンズという。タンデムレンズは収差が少なく鮮鋭な像が得られ，また映像分配器を平行光線中に入れることができる。タンデムレンズはレンズ間の長さが長くなるほど，光量損失が大きくなり像の周辺部が中心に比べて暗くなる。

（b）**映像分配器**　映像出力を目的に応じて撮像管のほかに各種カメラに送るようにするもので，また直結するとその全長が長く不都合の場合は撮像管を直角に取り付けられるようにするものである。**図 4.19** は 1 方向映像分配器で，タンデムレンズの間に反射鏡をおいて光軸を直角に曲げるものである。**図 4.20** は 3 方向分配器で，タンデムレンズの間にプリズムを置き，I.I.の光軸に直角な 2 方向に映像を分配する。この分配器によりテレビカメラ，高速シネカメラ，スポットカメラなどの取り付けができるが 3 方向同時に出力を送ることはできない。

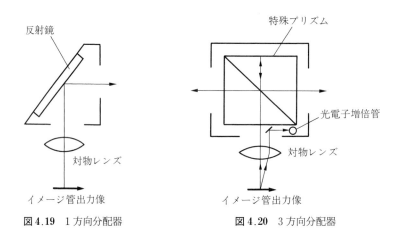

図 4.19　1 方向分配器　　　　　図 4.20　3 方向分配器

### 4.2.4　撮像装置

I.I.の出力像は光学系を通じて撮像装置（TV カメラ）に導かれ，撮像装置で光学像を電気信号に変換する。X 線 TV 装置では CCD（撮像素子）や撮像管が用いられている[8]。

（a）**撮像管**　撮像管には光電子放出形（イメージオルシコン）と光導電形（ビジコン系）があるが，現在では光導電形の撮像管が使用されている。

ビジコンは光電効果を利用したものであり，**図 4.21** に電磁集束，電磁偏向形（M-M

## 4.2 X線テレビジョン装置

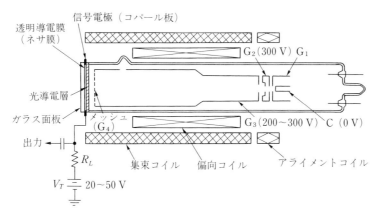

図 4.21 ビジコンの構造

形)ビジコンの構造を示す。入力面は平坦に研磨されたガラス面板で,この内部には透明導電膜(ネサ膜)があり,これが信号電極として外部との電気的結合が行われる。この信号電極の上に厚さ 5 μm 程度の $Sb_2S_3$(三硫化アンチモン)光導電層が蒸着してあり,この層の電気抵抗が光の強弱に応じて変化し,光の入らないときの光導電層の抵抗値は大きく,光が入ると大幅に減少する。信号電極と光導電層は 2 枚の電極を構成しており,この部分をターゲットという。通常カソードに対して 20〜50 V の電圧(ターゲット電圧)を加えて使用する。ターゲット電圧が高いほど,信号電流は多くなり,感度は上昇するが,一方,暗電流も増加して画質を劣化させることになるので限界がある。表 4.2 は各種撮像管の特性を比較したものである。

表 4.2 各種撮像管の特性比較

| 項　目 | 一般ビジコン | カルニコン | ニュービコン | サチコン | プランビコン |
|---|---|---|---|---|---|
| 撮像管の形名 | 7262 A | M 5300 | S 4100 | H 9362 | XQ 1072 |
| ヒータ | 6.3 V 95 mA | | | | |
| 光導電面材料 | $Sb_2S_3$ | CdSe | ZnSe | Se | PbO |
| 暗電流 | 20 nA | 1 nA | 5 nA | 1 nA | 3 nA |
| ガンマ | 約 0.6 | 0.95 | 約 1 | 約 1 | 0.95 |
| 残　像 | 約 20 % | 約 10 % | 約 10 % | 約 6 % | 約 1.6 % |
| 焼付け | あり | なし | 少しあり | あり | あり |
| 実用になる最低被写体照度(F 1.4) | 10 lx | 1〜2 lx | 1 lx | 5 lx | 5 lx |
| 用　途 | 消化管など一般用 | | | 循環器用 | |
| 価　格 | 安 | 高 | 高 | 非常に高い | 非常に高い |

**(b) 固体撮像素子(CCD カメラ)**[9)〜11)]　半導体技術の進歩とともに撮像管に変わり,CCD(charge coupled device;電荷結合素子)を用いた固体撮像素子(CCD カメラ)が普及し,非常に小形で良い画質が得られるようになった。CCD カメラでは光が入射するとCCD により光の強さに比例した電子を発生(① 光電変換),蓄積し(② 電荷蓄積),この蓄

積された電子を電気信号として取り出す(③電荷転送)ことにより光学像を電気信号に変換している。現在 X 線 TV では 100〜400 万画素のものが普及している。**図 4.22** は撮像管と CCD カメラの外観である。

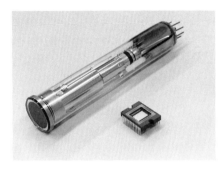

図 4.22 撮像管(上)と CCD カメラ(下)の外観

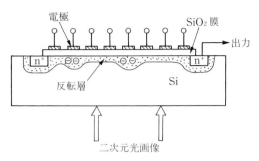

図 4.23 CCD の構造[10]

**(1) CCD の構造と原理** 図 4.23 に一般的な CCD の構造を示す。Si と $SiO_2$ 膜(絶縁層),分割電極(Al 蒸着)からなる MOS 構造となっている。下方より入射してきた光は Si に吸収されキャリヤを生成するが,電子は Si と $SiO_2$ 膜の間に形成される反転層に光に対応した形で蓄積される。ここで分割電極の電位を電子が右へ移動するように変化させることにより,反転層に蓄積された電子分布全体が 1 ステップごとに右へ移動していき,$n^+$ 層から電気信号として取り出される[12]。

**(2) 走査方式** CCD カメラの走査方式は一般にインタライン転送方式 (interline transfer:IT) とフレーム転送方式 (frame transfer:FT) がある (**図 4.24**)。

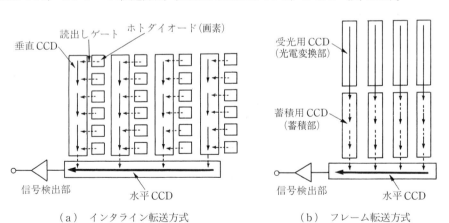

(a) インタライン転送方式　　　　　　(b) フレーム転送方式
図 4.24 CCD カメラの走査方式[10]

**1) IT 方式** ホトダイオードによる光電変換部,電荷を垂直方向に規則正しく転送する垂直 CCD,水平方向に転送する水平 CCD からなる。ホトダイオード(受光部)に蓄積された電荷は,垂直ブランキング期間に垂直 CCD の各セルへ一度に転送され,垂直 CCD

は走査線が1本進むごとに1クロックずつ転送し，水平CCDへ信号電荷を送る。水平CCDでは水平走査のスピードに合わせて信号電荷を順次信号検出部へ転送するものである。

この方式では垂直転送部へ瞬時に転送できる利点があるが，開口率（撮像部の面積に占める光電変換部の面積）が30～50％であり，光の利用効率は低い。おもに透視用のX線TV装置や内視鏡検査などに用いられている。

2） **FT方式**　撮像エリアである光電変換部，垂直走査を行う蓄積部と水平CCDよりなる。受光部CCDでは光電変換した1フレーム（画面1枚走査の間）を蓄積しておき，垂直帰線の期間に蓄積部CCDに並列に転送する。この電荷は水平走査ごとに1行ずつ下へ転送され，下端の水平CCDにおいて順次信号検出部へ転送するものである。

この方式では，CCDの伝送路をそのまま受光素子として利用し，構造が簡単になる。また，光検出部の面積が広くでき，感度やダイナミックレンジが大きくとれるなどの利点がある。光電変換部から蓄積部への電荷転送（画像読み出し）は電荷のほとんどすべてが瞬時に転送（残像がない）され，単発光を用いた撮像で，読み出しタイミングの自由度が高く，露出時間の制約が少なくなる。また開口率もほぼ100％と光の利用効率が高く，パルス透視やステレオDSAなどに有効となる。FT方式は，ディジタル画像処理装置と組み合わせた循環器用X線装置やDR用装置などに用いられている。

そのほか，FT形から蓄積部をなくしたFFT形やFT形とIT形の構造を併せもつFIT形などの方式がある。

（3） **CCDカメラの特徴**　表4.3にCCDカメラと撮像管の比較を示す。CCDカメラは撮像管に比較し，① 小形，軽量化が可能である。② 空間分解能はマトリックスを細かくするほど向上する。③ 信号読み出しの工夫によって周波数帯域を落とし熱雑音の発生を低減でき，ダイナミックレンジは広くなる。④ 電荷伝送がほぼ100％であり，残像はほとんどない。⑤ 光-電気信号変換のリニアリティに優れ，光-電気変換と信号読み出しは独立のためX線パルスの発生にはほとんど制限されないなどの特徴がある。

（c） **フラットパネル検出器**　近年，X線TV装置の分野にもフラットパネル検出器 (flat panel detector：FPD) が実用化され，I.I.-TVカメラを使用せず，X線を直接電荷に

表4.3　CCDカメラと撮像管の比較

| 項　目 | CCDカメラ | 撮像管 |
| --- | --- | --- |
| コントラスト分解能 | 高い | 普通 |
| 周辺解像度 | 周辺部劣化なし | 周辺部劣化あり |
| ダイナミックレンジ | 広い | 狭い |
| ハレーション | なし | あり |
| ひずみ・磁界の影響 | なし | あり |
| 残像・焼付け | なし | あり |
| 機械的強度 | 強い | 弱い |
| 寿命(経年変化) | 半永久的 | 劣化あり |

変換するFPDが普及してきている。FPDでは，I.I.，光学レンズ，TVカメラなどイメージ系のユニットがすべて不要となり，装置もコンパクト化される[13]。図4.25にこれまでのI.I.-TV（CCD）系とFPDの比較を示す（FPDの詳細については5.6節参照）。図4.26はI.I.-TVとFPD搭載のTV装置である。これにより受像器部の小形軽量が可能となり，DQEの高いシステムが使用可能となるため，被ばく線量低減になっている。

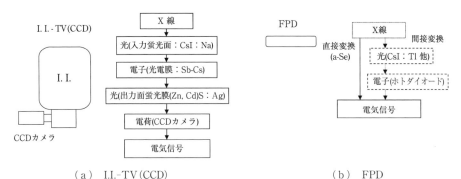

（a） I.I.-TV(CCD) （b） FPD

図4.25　I.I.-TV(CCD)とFPDの比較

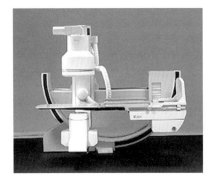
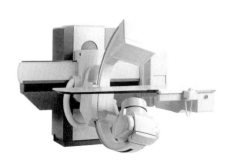

（a） I.I.-TV装置　　　　　　　　　　（b） FPD搭載TV装置

図4.26　I.I.-TV装置とFPD搭載TV装置

### 4.2.5　映 像 回 路[14]
#### 4.2.5.1　CRT　方　式

（a）**テレビジョン画像の成立**　テレビジョンとは静止または移動する物体の像を変換して伝送し，再びこれを光学像に再生するものである。

ここで1枚の画像について濃淡の異なった多数の等面積の小点の集合体（例えば凸板印刷写真）として表した場合，この小点を画素（picture element）といい，画素を一定方向に連ねて生ずる細い帯を走査線（scanning line）という。

画面の精細さ（fineness）はその画面を構成している全画素数$N$と走査線数$n$との間には次の関係が成立する。

$$N = \frac{w}{h} n^2 \tag{4.4}$$

ここに，$w$：画面の幅，$h$：画面の高さ，$w/h$：画面の縦横比（aspect ratio：アスペクト比），縦横比は一般のテレビジョンで4：3であるが，X-TVではI.I.の出力像が円形であり，1：1となっている。

この関係より画面の精細さは走査線の2乗に比例する。

画面を多数の画素に分解したり，また画素を組み立てて画面を再生する作用を走査（scanning）という。走査は図4.27（a）のようにaで始まりbで終わる。つぎにただちにcに戻り，以下同様に走査を繰り返し，$n$本目の右端で1画面の走査を終わる。これを順次走査（progressive scanning）という。現在一般に行われている走査法は図4.27（b）に示すように走査が1本おきに行われ，2回の走査で1枚の画像の走査が完了することになる。これを飛越し走査（interlaced scanning：インタレース）という。これより順次走査の2倍の画面の交代が行われるので，像のちらつきが減少する。走査線数が多いほど垂直解像度がよくなり，毎秒のフィールドが多いほど動きの速い像を送れることになる。実線で作られる画面を第1フィールド，点線のほうを第2フィールドと呼び，両者を合わせてフレームと呼んでいる。これより標準では走査線525本，毎秒30フレーム（フレーム周波数30 Hz），毎秒60フィールド（フィールド周波数60 Hz）となる。このとき，水平周波数は525 × 30 = 15.75 kHz，垂直周波数は60 Hzとなる。

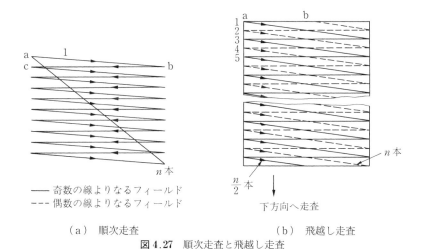

（a）順次走査　　　　　　　（b）飛越し走査

図4.27　順次走査と飛越し走査

走査は電子ビームを電界あるいは磁界により偏向させて行われている。一般に，のこぎり波電流を受像管の外部に設けられた偏向コイルに流すことにより行うことができる。

図4.28は走査点の運動を示したもので，$f_h$サイクルののこぎり波で右方向に動かし，また同時に$f_l$サイクルののこぎり波で右方向に動かし，$f_h \gg f_l$とすれば走査点はわずかに斜めに動く。$f_h$側ののこぎり波が元に戻れば走査点も元に戻る。走査点はこれを繰り返しな

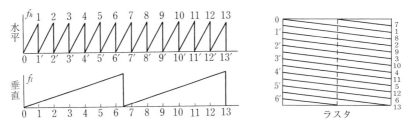

**図4.28** 水平・垂直偏向用のこぎり波によって作られるラスタ

がら走査線を描き，徐々に下方に進む。したがって走査線の数は

$$\frac{f_h}{f_l} = n \ \text{[本]} \tag{4.5}$$

となり，できあがった走査線の図形をラスタ（raster）という。

実際ののこぎり波は元に戻るのに時間 $T_R$ を必要とする。これを帰線期間という。帰線期間は水平走査期間の 15% もあるので，戻る線も明瞭に認められる。そのためこの帰線を消去しないとこれによる像が正規の像に重畳され，著しく画質を損なうことになる。垂直走査においても約 8% が帰線期間となり同様の現象を起こす。そのためこの帰線の期間に負の電圧を受像管の格子に加え出力電流を遮断する。これを帰線消去（blanking：ブランキング）という。

**（b）映像増幅回路**　撮像装置の出力電流は $0.1\,\mu\text{A}$ 程度の微少な電流のため前置増幅器（preamplifier）で電流増幅を行い，出力インピーダンス $75\,\Omega$ で $0.3\,\text{V}$ 程度の出力が得られるよう増幅する。テレビ系の SN 比は大部分が前置増幅器の初段で決定されるので，特に低雑音のものが必要で，さらに広帯域（6～8 MHz），高利得の特性が要求される。前置増幅器の出力はプロセス増幅器（processing amplifier）に送られ，ここで映像信号を整形処理し複合映像信号が作られる。

**（c）偏向回路・その他**　偏向回路には静電偏向，電磁偏向がある。静電偏向はブラウン管（cathode-ray tube：CRT）の電子ビームの途中に水平偏向板，垂直偏向板を向い合わせて配置し，これに電圧をかけてビームを振る方式で，おもにオシロスコープなどに用いられる。電磁偏向はブラウン管の外側に取り付けた水平，垂直偏向コイルにより制御する方式であり，X 線 TV の場合はほとんど電磁偏向である。偏向回路は水平，垂直それぞれ別個に設けられ，図 4.29 のようなのこぎり波電流を流す。走査線 525 本の標準方式場合，水平周波数 $15.75\,\text{kHz}$，垂直周波数 $60\,\text{Hz}$ となる。

そのほか，撮像側と受像側の動作を同期させる同期信号発生回路がある。ここで発振させる周波数は経時変化，温度変化などに影響されない安定した回路が要求される。このため基本周波数として $31.5\,\text{kHz}$ の水晶発振子が使用され，水平は 1/2，垂直は 1/525（25 × 3 × 7）にそれぞれカウントダウンして使用する。

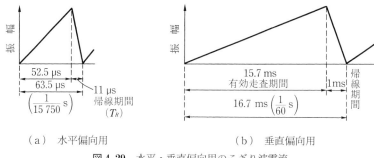

(a) 水平偏向用　　　　　　　　　(b) 垂直偏向用

図 4.29　水平・垂直偏向用のこぎり波電流

**（d）受像回路（モニタ）**　テレビカメラからの映像信号は受像回路でさらに増幅され，水平，垂直偏向回路によって画像はブラウン管（CRT）に再生される。受像回路の映像入力電圧は 0.25 V 程度なので，映像増幅器により 60〜90 V に増幅するものでなければならない。

同期回路で水平，垂直信号が分離され，それぞれ発振回路によりのこぎり波状電圧が作られ，偏向コイルに加えられる。ブラウン管の高電圧は 10〜15 kV であるが，電流は 100 μA 以下であるので水平出力をフライバックトランスで昇圧して発生させる。

ブラウン管は内部を $10^{-6}$〜$10^{-7}$ Torr に排気したガラス管内に電子銃と電子ビームが当たると発光する蛍光面などが設けられており，電子ビームを水平，垂直に走査させる偏向コイルが外部に取り付けられている。管内の内側はグラファイト導電膜が塗布され，外部のアース用導電膜との間には 1 000 pF 程度の容量があるので，高圧電源の平滑コンデンサの役目もしている（図 4.30）。

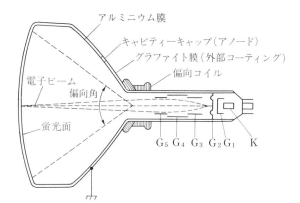

図 4.30　ブラウン管（CRT）の構造

蛍光面は電子の衝突によって白色の光を発する蛍光体が塗布されている。現在の蛍光面はメタルバック蛍光面といわれ，蛍光体の膜にさらにアルミニウムを蒸着させたものである。このとき，後方へでる蛍光はアルミニウム膜に反射され前方にでてくるので明るさが約 2 倍増強される。またメタルバックは管内で発生する陰イオンを蛍光面の手前で止めることによ

り蛍光面のイオン焼け防止に最も効果的な方法である。

**（e） X線TV画像の解像度**

**（1） 走査方式**　　標準は走査線数525本，垂直周波数は60 Hzが多い。高解像度形では1 125本/60 Hzのものもある（飛越し走査）。DSA装置と組み合わせるTVカメラは525本/60 Hz，1 050本/7.5 Hz，1 050本/30 Hzなどの順次走査も用いられる。

**（2） 垂直解像度**　　垂直方向に何本の線が見えるかで示し，主に走査線数できまる。垂直解像度 $R_v$ は次式で表される。

$$R_v = 0.72 \times k_v \cdot n \tag{4.6}$$

ここに，$k_v$：垂直有効走査率（≒0.92），$n$：走査線数

0.72は飛越し走査によるぼけなどのため解像度が低下するためである（ケル係数）。これより走査線数525本では348本程度になる。

**（3） 水平解像度**　　水平解像度 $R_h$ は水平方向に何本の線が見えるかをいい，次式で示される。

$$R_h = 2\left(\frac{1}{f_h} \cdot f_{\max} \cdot k_h \cdot \frac{h}{w}\right) \tag{4.7}$$

ここに，$f_h$：水平走査周波数，$k_h$：水平有効走査率（0.85），$f_{\max}$：映像周波数帯域幅

水平解像度は1走査線時間に $f_{\max}$ の信号を表示することであり，周波数帯域幅を4.2 MHzとすると $R_h$ は1走査線63.5 μs（1/15.75 kHz）のうち有効画面成分52.7 μsに4.2 MHzを表示する。TVでは白黒一対で1本とせず，白黒それぞれを1本とするためこの2倍の本数となりTV本で呼んでいる。したがって，この場合は2×（4.2 MHz/15.75 kHz×0.85）より，約450 TV本となる。水平解像度は映像周波数帯域幅が広いほどよくなる。

**（4） 映像周波数帯域幅**　　映像信号の最高周波数帯域幅 $f_{\max}$ は次式で示される。

$$f_{\max} = \frac{1}{2} \cdot n^2 \cdot \frac{w}{h} \cdot \frac{k_v}{k_h} \cdot f_p \tag{4.8}$$

ここに，$n$：走査線数，$w/h$：縦横比（アスペクト比），$k_v$：垂直有効走査率（≒0.92），$k_h$：水平有効走査率（≒0.85），$f_p$：フレーム周波数（垂直周波数/飛越し走査比）

### 4.2.5.2 液晶モニタ

LCD（liquid crystal display）は，液晶物質の電気光学効果を光の変調に利用した非発光型デバイスである。液晶の存在は，1888年にオーストリアの植物学者ライニツァーによって発見された。液晶とは液体のもつ流動性と結晶のもつ複屈折性を併せもった物質である。当初，ディスプレイ材料としては不安定で商用に問題があったが，1973年にシャープより電卓の表示部として世界で初めて応用された。その後，安定な液晶材料（ビフェニール系）が開発され，現在のLCD材料の基礎となっている。

（a） **液晶モニタの構造と動作**　図 4.31 は LCD の構造を示したものである。LCD は光源（バックライト），偏光フィルタ，ガラス基板，透明電極，配向膜，液晶層，カラーフィルタ，TFT 素子などから構成される。各部の動作をつぎに示す。

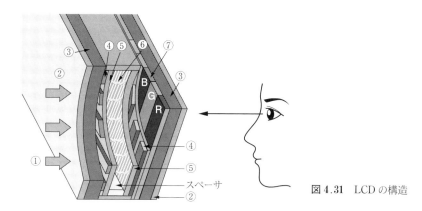

図 4.31　LCD の構造

① 光源（バックライト）：ディスプレイの背後から光（冷陰極管や LED）を当て，画面を明るくする。
② 偏光フィルタ：透過する光をコントロールし，明るさを調節する。
③ ガラス基板：電極部からの電気が他の部分に漏れないようにする。
④ 透明電極：液晶ディスプレイに電圧を印加する。
⑤ 配向膜：液晶の分子を一定方向に並べる。
⑥ 液晶層：透明電極に電圧を印加し液晶分子配列を変化させる。
⑦ カラーフィルタ：RGB それぞれのフィルタをかけ，色を表示する。
⑧ TFT 素子：画素ごとのスイッチ素子。

またこれらのディスプレイ表面にアンチグレア処理（反射防止処理），輝度上昇フィルム（BEF：brightness enhancement film）などを用いて画像を視認しやすくしている。

　液晶部の動作はつぎのとおりである。偏光フィルタとねじれた液晶の組合せで，液晶ディスプレイができる。光を透過しないように偏光方向を直交させた 2 枚の偏光フィルタ間に，ねじれた液晶を挟むと，上から入った光は液晶分子の隙間に沿って 90°ねじれるので，下のフィルタを通過できる。電圧をかけると，液晶分子が直立してねじれが取れ，光は下のフィルタを通れない（光を遮断）。この電圧を調整することで各画素ごとの光の透過量を調節し，色を表現している。

（b） **LCD の表示サイズと表示階調**　医用 LCD モニタは画素数で分類され，おもに 1 M（1 024×1 280）と呼ばれるものから 5 M（2 048×2 560）と呼ばれるものが使用されている。これらはそれぞれモダリティで使い分けされており，CT 画像や MRI 画像といった比較的画素数の少ない画像では 1～2 M 程度が使用され，胸部や骨撮影などでは 3 M 程度が使用されている。特にマンモグラフィでは微細構造を表示するため 5 M が推奨されている。

カラー表示ではRGBに分割したサブピクセルを用いて1画素を表示していたが，医用画像ではモノクロ画像表示のため，サブピクセルを独立表示させ3～15 Mで表示するモニタもある。

医用モニタでは，GSDF（grayscale standard display function）と呼ばれる表示階調が用いられている。これは，ある観察条件下で人間の最小コントラスト識別能を基準として作成している。GSDFは，IHE（integrating healthcare enterprise）でも採用されている基本特性である。

**（c） LCDモニタの精度管理**　　LCDにおいて経年劣化は避けられないものであり，経時的な精度管理が必要となる。JIS T 62563-1医用電気機器―医用画像表示システム―第1部：評価方法では，精度管理方法や受入試験，不変性試験などの試験項目が規定されている。日常点検項目では図4.32に示すTG 18-QCパターンと臨床画像を使用した目視評価（全体評価，グレースケール，幾何学的ひずみ，解像度，アーチファクトなど）があり，定期的評価ではコントラスト応答，最大輝度，輝度比の項目がある。また受入試験時には輝度均一性や色度均一性の測定も行われる。[15)～18)]

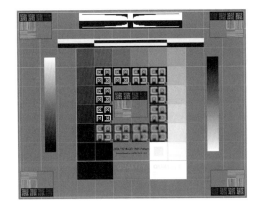

図4.32　TG 18-QCパターン

**（d） LCDの特徴**　　LCDの特徴として①幾何学的ひずみがない，②高精細表示が可能，③平面表示，④フリッカが少ない，⑤低消費電力（CRT比50％程度）⑥小形・軽量，などがあげられる。また欠点として①視野角が狭い，②多階調化が困難，③応答速度遅いため残像現象がある，などがあげられるが，近年，視野角や階調などの改善がみられる。

### 4.2.6　X線像の記録

消化管などX線TV装置では，一般にI.I.の前面に配置された速写撮影装置による直接撮影によりX線フィルムに記録される。また，I.I.の出力側ではX線像の記録はビデオテープレコーダによるX線TVの映像信号を記録する方法と，カメラを用いてI.I.の出力像を直接記録する方法がある。最近では，TVカメラのビデオ信号をA-D変換して画像処理を行い，画像記録するDR装置が普及してきている。

（a） 各種カメラ

（1） **I.I.間接カメラ**　I.I.の出力像を撮影するカメラで，主として消化器系の検診に使用され，I.I.スポットカメラと呼ばれる（図4.33）。フィルム寸法はおもに100 mmが多く用いられている。I.I.の感度，解像力の向上によりI.I.間接撮影は直接撮影の1/4程度の線量で撮影でき，画質も直接撮影に近いものが得られる。また，動きの速い気管である食道や循環器系の撮影用はラピッドシーケンスカメラと呼ばれ，6～12コマ/秒の撮影が可能である。

（2） **シネカメラ**　心血管撮影のような動きの速い場合には高速のX線映画撮影が行われていた。フィルム寸法は35 mm，長さ150 m程度が使用され，撮影速度は20～150コマ/秒（8段階変更式），シャッタ角度172°（有効開度141°）などである。図4.34はシネカメラの外観である。

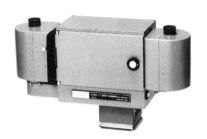
図4.33　I.I.スポットカメラ

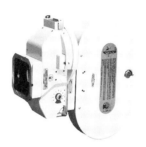
図4.34　シネカメラ

## 4.3　X線間接撮影用ミラーカメラ装置

X線間接撮影用カメラは結核の早期発見のため胸部集団検診用として発展してきた。ミラーカメラは昭和30年代に登場し，従来のレンズカメラに比べ，X線量を大幅に低減でき，胃集団検診にも一時使用された。胸部検診では胸部X線間接用ミラーカメラ装置が用いられ，蛍光体に希土類蛍光体が登場し，画質と感度の向上，被ばく線量の大幅な低減が可能となった。近年では結核検診とともに肺がん検診も行われるため，肺野と縦隔部が同時に撮影可能なように工夫されたグラデーション蛍光板などが実用化されている[19),20)]。

X線間接撮影用ミラーカメラは，X線間接撮影装置において，X線によって蛍光板上に発生した被検体の蛍光像を，ミラーレンズを用いて，間接撮影用フィルム面上に縮写するものである。

胸部ミラーカメラには直フード形（ストレートフードタイプ）と曲フード形（アングルフードタイプ）がある。図4.35に曲フード形の構造と外観を示す。

フード部にはグリッド，蛍光板（400 mm×400 mm），含鉛ガラスなどがあり，光漏れのない構造となっている。光学系は主鏡，補正レンズ，像面平坦化レンズ（2群3枚）があ

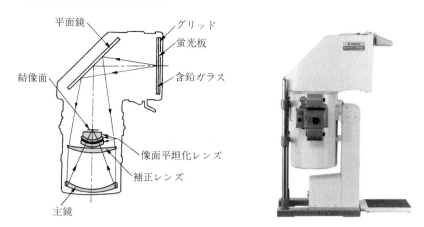

図 4.35 曲フード形ミラーカメラの構造と外観[21]

り，焦点距離 350 mm，レンズの明るさ 1：0.6，画面寸法 90 mm×90 mm である。フィルム室は，使用フィルムサイズ 100 mm，長さ 23 または 30.5 m のロールフィルムで撮影枚数は 200 枚程度である。また通常の X 線フィルムによる 1 枚撮影（1 枚取りカセッテ使用時）のできるものもある。曲フード形では蛍光板とミラー光学系との間に平面鏡があり，光束を 90°に曲折させているため，コンパクトとなり，設置スペースの少ない場所によい。ミラーカメラには架台（電動エレベータとポール）や肩当てなどが組み合わされて使用される。蛍光体は従来の硫化物系蛍光板（$(Zn, Cd)S：Ag$）から希土類蛍光体（$Gd_2O_2S：Tb$）が用いられるようになり，感度が高く，また蛍光体層を薄くすることにより，被ばく線量の低減化と画質の向上がみられる。また，肺がん検診において，肺野部とともに縦隔，肺門部の気管や気管分岐部を描出するために，希土類蛍光板の縦隔部の感度を滑らかに立ち上がらせたグラデーション蛍光板などが使用されている（p.175，7.3.2 項参照）。

ミラーカメラの性能（JIS Z 4901）については，光漏れ，X 線入射面材料の均質性，フィルム送り，耐振性，解像力などがある。解像力は 100 mm フィルムカメラで，硫化物系は中心部，周辺部でおのおの 2.0，1.6 LP/mm 以上，希土類系では 2.0，2.0 LP/mm 以上とされている[22]。

# 5. 診断用X線画像処理装置

## 5.1 概　　　要

　1972年にX線CTが開発されてから，コンピュータを用いた画像演算処理技術が急速に進歩し，X線画像のディジタル化が行われるようになった。診断用X線画像処理装置はX線画像データをディジタル化し画像処理を行う装置をいい，JIS Z 4701では，ディジタル撮影（digital radiography：DR）装置，ディジタル透視（ディジタルフルオログラフ，digital fluorography：DF）装置に分類されている。これらは広義の意味では一般にディジタルラジオグラフであるが，医療用具の一般的名称と分類[1]ではつぎのように分類されている。

　輝尽性蛍光プレート（photostimulable posphor plate：IPなど）に蓄像したX線画像をレーザビーム走査でディジタル情報として取り出し，コンピュータで処理する装置をコンピューテッドラジオグラフ（computed radiography：CR），それ以外のX線画像データをディジタル化処理する装置をDRとしている。

　DRにはフィルム上の画像をディジタル化し，記録，再生，表示する装置をフィルム読取り式DR（例：フィルムディジタイザ），電子管出力画像を同様に処理する装置を電子管出力読取り式DR（例：I.I.-TV系），その他のDRに分類されている。

　I.I.-TV系DRで，血管撮影に用いるものにDF装置がある。DF装置を用いて，サブトラクション処理を行い，血管像のみ描出するものはディジタルサブトラクションアンギオグラフ（digital subtraction angiography：DSA），サブトラクション処理を行わず，ディジタル血管撮影を行うディジタルアンギオグラフ（digital angiography：DA）などがある。また，消化管などの一般のX線TV装置に使用される方式はI.I. DRと呼ばれている。

　最近では，フラットパネル検出器（flat panel detector：FPD）を用いたDR装置も普及している。

　図5.1に各種X線画像処理法の概要を示す。

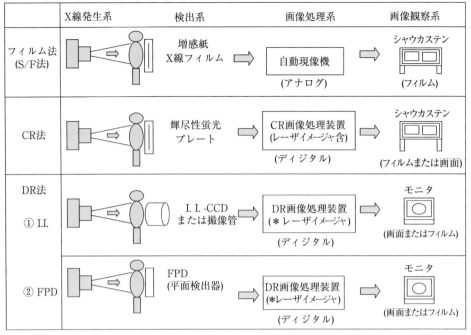

図5.1 各種X線画像処理法

## 5.2 コンピューテッドラジオグラフ（CR）

　近年，ディジタルメモリ技術の急速な進歩によりX線透過像を従来のフィルム像に匹敵する分解能で電子的に記録，再生することが可能となった。輝尽性蛍光プレート方式コンピューテッドラジオグラフ（CR）は輝尽性蛍光プレートに蓄像したX線画像をレーザビーム走査により，ディジタル情報として取り出し，コンピュータで処理する装置である。

### 5.2.1 CRの構成とその動作

　**図5.2**はCRの基本構成を示したもので，被検体を透過したX線は輝尽性蛍光体に吸収され，そのエネルギーが蓄積される。つぎに，これを赤色の細いレーザビームで走査すると，結晶内に蓄積されたX線エネルギーが青色光の蛍光として取り出される。この光を光電子増倍管で電気信号に変換して増幅する。これをA-D変換し画像処理を行う。

　**図5.3**はX線画像のディジタル化の原理を示したものである。この信号をD-A変換し，光信号に変換してレーザビームによりフィルム上にX線画像を記録する。システム全体は制御コンピュータによって動作するようになっている。

5.2 コンピューテッドラジオグラフ (CR)　　127

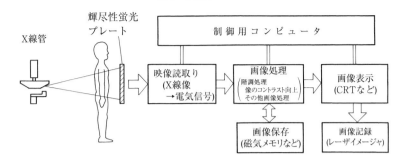

図 5.2　CR の基本構成

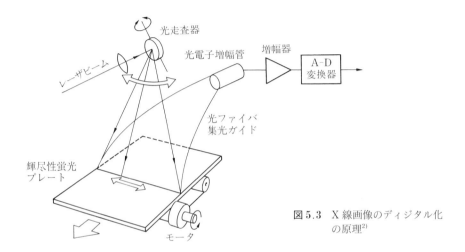

図 5.3　X 線画像のディジタル化の原理[2]

## 5.2.2 輝尽性蛍光プレート

輝尽性蛍光プレートは，光輝尽発光（photostimulated luminescence：PSL）現象を示す蛍光体が用いられている。光輝尽発光とは一次励起で蛍光体（$BaFX:Eu^{2+}$, X = Cl, Br, I など）に加えられたエネルギーが蓄積される（この場合は X 線）。蛍光体の X の部分は Br と I の混晶により感度を上げているものもある。つぎにこの蛍光体に光を照射すると蓄積されたエネルギーは青紫色の光となって発光する。図 5.4 は輝尽性蛍光プレートの原理である。

輝尽性蛍光プレートの発光強度特性は良好で，照射 X 線量に対し 4 桁以上の直線性をもっている。またこの発光強度は輝尽性蛍光プレートに照射される輝尽励起光の波長によっても変化し，輝尽発光は 600 nm 付近の赤色光で最も効果的に与えられる。この輝尽励起光として波長 633 nm の He–Ne レーザ光が用いられている。輝尽励起光の照射により輝尽発光がただちに生じ，輝尽性蛍光プレートは蓄積されたエネルギーに比例した 400 nm の青紫色の光を発する（図 5.5）。この輝尽発光波長と励起光の波長とが光学的に分離できるよう十分離れていること，また発光波長が光電子増倍管の分光感度特性に一致していることが画像

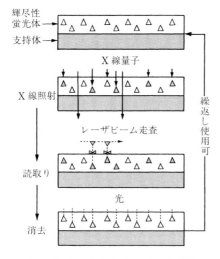

図5.4 輝尽性蛍光プレートの原理[2]

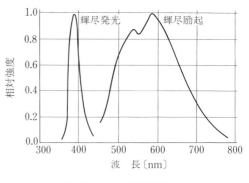

図5.5 輝尽発光および輝尽励起スペクトル[3]

のSN比を高めるため重要である。

　輝尽発光は立上り，立下りの値を最大値の $1/e$ ($e = 2.718$) をとればそれぞれ $0.8\mu s$ 程度であるので，有効発光時間は $2\sim 3\mu s$ と思われる。この発光特性は高速で輝尽性蛍光プレートからX線像情報を読み取る場合に重要で，この発光時間により走査速度が決定される。

　X線照射によってプレートに蓄積されたX線像は読み取られる時間経過が長いほどしだいに減少していく。この現象をフェーディングといい，読み取るまでの経過時間が8時間になると発光量は25％ほど減少する。また温度が高いほど減少量が大きくなるので，撮影後少なくとも数時間以内で画像化することが望ましい。

### 5.2.3　CR画像の成立[3]~[6]

　**（a）　画像のディジタル化**　X線像の空間的，濃度的微細構造をどの程度まで伝達するかでディジタル化の程度も決められる。CRではディジタル化による画質劣化のない最低の範囲として半切，大角5画素/mm，4切6.7画素/mm，6切10画素/mmで，濃度分解能は10ビット/画素程度となっている。この値は肉眼的にオリジナルなX線写真と比較し，実質的に差異が認められないディジタル像から得られたものである。ここで大角を例にとれば1画素は $0.2\,\mathrm{mm}$ ($200\mu m$) となり，走査線数は1760本で肉眼では走査線は認められない（液晶モニタの解像度は，2M 1 200×1 600，3M 1 536×2 048程度である）。一般には1画素 $100\sim 200\mu m$，乳房用では $50\mu m$ 程度が使用されている。

　**（b）　システムの動作原理**　A-D変換された信号は画像処理機構に送られる。**図5.6**はこの動作原理を示したものである。

　**（1）　第1象限**　X線量をプレート発光量へ変換する過程を示す。プレート固有の特性を表し，X線量と発光量の関係は4桁以上のレンジにわたり直線的な関係にある。図中

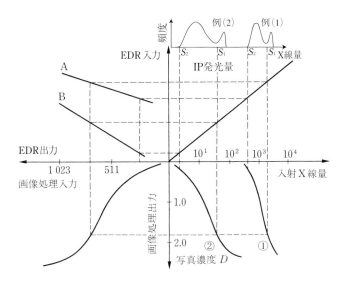

図5.6 CRシステムの動作原理

の例（1）は高線量で画像レンジの小さい場合，例（2）は低線量で画像レンジの大きい場合である。

（2）**第2象限**　自動感度・コントラスト設定機能（exposure data recognizer：EDR）による変換過程を示す。EDRではプレートに記録された画像情報（X線量やレンジの大小）に応じた最適な変換直線を計算し，画像データを変換する。これより，X線量やX線エネルギーが変化しても一定の感度，レンジ内に画像信号がディジタル化され，撮影ごとに最適化された画像データが生成される。図のAは高X線量で画像レンジの小さい場合，Bは低線量で画像レンジの大きい場合である。

図5.7にEDRの基本処理を示す。EDRでは患者ID登録に入力された撮影メニュー（撮影部位や撮影方法）情報とEDR用画像データより，まず分割撮影パターンと照射野の形状を自動認識する。認識された照射野内の画像ヒストグラムの解析によりディジタル化するX線画像信号の範囲を決定している。ヒストグラムの結果として$S$値（読取り時のシステム感度：数値が大きいほど低線量，小さいほど高線量を示す），$L$値（読取りラチチュード：対数表示2.0では1：100のX線量の変化を表す）などが表示される。

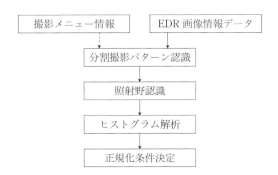

図5.7　EDRの基本処理[5]

**(3) 第3象限**　画像処理機能における変換過程を示し，診断目的に応じて，画像を最適化して表示するための画像処理が行われる．画像処理には，階調処理，周波数処理，ダイナミックレンジ圧縮処理，サブトラクション処理などがある．

**(4) 第4象限**　CRシステムにおける出力フィルムおよび表示画像のX線量に対する特性を示す．ディジタルデータは可視化のためアナログ信号に変換され，フィルム固有の特性曲線（LUT）などに変換され，出力/表示される．

**(c) 画像処理**　画像処理には階調処理（GP），周波数処理（RP），ダイナミックレンジ圧縮処理（DRC），サブトラクション処理などがある．

**(1) 階調処理**　階調処理は，図5.6の第3象限に示したように画像処理機の10ビット入力画像信号を非線形変換曲線で記録機信号に変換することである．スクリーン/フィルム（S/F）システムでは特性曲線は固定されるが，CRシステムでは階調処理 $S_G = \gamma(S_{org})$ より変換特性を自由に制御できる．

各種の診断目的に合わせていくつかのメニューが設定されている．**図5.8** は胸部，乳房診

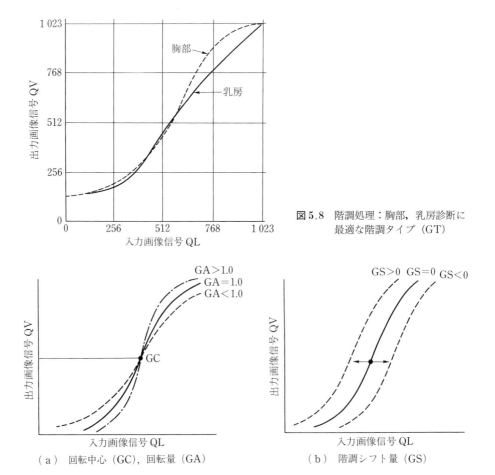

図5.8　階調処理：胸部，乳房診断に最適な階調タイプ（GT）

(a) 回転中心（GC），回転量（GA）　　(b) 階調シフト量（GS）

図5.9　非線形変換曲線

断における階調処理の例で，胸部では肺野領域のコントラストを高く，縦隔部の領域はコントラストを抑え，広い画像領域を再現できるようにしている。このように，任意の濃度域のコントラストを増強したり，低減させることができる。また，階調処理条件を決定する非線形変換曲線は四つのパラメータにより決定され，図5.8のような階調タイプ（GT），図5.9に示すような濃度を変えずコントラストのみ変化させたい濃度域に設定される回転中心（GC），コントラストを最適化するために微調節する回転量（GA），メニューごとに濃度域を微調整する階調シフト量（GS）などにより診断目的に合った適切な階調処理を行うことができる。

（2） **周波数処理** 周波数応答（画像の鮮鋭度）のコントロールを周波数処理という。通常の増感紙を使用したX線写真の周波数応答は高い周波数（微細な映像）ほど出力は低下してくる。すなわちコントラストは小さくなってくる。CRシステムでは特定な周波数について強調することができ，またその強調の程度をコントロールすることもできる。この周波数処理は非鮮鋭マスク（unsharp mask）処理と呼ばれるもので**図5.10**はその原理を示したものである。

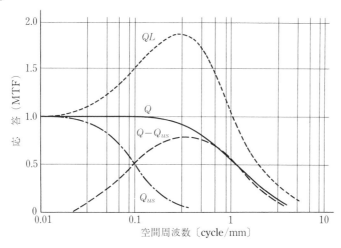

図5.10 周波数処理（非鮮鋭マスク処理）の原理

$$QL(x, y) = Q(x, y) + k\{Q(x, y)\} \times \{Q(x, y) - Q_{us}(x, y)\} \qquad (5.1)$$

ここに，$QL$：処理画像，$Q$：原画像，$Q_{us}$：非鮮鋭画像，$k$：強調の度合を決定する係数

画像のもつ周波数成分において，強調される成分のもつ周波数は，非鮮鋭マスクの大きさ（$Q(x, y) - Q_{us}(x, y)$の大きさ）によって決まる。また，$k\{Q(x, y)\}$により，原画像のディジタル値に依存した非線形の強調を行う。このように非鮮鋭マスクの周波数を変化させることにより診断に必要な周波数帯域を強調することができる。

周波数処理には三つのパラメータがあり，コントラストを強調する周波数帯を表す周波数ランク（RN），鮮鋭度あるいは粒状性重視タイプを設定する周波数タイプ（RT）や周波数

強調度(RE)などにより決定される。

**(3) ダイナミックレンジ圧縮(DRC)処理** 画像から生成されたマスク像を用いて,画像中の高濃度部あるいは低濃度領域の信号を観察可能な濃度域にもち上げ,1画像表示で広い診断可視域を有する画像特性をもたせるための処理である。これにより,コントラストを低下させることなく低濃度領域や高濃度領域の信号を表示できる。

$$S_{DRC} = S_{org} + D(S_{us}), \quad S_{us} = \sum \frac{S_{org}}{M^2} \tag{5.2}$$

ここに,$S_{org}$:原画像信号,$D(S_{us})$:平滑化画像,$M$:DRC用マスクサイズ

**(4) マルチ周波数処理** 周波数処理では特定周波数帯域だけを強調するため,画像信号が不連続となり,違和感や局所的に信号の飽和がみられる場合がある。マルチ周波数処理 (multi-objective frequency processing:MFP) は,複数の平滑化画像(非鮮鋭画像)を用いて原画像や各平滑化画像の差成分を求めて,さまざまな周波数成分の情報を抽出する。その差分画像に対して非線形変換処理を行い,各変換された差分画像の総和を用いて,周波数強調およびダイナミックレンジ圧縮処理を行うものである(図5.11)。

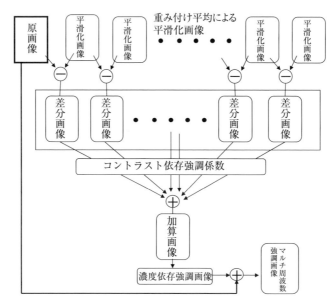

図5.11 マルチ周波数処理の原理

これにより,空間周波数的に連続となる周波数強調と,場所ごとに変化するコントラストに応じた強調度のコントロールにより自然な強調画像が得られ,ノイズの少ない最適な階調が可能となる(図5.12)。

マルチ周波数処理の特徴は

① 複数の周波数帯域信号を独立して強調できる。

② 強調が信号コントラストに応じてコントロールされ,強調を強くしても画像中にオー

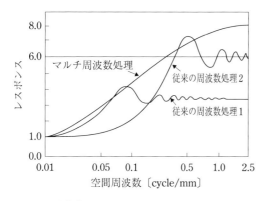

図 5.12 マルチ周波数処理の周波数応答特性

バシュートが発生しにくい。

③ 原画像に忠実なマスク像を用いたダイナミックレンジ圧縮処理により，高濃度部，低濃度部を自然に描出できるなどがあげられる。

（5） **エネルギーサブトラクション処理**　エネルギー差分法は線質の異なる 2 種類の X 線から画像を作成し，その差分像を作り，軟部組織のみあるいは骨部のみの描出画像を作る。2 枚のプレートに金属フィルタ（Cu）を挿入する方法（**図 5.13**）や，2 種類の X 線を高速に切り換えて行う方法などがある。

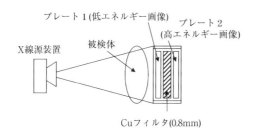

図 5.13　1-ショット法

（d）　**画　像　記　録**　画像情報処理された信号は画像記録装置に送られる。この信号は D-A 変換されたのち，光変調器に伝送される。変調されたレーザは振動子によってフィルムに画像を記録する。画像情報を記録したフィルムは順次，現像処理され CR 画像が完成する。図 5.14 は CR 画像読取り装置の外観である（p.154，6.4　画像記録装置参照）。

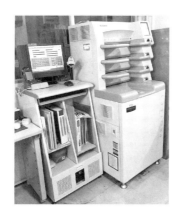

図 5.14　CR 画像読取り装置の外観

（e）**保存機能**　CR画像はディジタルデータとして光ディスクなどの大容量メモリに保存される。典型的なCR画像は5MB程度の情報量をもつとされ，3GBの光ディスクで収納可能な画像は600枚前後である。そこで一般的にはデータ圧縮処理が行われる。データ圧縮手法には可逆圧縮方式（原画像データを完全に復元可能）と非可逆圧縮方式（復元したときに原画像と少しデータが異なる）がある。CR装置では可逆圧縮で圧縮率1/2〜1/4程度，非可逆圧縮で圧縮率1/10〜1/20程度である。最近ではクラウドシステムを用いた画像保存システムも使用されている。

（f）**システム用途**　CRの画像読取装置は当初はカセット方式であったが，現在ではカセット専用，臥位撮影専用ビルトインタイプ，立位撮影専用ビルトインタイプ，パントモ撮影専用，乳房用など多くのX線撮影に用いられている。また，最近の技術として，乳房撮影用には50μmスキャン（20 pixel/mm）の高精細画像や両面集光によるX線吸収率の高効率化技術などが行われている。

（g）**CRの特徴**　CRの特徴としてつぎのものがあげられる。
① 輝尽性蛍光プレートはダイナミックレンジが広く，直線性があり，繰り返し使用ができる。
② 輝尽性蛍光プレートのサイズに応じた広い視野の撮像が可能である。
③ 空間分解能が比較的高い。
④ 画像処理時間に数十秒かかるため，リアルタイムでは観察できない。
⑤ 被ばく線量の低減が可能（現状ではほとんど同じか1/2，1/4程度とされる）。

## 5.3　レーザフィルムディジタイザ

X線フィルムの画像を読み取り，ディジタル化処理し，記録，再生，表示する装置をいう。X線フィルムはアナログ画像であるが，微細な診断情報をもっている。この情報量をディジタル化して画像処理ができれば，フィルム検索の手間や時間の短縮，フィルムの管理や保管スペースなどの点で有利となる。また，ディジタル情報として管理することにより，画像のファイリング，検索が容易で，データ伝送や通信も可能となってくる。最近では，X線フィルムの診断情報を高速，高精細でディジタル化処理ができるようになってきた。

図5.15はレーザフィルムディジタイザの基本構成例である[7]。この装置ではディジタイズ方式としてレーザ走査/光電子増倍管方式を用いている。X線フィルムは半導体レーザにより走査され，光電子増倍管により電気信号に変換され，対数増幅後にA-D変換器によりディジタル化され，12ビットの画像データとして出力される。これにより光学濃度4.0以上に及ぶX線フィルムの広い範囲のディジタル化が行われる。濃度分解能は読取り/出力ともに12ビット（4 096階調），サンプリングピッチは50〜200μm，画像読取時間は2 048×

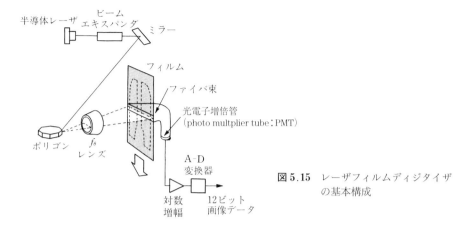

図5.15 レーザフィルムディジタイザの基本構成

2 048×12ビット（大角サイズ）で約5秒程度である。ディジタイザの画像データはファイリングシステムに送られ，データベース登録などの画像管理や各種の画像処理機能や解析，計測などを行うことができる。本体以外にフィルムを自動入力するオートフィーダ，フィルム上のバーコードを自動的に読み取るバーコードリーダや間接ロールアダプタなどが用意されている。図5.16にレーザフィルムディジタイザの外観を示す。

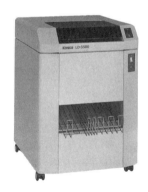

図5.16 レーザフィルムディジタイザの外観

## 5.4 ディジタルフルオログラフ（DF）

ディジタルフルオログラフ（DF）装置は，X線血管造影の画像をディジタル収集して処理する装置であり，TVカメラからの映像信号（アナログ信号）をA-D変換器でディジタル化し，画像処理装置に記録し，これを画像処理して，ディスプレイ装置に表示する（図5.17）。このDF装置を用い，造影剤注入前後の画像をサブトラクション処理し，血管像の

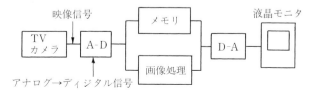

図5.17 DF装置の基本システム図

みを描出するDSA撮影，特に心臓血管など動きの激しい領域にはサブトラクションを行わないDA撮影およびIVR（interventional radiology）などの血管形成，塞栓術が行われる。

### 5.4.1 DF装置の構成

DF装置はおもにX線源装置，高電圧発生装置，X線制御装置，I.I.，TVカメラ，DFプロセッサなどで構成される。**図5.18**はDF装置の構成例である。X線発生装置はインバータ式装置が多く用いられている。I.I.はメタル入力窓形I.I.で，2〜4モードの視野サイズ切換えのできるものが使用される。TVカメラは一般にはプランビコン，サチコンなどの撮像管やCCDなどが使用されている。DFプロセッサはA-D変換器，画像記録部（ICメモリ，高速磁気ディスク），演算処理部，画像表示部（D-A）などで構成され，マイクロプロセッサで管理制御されている。X線高電圧装置やTVカメラはDF装置により制御され，DSA撮影やDA撮影が行われ，TV画像は512×512または1 024×1 024マトリックスでDF装置に取り込まれる。画像データはディジタルVTRなどの高速大容量ファイル装置やHDD，CD-Rなどに保存される。

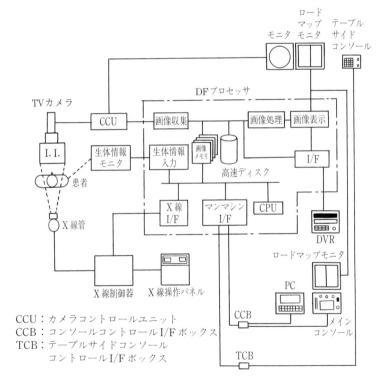

**図5.18** DF装置の構成[9]

### 5.4.2 ディジタルサブトラクションアンギオグラフ（DSA）[8),10)]

DSA は X 線 TV カメラ信号（アナログ）をディジタル信号に高速変換し，サブトラクション処理を行うことにより，血管像のみを撮影する方法である。DSA は 1980 年の RSNA 北米放射線学会での展示，発表以来，急速な発展がみられ，X 線循環器診断分野において重要な役割を担っている。この DSA 検査法は，造影剤の注入する部位により，経静脈的 DSA（intra-venous DSA：IV DSA）と経動脈的 DSA（intra-arterial DSA：IA DSA）に分けられ，目的部位により選択されている。

最近では，心機能解析などの機能診断へと拡大されている。また，ディジタル処理技術や記録媒体の発展などにより，シネフィルムと同等の速さで検査が可能となり，サブトラクションを行わない DA 撮影も多く普及している。さらに IVR などのカテーテル支援へと用途が拡大されている。

（a）**原理と構成**　図 5.19 に DSA システムのブロック図を示す。被検体を透過した X 線は I.I. に入力され可視像となり，X 線 TV カメラで可視像を電気信号＝映像信号（アナログ量）に変換後，カメラコントロールユニット（CCU）を経て画像処理部（digital image processor：DIP）に入力される。以下 DIP 部の機能について述べる。

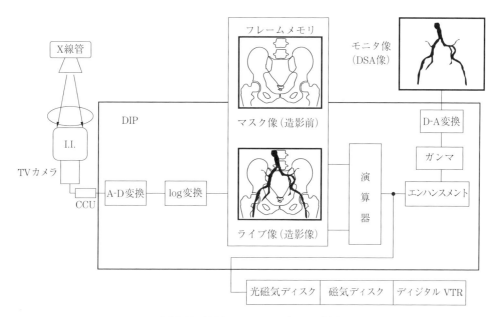

図 5.19　DSA システムのブロック図[10)]

（1）**A-D 変換器**　CCU からのアナログビデオ信号をディジタル信号に変換する。A-D 変換器の分解能（ビット数）は画像の階調度，サンプリングレート（MHz 数）は画像のピクセル数（マトリックス数）と収集速度を決定する。

（2）**log 変換器**　DSA では造影剤に満たされた同一径の血管が被検体厚によらず均

一に描写されるよう log 変換（対数関数処理）を行う。log 変換処理により指数関数的な減弱特性を直線的に変え，その後サブトラクション処理を行うと被検体の厚さによらず，同一径の血管は同じコントラストで描出されることになる。

DA の場合は log 変換処理が行われないこと，透視と同様なガンマ補正が行われることなどが DSA と異なっている。

（3） **フレームメモリ・演算器**　まず，数フレーム積分処理されたマスク像，つぎにライブ像がフレームメモリに取り込まれ，演算器（arithmetic and logic unit：ALU）でマスク像とライブ像のサブトラクション（減算）処理が行われる。

（4） **エンハンスメント**　エンハンスメント（enhancement）は，サブトラクション画像のコントラスト分解能を決定するもので，ウィドス値（width，メモリ上にある濃度幅の内容をどのくらいの範囲で表示するかを決定する），レベル値（level，メモリ上にある濃度幅の内容のどの位置を中心にするかを決定する）により行われる。

（5） **ガンマ**　ガンマ（gamma）は，画像処理時に使用され，診断部位に応じて画像観察に適正な画像にするための画像補正機能で，条件に応じて，数種類のガンマテーブルが用意されている。

（6） **D-A 変換器**　ガンマ回路から出力されたディジタル信号をアナログ信号に変換し，リアルタイムで TV モニタにより観察可能となる。

また，画像は同時に光磁気ディスク，磁気ディスク，ディジタル VTR などに記録，保存される。図 5.20 は DSA 画像例である。

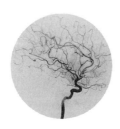 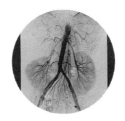

図 5.20　DSA 画像

（b）**サブトラクション処理方式**　サブトラクション処理は，造影剤注入前の画像から造影剤注入後の画像を差し引く方法であり，時間差分法（テンポラルサブトラクション法）が基本である。

（1） **一般 DSA**　パルス X 線（数 ms）を TV カメラの垂直信号に同期させ，走査線 525 本の順次走査（sequential scanning）で 512 × 512 マトリックス画像を最大 60 f/s，1 050 本の順次走査で 1 024 × 1 024 マトリックス画像を最大 30 f/s の高速収集を行う。近年では被ばく線量低減のため，15 f/s 以下のフレームレートを使用している。透視などの動画像の表示は一般に飛越し走査が行われるが，DSA では，透視時の臓器の動きによるずれやぶれを少なくし，静止画像撮影でのフリッカをなくすため，順次走査が用いられている。画

像収集中はリアルタイムでサブトラクション処理が行われ，TV モニタに表示される。画像収集後は，患者の体動によるアーチファクトを除くため，ピクセルシフトやリマスク処理などが行われる[11]。

（2） **ステレオ DSA**　テンポラルサブトラクションにおいて，サブトラクション処理像を立体視する方式である。2焦点ステレオX線管を用い，左，右（L, R）の焦点を交互に切り換え，X線照射を行い，同じ焦点で収集したマスク像とサブトラクションを交互に処理して行う。ステレオ DSA では血管走行を立体的に観察できるため，多くの診断情報が得られる。

（3） **回転 DSA**　血管を立体視するための応用として回転 DSA がある。X線管保持装置を被検体の周囲を回転させながら X 線を照射し，多方向からの画像を収集するものである。リアルタイムで血管走行を立体的に把握できる。

（4） **ステッピング DSA**　下肢血管の臨床応用にステッピング DSA がある。カテーテル寝台の天板を下肢の方向にステップしながら，X線を照射し画像を収集する。腹部から足先までの造影剤の流れをカバーできるよう最大 8 ステージのステッピングが可能である。

（5） **3D アンギオ**　回転 DSA の応用として，回転 DSA 撮影でサブトラクション処理した血管像を画像再構成して三次元画像データ（3 D 画像データ）を作成する方法である。

（c） **画像処理機能**　DSA 画像は画像収集と同時にまたは後処理（ポストプロセス処理）で，種々の処理や解析が可能である。おもな画像処理機能としてつぎのようなものがある。

（1） **積分機能（画像加算処理）**　X線量子雑音に対する画像の SN 比を改善するため，画像をメモリ上で加算（積分）し，その後平均化する処理方法である。画像を加算（積分）し平均すると，雑音は画像加算数 $n$ に対して $1/n$ になるという積分効果を利用している。積分数を多くしすぎると収集時間が長くなり，時間分解能が悪くなる。

（2） **リカーシブフィルタ**　画像 SN 比改善のため，一つ前の画像からいくつか前の画像まで（時間軸方向に変化）ある係数（小さな値）をかけて加算していく方法である。電気的残像が作られることにより雑音が低減される。

（3） **エッジ強調（高周波数強調フィルタ）**　$3 \times 3$, $5 \times 5$, $7 \times 7$ などのマトリックスをもつフィルタパターンを用いてサブトラクション画像の高周波成分を強調するもので，血管の輪郭が強調された画像となる。図 5.21 に $3 \times 3$ マトリックスのフィルタパターン例を示す。

（4） **スムージング（低周波数強調フィルタ）**　フィルタパターンを用いてサブトラクション像の低周波部分を強調し，雑音を低減させるもの。図 5.22 は $3 \times 3$ マトリックスのフィルタパターン例である。

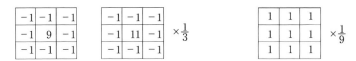

図5.21 高周波数強調フィルタ(例)　　図5.22 低周波数強調フィルタ(例)

（5）**リマスキング**　体動，腸内ガスによるアーチファクトを補正する方法の一つである。マスク像収集後，患者の体動や腸内ガスの動きがあると，マスク像とライブ像に画像のずれを生じ，アーチファクトとなる。この補正のため，画像のずれたあとのライブ像をマスク像として処理を行う。

（6）**ピクセルシフト（リレジストレーション）**　体動などで一定の方向へのずれが生じたとき，アーチファクトを補正する方法である。一般に，マスク像をライブ像の画像に対し上下，左右に移動させ，サブトラクション処理を行う。ピクセル（画素）のシフト量は1ピクセル単位から1/10，1/100ピクセル単位などがあり，通常は1/10が多い。

（d）**DSAの画質**　DSAの画質に影響する因子として空間分解能，濃度分解能，時間分解能などがある[12]。

（1）**空間分解能**　X線管焦点サイズ，幾何学的条件，被検体の動き（撮影時間），I.I.-TVカメラのMTF，マトリックスサイズなどが影響する。また，空間分解能とマトリックスサイズの関係は次式で表される。

$$空間分解能 = \frac{マトリックスサイズ}{2 \times \text{I.I.入力視野サイズ[mm]}} \quad [\text{LP/mm}] \tag{5.3}$$

これより，入力視野230 mm，512マトリックスでの空間分解能は1.1 LP/mmとなる。

（2）**濃度分解能**　DSAでの血管のコントラスト識別能力を示し，X線量，管電圧，グリッド（散乱X線除去率），TVカメラのSN比・ダイナミックレンジ，A-D変換器のビット数などが影響する。また，コントラスト，血管径とX線量は次式の関係がある。

$$X線量 \propto \frac{1}{(コントラスト)^2 \times (血管径)^2} \tag{5.4}$$

これより，線量の平方根に比例してコントラストおよび血管径の識別能は改善される。

（3）**時間分解能**　マトリックスサイズとA-D変換器の周波数などが影響する。

（e）**DSA画像の特徴**　DSA画像の特徴としてはつぎのものがあげられる。

① コントラスト分解能が高い。
② 空間分解能はフィルム法に比べて劣る。
③ リアルタイムで画像が観察できる。
④ 視野はI.I.サイズにより制限される。

⑤ 体動，呼吸などの動きに影響される。

⑥ 低侵襲性で造影剤による危険性が少ない。

⑦ 撮影時間が長く，患者の被ばく線量が多い。

## 5.5 I.I.-TV方式ディジタルラジオグラフ

　この方式は従来の消化管をはじめとした一般X線TV検査において，従来のフィルム撮影に代わり，TVカメラのビデオ信号をA-D変換し，画像処理を行ってDR撮影を行うものであり，近年急速に普及し，胃集団検診などにも用いられている。メーカにより名称が異なるが，狭義の意味では，この方式をDR装置と呼ぶことが多い（以下，I.I.DRと呼ぶ）。I.I.DR装置の構成はX線発生装置，透視撮影台，TVカメラなどの映像系，画像処理装置，X線操作部，画像表示操作部などよりなる[13]。図5.23はI.I.DR装置の外観である。図5.24はこの方式の装置の構成例である。I.I.DRでは被検体透過後のX線をI.I.で可視像とし，

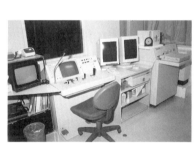
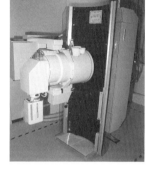

　　　（a）制御卓とモニタTV　　　　　　（b）　透視撮影台
図5.23　I.I.DR装置の外観

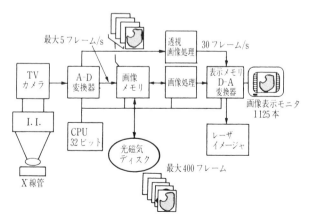

図5.24　I.I.DR装置の構成[14]

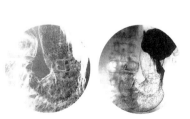

図5.25　I.I.DRの画像例

TVカメラで撮像し，ビデオ信号とする。この信号をA–D変換器でディジタル化し，画像処理装置に取り込み，画像メモリに記憶し，イメージプロセッサで画像処理を行い，モニタに表示する。これにより，リアルタイムで撮影像を観察でき，画像は一連の撮影が終了すると磁気ディスク，光ディスクに記録，保管される。また，画像はモニタ診断やレーザイメージャにより，フィルムへの出力が行われる。図5.25はI.I.DRの画像例である。

I.I.DRの特徴としてつぎのものがあげられる。

① 高精細のI.I.，TVカメラ，モニタ，画像処理による高画質化が要求される。
② リアルタイムで撮影像の表示ができる。
③ 高速撮影・動画撮影が可能（5枚/s程度の高速撮影ができる）。
④ 階調処理，画像強調など一連のディジタル画像処理が可能である。
⑤ ディジタル保管（磁気ディスク，光ディスク）やPACSなどの接続も可能である。
⑥ 現像処理を行わなくても，モニタによる診断が可能である。

## 5.6 フラットパネル検出器（FPD）

従来，X線撮影はスクリーン/フィルム（S/F）法によるアナログ撮影が行われてきたが，現在，CRをはじめとするディジタル撮影が普及している。最近はDQEが比較的高いフラットパネル検出器（flat panel detector：FPD）が開発され，一般撮影装置やX線TV装置，IVR，乳房用X線装置など多くの装置に使用されている。[15]～[18]

（a）**構成・原理** FPDは半導体などを用いて，X線エネルギーを電気信号に変換し，X線画像を構築する検出器である。構成はX線変換部，検出素子アレー部，高速信号処理部，ディジタル画像伝送部などよりなる（図5.26）。X線変換部（X線検出膜）では，受けたX線エネルギーを電荷量に変換し，その電荷はX線検出アレー部にマトリックス状に配置された画素のコンデンサに蓄積される。蓄積された電荷はTFT（thin film transistor）スイッチを介し，チャージアンプを経て，A–D変換されディジタル値として読み出される。

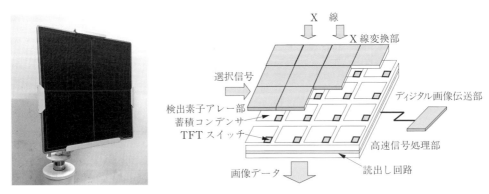

図5.26 フラットパネル検出器（FPD）と原理

選択信号は行方向に与えられ，TFT スイッチの ON/OFF を順次切り替えアレー上のすべてを走査して，画面全体の画素を読み取り画像信号が得られる。高速信号処理された画像データは，ディジタル画像伝送部で配信される。

**（b）変換方式**[19),20)]　FPD の X 線検出方式には直接変換方式と間接変換方式がある。

**（1）直接変換方式**　X 線変換部にて X 線エネルギーを直接電荷に変換する方式であり，現在半導体のアモルファスセレン（a-Se）が一般に用いられている。a-Se 内で入射した X 線量に比例した電子，正孔を生じ，この電子または正孔を分離して画素電極に集めて信号としている（図 5.27（a））。画素電極に与える電界は，光導電効果を促し，電子や正孔を散乱させることなく直下の画素信号に導くためである。この電界強度が大きすぎると絶縁破壊を生じる恐れがあり，検出膜の厚さが厚すぎると a-Se 内を移動する電荷のトラップや再結合を生じ，感度が低下するため，適切な設定が必要である。また Se（z＝34）は比較的原子番号が低いため X 線の吸収が低いので，膜厚を厚くする必要がある。現在 a-Se 膜の厚み 1000 μm，電界 10 V/μm 程度が使用されている[21)]。

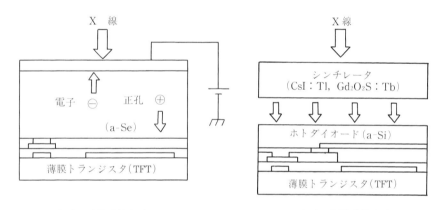

（a）直接変換方式　　　　　　（b）間接変換方式
図 5.27　変　換　方　式

**（2）間接変換方式**　X 線をシンチレータ（蛍光体）で光に変換し，その光をホトダイオード（アモルファスシリコン，a-Si）などの受光素子で電荷に変換する方式であり，シンチレータから発生した光子はホトダイオードで集光され，光量に応じた電荷が発生する。現在，シンチレータには CsI：Tl や $Gd_2O_2S$：Tb などが使用されるが，CsI：Tl が主流である（図 5.27（b））。シンチレータの光子変換効率は，シンチレータの材質と厚みで決定されるが，CsI：Tl では，光の散乱による解像度の低下を防ぐため柱状結晶のシンチレータとし，CsI 膜の厚さは約 400～600 μm 程度である。

**（3）FPD の補正**　FPD の補正には，おもにオフセット補正とゲイン補正がある。

オフセット補正は，X 線を照射しなくても検出されるチャージアンプ以降の回路の成分や検出膜，画素構造の素子から常時漏れてくる電荷などによる信号を補正する。X 線照射

後の画像からX線を照射しない状態で収集した画像（オフセット画像）を減じて行われる。ゲイン補正は，検出膜の空間的な不均一，チャージアンプ個々の帰還容量のばらつきなどの原因による感度の不均一性を補正する。空間的に均一なX線を照射して得た画像をもとに，画素ごとの補正係数を求め，収集された画像にこの補正係数を乗じて行われる。このほか，TFTアレイの画素欠損やアーチファクト補正などが行われる。

**（4）FPDの特徴**　FPDの特徴としてつぎのものがあげられる。

① X線画像をリアルタイムでディジタル信号として出力する。
② 低線量領域から高線量領域まで広いダイナミックレンジと直線性をもち，高いDQEが得られる。DQE(0)は約60～70％程度である。
③ 大視野でひずみのない画像が得られる。
④ 静止画像，動画像に対応できる。1フレーム後の残像はほぼ2％以下とされ，循環器装置の動画収集にも対応できる。
⑤ 従来のS/F法やI.I.-TV系と同等以上の画質が期待できる。
⑥ 軽量，コンパクトとなる。

表5.1に各撮像方式の比較を，表5.2に各種のFPDの比較を示す。

表5.1　各撮像方式の比較

| 項　目 | S/F | CR | FPD | |
|---|---|---|---|---|
| 蛍光体 | $Gd_2O_2S:Tb$, $CaWO_4$ | $BaFX:Eu^{2+}$（輝尽性）($X=Cl$, $Br$, $I$) | $Gd_2O_2S:Tb$, $CsI:Tl$ | ― |
| 画像検出 | 感光性フィルム | レーザ＋光電子増倍管 | a-Si（間接方式） | a-Se（直接方式） |
| 画像処理 | アナログ 固有の階調特性 | ディジタル 階調特性の最適化 | ディジタル 階調特性の最適化 | ディジタル 階調特性の最適化 |
| ダイナミックレンジ | 約1.5桁 | 約4桁 | 約4桁 | 約4桁 |

表5.2　各種FPDの比較

| | A社 | B社 | C社 | D社 | E社 | F社 |
|---|---|---|---|---|---|---|
| X線変換方式 | 直接 | 直接 | 間接 | 間接 | 間接 | 間接 |
| X線変換部 | a-Se | a-Se | CsI:Tl+a-Si | CsI:Tl+a-Si | CsI:Tl+a-Si | $Gd_2O_2S$:Tb+a-Si |
| 動画・静止画 | 動画/静止画 | 動画/静止画 | 動画/静止画 | 静止画(動画) | 静止画 | 静止画 |
| ピクセルサイズ[μm] | 150 | 150 | 194 | 100～200 | 143 | 160 |
| 視野[cm] | 23×23, (34×34) | 23×23, (43×43) | 40×30 | 41×41 | 43×43 | 43×43 |

現在，一般撮影領域では，画素サイズ100～200μm程度のものが普及している。空間分解能（画素サイズ150μm）は，直接変換方式では，画素サイズで決まる論理値（SINC関数）とほぼ同等のMTF，間接変換方式では，光の散乱による不鋭があるが，レギュラータイプのF/S系以上（ナイキスト周波数帯域）のMTFとされている。さらに最近では半切サイズで3kg以下と軽量化が進んでいる。大きさも四ツ切サイズから17×17インチ，長尺

(14×49インチ)程度まで開発されている(**図5.28**)。また,乳房撮影領域では,画素サイズ50〜100μm程度であり,最近では,TFTスイッチを使用せず,2層のa-Seを蒸着した構造によって,X線の検出とスイッチングを行うものもある。

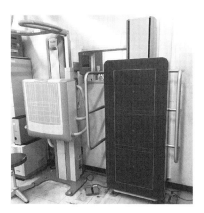

胸腹部撮影用(左),長尺サイズ(右)
**図5.28** FPDシステムの外観

# 6. 関連機器

　医用X線画像の形成には各種診断用X線装置とともに，目的，用途により多くの関連する周辺機器や用具が使用され，これらは医用画像関連機器として分類される。ここではおもな関連機器として，フィルム自動搬送装置，X線撮影用カセッテ，散乱線除去グリッド，画像記録装置，自動現像機およびX線写真観察器，造影剤注入装置などについて説明する。

## 6.1 フィルムチェンジャ

### 6.1.1 一般撮影用フィルムチェンジャ

　従来，X線撮影はカセッテにフィルムを1枚ずつ入れて行われていたが，処理枚数が多くなると多数のカセッテを必要とし，その運搬の労力も大きい。このためフィルムチェンジャが考えられた。フィルムチェンジャではあらかじめ50～100枚のフィルムをマガジンに装填し，撮影に応じてフィルムは1枚ずつ引き出され，増感紙の間にセットされる。撮影が終了するとフィルムは撮影済マガジンに送られる。フィルムサイズは普通数種類が選択可能で，一般撮影には臥位，立位撮影用フィルムチェンジャがある。

　図6.1はX-TV装置のカセッテレス自動フィルム搬送機構を示したものである。

### 6.1.2 高速連続撮影用フィルムチェンジャ

　血管撮影において高速連続撮影時に使用されていた。フィルムを搬送する本体とフィル

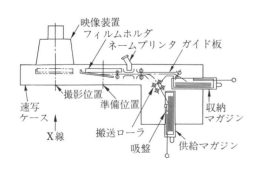

図6.1　カセッテレス自動フィルム搬送機構

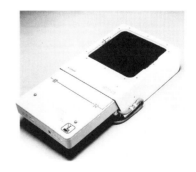

図6.2　高速フィルムチェンジャの外観

送り速度や休止期間を設定するプログラムセレクタより構成される。**図6.2**は高速フィルムチェンジャの外観である。I.I.搭載が可能で，最高4枚/sの撮影ができる。

## 6.2 放射線用フィルムカセッテ

放射線用フィルムカセッテ（radiographic cassettes：以下，カセッテと呼ぶ）は，X線フィルムを収納し，フィルムを可視光から遮光するとともに，増感紙をフィルムに密着させて使用するものである。この規格はJIS Z 4905に規定されている[1]。

### 6.2.1 構造・種類

カセッテの構造はフィルム収納部と裏ぶたからなり，収納部の枠は軽量で，そりがなく，表面の材質はX線の吸収が少なく，均一なものが必要である（**図6.3**）。裏ぶたはクッション層によりフィルムと増感紙の密着が保たれ，カセッテ背後の後方散乱X線を防ぐため，裏ぶたに鉛板が張り付けられたものもある。最近では軽量化のため，これを除いたものが多く使用されている。

性能として光漏れによるフィルムのカブリがないこと，密着がよく，フィルム全体に濃度むらのないことが要求される。**図6.4**はカセッテの外観である。

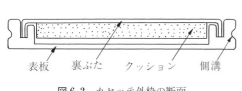

図6.3 カセッテ外枠の断面

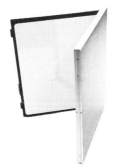

図6.4 カセッテの外観

カセッテの種類は構造により，ばね機構を用いたスプリングタイプ，裏ぶたの開閉をワンタッチで行うプッシュタイプがあり，最近ではほとんどプッシュタイプである。また，X線フィルムに患者IDをプリントするためのネームプリンタの機能を備えた窓付きカセッテもある。

材料によりアルミニウムカセッテと炭素繊維強化樹脂（CFRP）を用いたCFRPカセッテ（カーボンカセッテ）がある。最近ではカーボンカセッテが軽量で，X線透過率がよく，被ばく低減とコントラスト改善などで有用であり，広く普及している。その他，乳房撮影用カセッテ，長尺カセッテ，グリッド付きカセッテ，フィルタ付き補償カセッテなどがある。

また，特殊カセッテとして曲面としたものやフレキシブルな材料を使用し，体表面に密着

するように作られたものもある。

### 6.2.2　カセッテの必要要件

JIS では，カセッテは数値で表された公称寸法（単位記号(cm)は付けない）で呼称され，幾何学的精度，入射 X 線ビームの減弱などが規定されている。

① 外側の幾何学的精度：直角度（外側，内側とも），平面度（平らな表面上に置き，どの部分も表面から 16 mm を超えて突出しない），平行度（フロント板およびバック板は，どこでも 100 mm の長さにわたり，0.3 mm 以内でたがいに平行）がある。

② 入射 X 線ビームの減弱：一般撮影用カセッテのフロント板は，線質 RQA4（約 60 kV）の X 線が透過したとき，Al（99％）当量で 1.8 mmAl を超える吸収がない。乳房撮影用カセッテでは，線質 RQN-M（Mo ターゲット，28 kV，リプル 4％以下，総ろ過 0.03 mmMo）に関して，Al（99％）当量で 0.2 mmAl を超える減弱がない。

③ 乳房用撮影カセッテの胸壁側面の設計：フィルム・胸壁間距離が 2 mm を超えない。

## 6.3　散乱線除去グリッド

被写体から発生する散乱線は被写体が厚いほど，照射野が大きいほど，さらに管電圧が高いほど増大し，写真のコントラストおよび画質を低下させることになる。散乱線除去グリッド（anti-scatter grids：以下，グリッドと呼ぶ）は，X 線受像面に入射する散乱 X 線の量を減少させ X 線像のコントラストを改善する目的で，X 線受像面の前に置かれる異なる X 線減弱特性をもつ物質を規則正しく配列した器具をいう（JIS Z 4910）[2]。

グリッドは 1912 年 Bucky・Brende，1928 年 Lysholm・Blende が登場し，1930 年日本でも使用されるようになり，現在では高精度で品質，特性の向上が著しく，画質改善に重要な役割を担っている。

### 6.3.1　構造・原理

グリッドの形状は薄い平板状で，その断面は図 6.5 に示すように薄いはく（鉛）と X 線吸収の少ない中間物質の薄い板が交互に配置されている。中間物質にはアルミニウム，ファイバ（紙），木，合成樹脂などがあり，一般にはアルミニウム，ファイバが広く普及している。表面はアルミニウム，プラスチックなどの薄板で保護されている。また，炭素繊維強化樹脂（carbon fiber reinforced plastic：CFRP）は加工が困難なため中間物質には用いられておらず，低 X 線吸収素材としてカバー部分に使用し，カーボンカバーグリッドと呼ばれている。被写体に入射した X 線のうち散乱せず直進する一次放射線は，鉛はくに当たったものは吸収されるが，中間物質に入射したものはグリッドを透過してフィルムに到達する。

一方，散乱線は一次放射線と方向が異なるので，鉛はくに吸収され，グリッドを通過した全放射線の散乱線含有率は小さくなる（図 6.6）。乳房撮影用ではクロスグリッドを用い，中間物質を空気としたタイプもある。

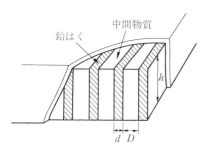

$h$：鉛はくの高さ，$d$：鉛はくの厚さ，
　$D$：はくの間隔
・グリッド密度：$\dfrac{1}{D+d}$
・グリッド比：$\dfrac{h}{D}$

図 6.5　グリッドの構造

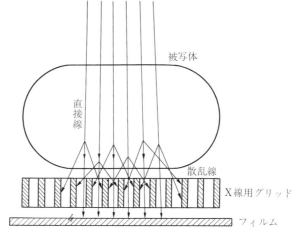

図 6.6　散乱線とグリッド

### 6.3.2　グリッドの分類

（a）**直線グリッド**　　X線吸収率の大きいはくとX線吸収率の小さい中間物質とを，それぞれのはくの長手方向に平行になるように構成したグリッドである。現在，グリッドのほとんどは直線グリッドである。

（b）**構造による分類**

（1）**平行グリッド**　　吸収はくの面がたがいに平行であり，X線の入射面に対して垂直なグリッド（図 6.7(a)）である。グリッドのカットオフの問題があり，現在はあまり使用されていない。

（2）**集束グリッド**　　吸収はくの面が集束距離において一つの直線に集束する直線グリッド（図(b)）である。現在，最も普及しているグリッドである。

（3）**クロスグリッド**　　2枚の直線グリッドを，それらのはくの方向がある角度をもつ

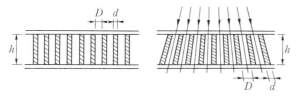

$h$：はくの高さ
$D$：はくの間隔
$d$：はくの厚さ

（a）平行グリッド　　　（b）集束グリッド

図 6.7　平行グリッドと集束グリッド

ように一体に形成したグリッドである。90°直交グリッドと90°以外で交差する斜交グリッドに分類される。

そのほか，吸収はくの高さが中央部と縁部で異なるテーパ付きグリッドなどがある。

**（c）　用途による分類**

**（1）　静止グリッド**　　グリッドを受像面に対して，静止した状態で使用するグリッドである。リスホルムブレンデとも呼ばれる（図6.8）。

 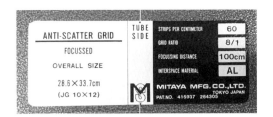

　　　　（a）　外　観　　　　　　　　　　（b）　シール部拡大

図6.8　静止グリッド

**（2）　運動グリッド**　　X線の情報を減少するはくの影像を消去するために，X線の照射中にグリッドを受像面に対して相対的に動かすことのできる装置に組み込んで使用するグリッドである。ブッキーブレンデとも呼ばれ，運動グリッドを組み込んだ撮影台はブッキー装置とも呼ばれている。

### 6.3.3　グリッドの性能

**（a）　幾何学的性能**

**（1）　グリッド比 $r$**　　直線グリッドの中心部における吸収はくの間隔 $D$ に対する吸収はくの高さ $h$ の比であり，次式で表される。

$$r = \frac{h}{D} \tag{6.1}$$

通常，はくの間隔を1として表す。グリッド比が大きいほど散乱線除去効果は向上する。一般に，3：1〜14：1程度のものがある。クロスグリッドの場合，おのおの6：1と6：1を使用したとき，12：1のグリッド比となる。

**（2）　グリッド密度 $N$**　　直線グリッドの中心部における1cm当りのはくの数をいう。一般に1cm当り34本，40本，60本がある。吸収はくの厚さを $d$ とし，次式で示される。

$$N = \frac{1}{D+d} \quad [\text{本/cm}] \tag{6.2}$$

**（3）　集束距離 $f_0$**　　集束グリッドのはくの面の延長が集束する線からグリッドの入射面

までの距離〔cm〕である。平行グリッドでは集束距離は無限大である。

**（4） 使用距離限界 $f_1$，$f_2$**　X線管をグリッドの中心線上においたとき，診断に有効なX線像が得られるX線管焦点と集束グリッドの入射面間の距離〔cm〕である。その下限値を $f_1$，上限値を $f_2$ とする。

使用距離限界は実中心線から最も離れたグリッドの有効面積の境界における一次放射線透過率の値が，集束距離にある場合の値の60％（一般撮影用グリッド）あるいは80％（乳房撮影用グリッド）になるX線管焦点からグリッドの距離として決定する。

そのほか，幾何学的特性の性能として，平面度，平行度，直角度，均一性などがあり，グリッド透過面に曲がりや凹凸がなく，グリッドによる濃度のむらや，はくによるしま目のむらがないことなどが要求される。

**（5） グリッドによる一次放射線のカットオフ**　グリッドが集束距離から垂直方向へあるいは水平方向にずれたとき，あるいはグリッド傾斜時にはグリッドカットオフによるX線の減弱を生じることになる。平行方向による減弱 $L_h$ は集束距離 $f_0$，グリッド比 $r$，横方向のずれ $b$ 〔cm〕とすると次式で示される。

$$L_h = \frac{r \cdot b}{f_0} \times 100 \quad 〔\%〕 \tag{6.3}$$

垂直方向による減弱はグリッド比 $r$，グリッド中央からの距離 $c$ 〔cm〕とすると，近距離 $f_1$ での減弱 $L_{v1}$，遠距離 $f_2$ での減弱 $L_{v2}$ は次式で示される。

$$\left. \begin{aligned} L_{v1} &= r \cdot c \left( \frac{1}{f_1} - \frac{1}{f_0} \right) \times 100 \quad 〔\%〕 \\ L_{v2} &= r \cdot c \left( \frac{1}{f_0} - \frac{1}{f_2} \right) \times 100 \quad 〔\%〕 \end{aligned} \right\} \tag{6.4}$$

**（b） 物理的性能**　物理的性能の測定方法については JIS Z 4910 を参照されたい。

**（1） 一次放射線透過率 $T_p$**　規定の測定条件下で，指定の放射線ビーム中にグリッドをおいたとき $I_p'$ と，グリッドがないとき $I_p$ との一次放射線の線量の比であり，次式で表される。

$$T_p = \frac{I_p'}{I_p} \tag{6.5}$$

**（2） 散乱放射線透過率 $T_s$**　規定の測定条件下で，指定の放射線ビーム中にグリッドをおいたとき $I_s'$ と，グリッドがないとき $I_s$ との散乱放射線の線量の比であり，次式で表される。

$$T_s = \frac{I_s'}{I_s} \tag{6.6}$$

**（3） 全放射線透過率 $T_t$**　規定の測定条件下で，指定の放射線ビーム中にグリッドをおいたとき $I_t'$ とグリッドがないとき $I_t$ との全放射線の線量の比であり，次式で表される。

$$T_t = \frac{I_t'}{I_t} \tag{6.7}$$

（4） **選択度** $\Sigma$　　散乱放射線透過率に対する一次放射線透過率の比であり，次式で表される。

$$\Sigma = \frac{T_p}{T_s} \tag{6.8}$$

（5） **コントラスト改善比** $K$　　全放射線透過率に対する一次放射線透過率の比であり，次式で表される。

$$K = \frac{T_p}{T_t} \tag{6.9}$$

（6） **グリッド露出係数** $B$　　全放射線透過率の逆数であり，次式で表される。

$$B = \frac{1}{T_t} \tag{6.10}$$

（7） **イメージ改善係数** $Q$　　全放射線透過率に対する一次放射線透過率の自乗の比であり，次式で表される。

$$Q = \frac{T_p{}^2}{T_t} \tag{6.11}$$

（4）〜（7）の正確度は一般撮影用±10％，乳房撮影用±5％以内である。一般には $B$ は小さく，$\Sigma$，$K$，$Q$ は大きいほうがよい。表6.1はグリッドの性能の例である。

図6.9は被写体の厚さと散乱線の関係を示したもので，被写体の厚さが20 cm程度になると散乱線は透過全X線の80％に達する。図6.10は照射野と散乱線の関係を示したもので，照射野が小さくなると散乱線は大幅に減少する。図6.11は散乱線除去効果を示したもので，グリッド比の大きいものほど，除去効果は向上し，コントラストは改善されるが，一方，被検者の被ばく線量も増大するため使用管電圧，被写体の厚さによりグリッド比を決定

表6.1　グリッドの物理的特性値例

| グリッド密度 | グリッド比 $h:D$ | 露出倍数$B=1/T_t$ | | 選択度 $\Sigma=T_p/T_s$ | | コントラスト改善比 $K=T_p/T_t$ | |
|---|---|---|---|---|---|---|---|
| | | 80 kV | 120 kV | 80 kV | 120 kV | 80 kV | 120 kV |
| 60本/cm | 8：1 | 4.30 | 3.13 | 4.03 | 2.23 | 2.97 | 1.94 |
| | 10：1 | 5.05 | 3.64 | 4.96 | 2.69 | 3.39 | 2.26 |
| | 12：1 | 5.81 | 4.18 | 5.82 | 3.12 | 3.71 | 2.48 |
| | 14：1 | 6.21 | 4.45 | 6.41 | 3.41 | 3.86 | 2.64 |
| | 16：1 | 6.86 | 4.94 | 7.48 | 3.90 | 4.14 | 2.94 |
| 40本/cm | 6：1 | 3.58 | 2.71 | 3.48 | 2.08 | 2.65 | 1.96 |
| | 8：1 | 4.30 | 3.19 | 4.30 | 2.55 | 3.04 | 2.31 |
| | 10：1 | 5.15 | 3.75 | 5.48 | 3.01 | 3.55 | 2.61 |
| | 12：1 | 5.86 | 4.23 | 6.35 | 3.43 | 3.84 | 2.82 |
| | 14：1 | 6.43 | 4.64 | 7.13 | 3.64 | 3.99 | 2.89 |
| | 16：1 | 7.13 | 5.23 | 7.90 | 4.29 | 4.18 | 3.25 |
| 34本/cm | 5：1 | 3.27 | 2.49 | 3.02 | 2.10 | 2.43 | 1.88 |
| | 6：1 | 3.69 | 2.75 | 3.54 | 2.37 | 2.74 | 2.08 |
| | 8：1 | 4.57 | 3.31 | 4.55 | 2.88 | 3.15 | 2.40 |
| | 10：1 | 5.38 | 3.87 | 5.49 | 3.39 | 3.53 | 2.69 |
| | 12：1 | 5.91 | 4.29 | 6.38 | 3.87 | 3.77 | 2.99 |
| | 14：1 | 6.73 | 4.79 | 6.68 | 4.33 | 4.06 | 3.19 |

（三田屋製作所資料）

6.3 散乱線除去グリッド

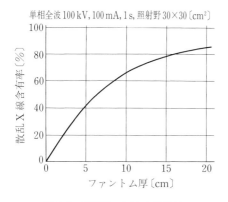

図6.9 被写体の厚さと散乱線

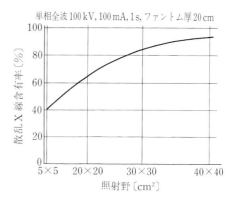

図6.10 照射野と散乱線

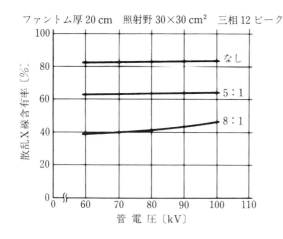

図6.11 グリッド比と散乱線

する。

　最近では，しま目除去機構を不要とした静止形高密度のグリッド（60本/cm）や，病室撮影用に低グリッド比（3：1）のグリッド，乳房撮影用の高密度・低格子比のグリッドなども普及している。グリッドは散乱線の除去による画質向上と被ばく線量に関係するグリッド露出係数とのバランスを考慮して選択する必要があり，撮影目的や撮影条件により，各種のものが使用される。グリッドの選択にあたり，一般に撮影管電圧〔kV〕の1/10程度のグリッド比が目安とされている。

　**（c）　表示および使用上の注意**

　**（1）　表　示**　　グリッド本体にはつぎの項目を表示する。

　① 名称，② 種類および外形寸法，③ 製造業者名または販売業者の名称または商標，④ 型式および製造番号，⑤ グリッド密度〔$cm^{-1}$〕（例：$N$ 40），⑥ グリッド比（例：$r$10），⑦ 中心線，⑧ 胸壁側表示（乳房用のみ），⑨ 集束距離〔cm〕（例：$f_0$ 90），⑩ X線管側（図記号またはTUBE SIDE），⑪ 中間物質材料または略号（例：Al）

　**（2）　使用上の注意**　　使用上の注意としては落下，衝撃などにより表面や角にへこみな

どを生じやすく，またグリッドの傾斜や表裏を逆に使用した場合，直接線もかなりカットされるため取扱いに注意が必要である。

## 6.4 画像記録装置

画像記録装置は，CT，MRI，DSAなどの各種医用画像をフィルムに記録する装置である。従来は，画像診断装置からの出力画像を内蔵のCRT上に映像化し，光学レンズを通してフィルム上に記録（アナログ）するマルチフォーマットカメラが使用されたが，画質，機能面などで優れた画像が得られるレーザイメージャとなり，現在では，従来の現像処理系を必要としないドライ方式のイメージャが普及している。また，超音波画像などではサーマルビデオプリンタなども使用されている。

### 6.4.1 レーザイメージャ

レーザイメージャは各種画像診断装置からの電気信号に応じて，レーザ管からのレーザ光の光量を変化させ，光学レンズ系を通してフィルムに走査し，画像を記録する装置である。画像信号処理系，レーザ走査系，フィルム現像系より構成される（**図6.12**）。

レーザ光源にはおもにHe-Ne（ガス，633 nm）やGaAlAs（半導体，750〜850 nm）が用いられ，最近は半導体レーザが多い。各種診断装置からの画像信号は画像信号処理系でA-D変換され，診断目的に応じた補間処理や階調処理などの画像処理を行い，画像メモリに蓄積される。レーザ走査系では画像処理された信号をレーザパワー変調信号に変換するD-A変換処理を行い，レーザ走査系においてレーザ光をフィルム上に均一に走査する。レーザ光走査の光学系はポリゴンスキャナなどの光偏光器，レンズ，ミラーで構成され，変調されたレーザ光を集束しフィルム上に導き，走査線を形成する。

フィルムはローラにより走査線と直交する方向に定速度で移動し，フィルム全面にレーザ光が露光されることになる。フィルム現像処理系ではレーザ露光されたフィルムの現像処理

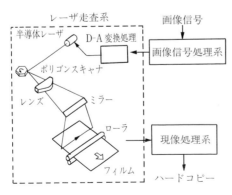

図6.12 レーザイメージャの構成[3]

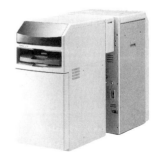

図6.13 レーザイメージャの外観

を行う。これにはレーザイメージャに内蔵のものと汎用の自動現像機を用いる場合がある。フィルムは使用するレーザ光の波長に適した感度のものが必要で，レーザイメージャ専用のものが用いられている。

**図 6.13** はレーザイメージャの外観である。

### 6.4.2 ドライイメージャ[4),5)]

前述のレーザイメージャは画像診断装置からのディジタル画像データに基づき，銀塩フィルムにレーザ光により潜像画像記録を行い，自動現像機により現像処理を行うウエット（湿式）処理方式であり，給排水設備が必要で，廃液処理などの問題がある。このため，近年はドライ処理方式のイメージャが普及している。

この方式では現像液，定着液を必要としないため，給排水・排気設備，廃液処理が不要で，設置場所も選ばず，車載形などにも使用できるなどの特徴がある。現在，レーザ露光熱現像方式，サーマルヘッド方式が普及している。

**（a） レーザ露光熱現像方式**　**図 6.14** は従来のウエット処理方式とレーザ露光熱現像方式の画像形成原理である。ウエット処理方式では，光の当たったハロゲン化銀（AgX）上に潜像（$Ag^0$）が形成される。現像過程で潜像が触媒となり，ハロゲン化銀が銀像に変換される。つぎの定着過程では，光の当たらなかったハロゲン化銀は定着液により洗い流され，フィルムには露光部の銀画像のみが残り，未露光のハロゲン化銀は残存していない。

(a) ウェット処理方式　(b) レーザ露光熱現像方式

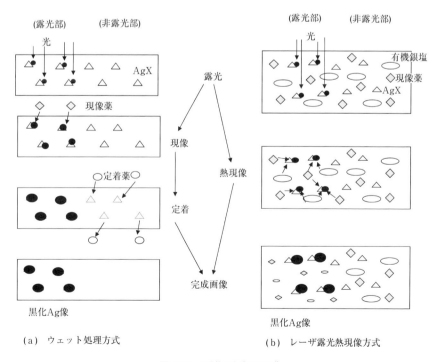

図 6.14　画像形成原理[4)]

一方，レーザ露光熱現像処理方式では，レーザ光により，ウエット方式と同様に露光されたハロゲン化銀上に潜像が形成される。つぎの熱現像過程では露光された部分の潜像が触媒となり，共存する非感光性の有機銀塩の銀イオンが還元されて銀像となり，その後，常温まで冷却され現像反応が停止する。これより，露光部分では銀像とハロゲン化銀が，未露光部分では有機銀塩と AgX が残存しており，定着過程もなく，廃液，廃材は出ない。

（b） **サーマルヘッド方式**　ダイレクトサーマル方式（フィルムを直接加熱する）と昇華熱転写方式（インクリボンを加熱し染料を昇華させてフィルムへ転写する）がある。ダイレクトサーマル方式には，有機銀塩のフィルムと熱応答性マイクロカプセルを用いた非銀塩フィルムがある。

ダイレクトサーマル方式の原理を図 6.15 に示す。熱により発色する感光層をもつフィルムに直接サーマルヘッドの熱を伝達して画像を形成する。発色量を熱量で制御でき，高階調の記録が可能で，廃液，廃材は出ない。画像形成原理も単純であり，フィルムが感光しないため取扱いも容易である。有機銀塩のフィルムはサーマルヘッドでの加熱により非感光性有機銀塩と還元剤を反応させ銀塩を形成する。

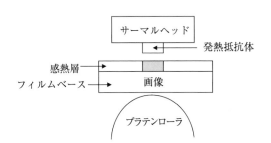

図 6.15　ダイレクトサーマル方式の原理[4]

熱応答性マイクロカプセルを用いた非銀塩フィルムの発色原理を図 6.16 に示す。フィルムは発色剤を含むマイクロカプセルと顕色剤乳化物がバインダによりフィルム支持体に塗布されている。

加熱前は発色剤と顕色剤がカプセル壁で隔離され安定している。サーマルヘッドの加熱によりカプセル壁が透過性となり，顕色剤がカプセル内に入り，発色剤と反応して発色する。加熱終了後は室温に冷やされ，カプセル壁は非透過性となり，顕色剤は浸透できなくなるため発色反応が停止する。画像形成に寄与する素材が記録後もフィルム中に含まれるがマイクロカプセルにより隔離されるため，安定した保存性を保つ。

図 6.17 は昇華熱転写方式の原理である。インクリボン内の染料をサーマルヘッドで加熱し，昇華させて転写する。転写量を熱量で制御でき，高階調の記録が可能である。インクリボンは廃材となる。

表 6.2 に各方式の比較を示す。

ドライ方式はメンテナンス，操作性，環境問題などで有利である。

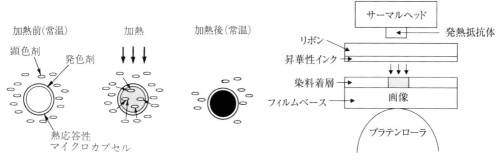

図6.16 熱応答性マイクロカプセルの発色原理　　図6.17 昇華熱転写方式の原理[4]

表6.2 各種ドライ処理方式の比較

| 方　式 | レーザ露光熱現像方式 | サーマルヘッド方式 | | |
|---|---|---|---|---|
| 画像形成方法 | レーザ(光)＋熱現像 | ダイレクトサーマル(熱) | | 昇華熱転写(熱) |
| フィルム | ハロゲン化銀/有機銀塩 | 有機銀塩 | 熱応答性マイクロカプセル | インクリボン＋受像フィルム |
| 廃　材 | 無 | 無 | | 有(インクリボン) |
| 画像の保存性 | △(対ウエット銀塩写真) | △(対ウエット銀塩写真) | | △(対ウエット銀塩写真) |
| フィルムの明室取扱 | × | ○ | | ○ |
| 装置の小形化 | △ | ○ | | ○ |
| その他・特徴 | 高画質・高い処理能力 | | | カラー画像可能 |

## 6.5 自動現像機

自動現像機はX線フィルムの現像，定着，水洗，乾燥までの現像処理を自動的に行う装置である。これにより，暗室作業の合理化や作業効率が飛躍的に改善され，現像処理時間のスピード化やX線フィルムの画質も均一化されるようになった。自動現像機の種類には全自動式自動現像機と簡易式自動現像機があり，**表6.3**[6]のように分類されている。**図6.18**は自動現像機の構造である。

自動現像機はフィルム挿入検出部（挿入台，オートシートフィーダ），処理部（現像，定着，水洗），乾燥部，駆動部，制御部などより構成され，外部の補充タンクやケミカルミキ

表6.3 自動現像機の種類(JIS Z 4919)

| 種　類 | 形式 | 自動処理項目 |
|---|---|---|
| 全自動式自動現像機 | FA-1 | 現像・定着・水洗・乾燥 |
| 簡易式自動現像機 | SA-2 | 少なくとも現像・定着 |

F：全自動式自動現像機，S：簡易式自動現像機，
A：実処理能力の公称値を3けたの数値で表す。
1，2：処理液温度の安定性などの等級

## 6. 関連機器

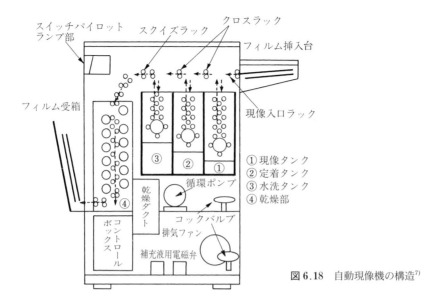

図 6.18 自動現像機の構造[7]

サ部より補充液を供給する。性能として処理時間（現像から乾燥まで），処理サイズ，処理能力などがあげられる。

　フィルム処理時間は装置の性能により 30，45，90，210 秒処理など各種のものがあったが，最終的に 30 s および 45 s 処理のものが汎用されていた。また，乳房用 X 線フィルムなど片面乳剤の現像に対応するため，90～150 秒処理のタイプもある。ラックの構造により対向式と千鳥式があり，大形には千鳥式が多い。処理枚数は機種や処理時間により異なるが，100～1 000 枚/h（四切）程度である。間接撮影用フィルムはアダプタの取付けにより現像処理が行われる。シネフィルムは専用のシネ用自動現像機が使用され，特に処理液の管理と濃度均一性が重要である。

　最近の自動現像機では運転時間の予約やフィルム処理時にのみ運転などの省エネルギー化，省スペース化，故障時の自己診断機能，フィルム処理枚数や処理液のデータ表示機能，静音化，水あか防止・現像槽汚れ防止・処理槽酸化防止技術，自動渡りラックローラ洗浄技術，低臭気・低補充量・低廃液処理化など高性能化が進み，画質，メンテナンス，環境保全に対する配慮がされている。

　自動現像機の管理については，日常は始業時・終了時の点検，クロスオーバラックの洗浄やテストピースによる濃度管理を行い，定期的にはラック，タンク類の洗浄，各部の点検清掃，フィルタ交換などが行われる。また，現像・定着液の廃液は産業廃棄物であり，専門業者に処理委託する必要がある。近年はディジタル化が進み使用施設が少なくなっている。

## 6.6 そ の 他

### 6.6.1 X線写真観察器

X線写真観察器（シャウカステン）は光源に蛍光ランプを用いて，シートフィルムに撮影されたX線写真などを観察する器具をいい，各種医用画像フィルムの読影が行われる。図6.19はシャウカステンの外観である。

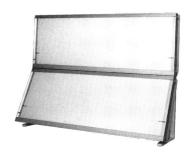

図6.19 シャウカステンの外観

観察器の構成は，おもに蛍光ランプなどを用いた光源，光源を収納するハウジング，観察面，フィルムクリップなどよりなる。観察面は乳白色アクリル板などにより散乱光を作り，画面全体を均一な明るさで観察ができる。

設置方式により卓上形，壁掛形，架台形，埋込形などがあり，寸法は一般に半切判，大角判を基準に，横幅は同サイズの倍数で何枚掛けと呼び，観察可能なフィルムの大きさや枚数により大小のものがある。輝度の調節の種類により一般固定形，高輝度固定形，高輝度可変形があり，観察面の輝度は観察面中央で一般固定形 $3\,000\,cd/m^2$ 以上，高輝度固定形 $9\,000\,cd/m^2$ 以上，高輝度可変形は最大輝度が $9\,000\,cd/m^2$ 以上の輝度が必要とされる[8]。観察器の調光方式には安定器を用いたものとトランジスタを用いたインバータ安定器があるが，最近はフリッカ（ちらつき）現象の少ない，インバータ安定器が普及してきている。

観察器の構造は，①容易に変形や腐食しない材料である，②表面，角および縁は人を傷つけないよう滑らかにまたは丸みがある，③光源は容易に清掃でき，蛍光灯の交換ができる，④フィルムクリップはフィルムの着脱が容易で，確実に保持できる，⑤長時間の連続使用で温度上昇を生じないなどが要求される。光源色は昼光色，白色または昼白色とし，光の拡散性，均一性がよく，フリッカによって観察の妨げにならないなどがあげられる。

そのほか，高濃度フィルム用スポットライトはX線写真の高濃度部の観察が困難なときに使用され，内部に高輝度の電球と冷却ファンを備え，部分的に一般のシャウカステンの10倍程度の強い光をあてることができる。電動シャウカステン（motorised viewer）は多量のフィルム（数百枚）を循環させ，一度にスムーズに観察するためのものである。また，

間接撮影フィルムには電動式間接フィルム用観察器，シネフィルム用にはシネフィルム用観察器などがある。

またJIS Z 4918：2009シャウカステンでは試験方法が規定されており，①繰り返し点灯試験，②光輝面の輝度試験，③光輝面の光の拡散性試験，④光輝面の輝度の均一性試験，⑤フリッカ試験などがある。これらを定期的の測定することにより，精度管理を行うことで安定した医用画像の観察可能となる。

#### 6.6.2　造影剤注入装置

造影剤注入装置は血管撮影や注腸造影の際に造影剤の注入に用いる装置で，血管用造影剤注入装置，注腸用造影剤注入・排泄装置がある。

（a）**血管用造影剤注入装置**　血管造影の際に，造影剤の入ったシリンジを装着し，速度，量，最大注入圧力を設定して，シリンジを機械的に押す装置であり，術者の被ばく低減の点でも有効である（図6.20）。現在では，モータを使ったフローレート方式により，速度，量，圧力の制御を行うものが多い。インジェクタヘッド，コントロールボックス，スタンドなどより構成される。一般に最大速度40 ml/s，最大量1 000 ml，最大圧力70 kg/cm²程度であり，各種造影法によって適切な条件が設定される。また，各種安全装置とともにシリンジは造影剤を常に2 ml程度残して気泡混入を防いでいる。

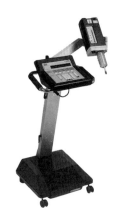

図6.20　血管用造影剤注入装置

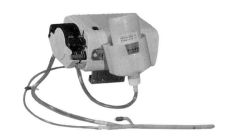

図6.21　注腸用造影剤注入装置

（b）**注腸用造影剤注入・排泄装置**　バリウム注腸造影による大腸検査に使用され，遠隔操作による効率的な造影剤の注入，排泄，空気の注入が可能であり，術者の被ばく低減にも役立つ。構成はロータリーポンプ，バリウム容器，カテーテル，連結チューブなどよりなる（図6.21）。空気の注入はエアーポンプから送られ，体内に異常圧（100 mmHg）を感知のときは自動的に停止し，体内圧を下げる安全装置が組み込まれている。一般にバリウム造影剤の注入速度は360 ml/30 s，空気注入速度は700 ml/30 s程度である。最近では大腸CT検査用炭酸ガス注入装置も出てきている。

# 7. X線増感紙・X線蛍光板

 放射線映像機器において，放射線像を画像化する過程あるいは放射線を検出する過程で放射線を光変換する部材・機材として蛍光体（蛍光材料）の応用製品が広く使用されている。その代表例はX線写真撮影に用いるX線増感紙，X線蛍光板であり，撮影時の患者被ばく量および写真の画質は増感紙や蛍光板の性能によってほぼ決まるといえる。また，熱蛍光線量計（TLD），コンピューテッドラジオグラフィ（CR），コンピュータ断層撮影装置（CT），X線イメージインテンシファイア（I.I.）などの重要な放射線検出部にも蛍光材料が用いられている。また，核磁気共鳴，超音波などの画像診断装置のモニタや一般放送用テレビのブラウン管，プラズマディスプレイパネル，さらに照明用蛍光灯にも蛍光体が広く用いられている。

## 7.1 蛍 光 体

### 7.1.1 蛍光体の概要と機能[1]

 物質の発光現象には温度放射（熱放射），チェレンコフ放射，放射光およびルミネセンス（蛍光）の4種類がある。蛍光は物質に光，放射線，電子線，熱，その他の化学的あるいは機械的な刺激（励起エネルギー）を与えると，多くの無機および有機物質の固体，液体の状態で観測される。温度放射と異なり，高温を伴わないで発光する現象であり，ルミネセンス（蛍光）を示す物質を蛍光体（phosphor）と呼ぶが，本章ではおもに固体無機材料に対象を限定する。

 ルミネセンスが生じる場合の量子的過程は概念的につぎのようになる。励起エネルギーを受けた蛍光体がエネルギーを吸収し，そのときに発生する電子・正孔対の電子が励起状態へ移行し，その後，ある確率で電子が蛍光としてエネルギー放出しながら，基底状態に戻る。これらの過程で多くの場合，物質的変化を伴わないことが特徴である。おもな刺激の種類別にルミネセンスを分類し，その蛍光体の実用例を**表7.1**に示す。無機蛍光体は半導体あるいは絶縁体に属する物質で，発光機構は固体物理学のバンド理論などで説明できる。蛍光は純粋な結晶でも観測できるが，多くの場合，微量不純物や原子空孔のような格子欠陥に起因する発光である。発光に関するエネルギー準位をつくる原子あるいは原子空孔などを発光中心

表7.1 おもな刺激の種類とルミネセンスおよびその代表的蛍光体などの実用例

| 刺激の種類 | ルミネセンス | 代表的蛍光体などの実例(組成式) | 実用例 |
|---|---|---|---|
| 紫外線 | 光ルミネセンス | ハロリン酸カルシウム・マンガン・アンチモン$[3Ca_3(PO_4)_2 \cdot Ca(F, Cl)_2 : Mn, Sb]$, りん酸ランタン・セリウム・テルビウム$[LaPO_4 : Ce, Tb]$ | 白色蛍光灯<br>高演色蛍光灯(緑成分) |
| 電子線 | 陰極線ルミネセンス | 硫化亜鉛・銀$[ZnS : Ag]$,<br>硫化亜鉛・銅・アルミニウム$[ZnS : Cu, Al]$,<br>酸硫化イットリウム・ユーロピウム$[Y_2O_2S : Eu]$ | テレビ(ブラウン管)(青)<br>テレビ(ブラウン管)(緑)<br>テレビ(ブラウン管)(赤) |
| X線 | X線ルミネセンス | タングステン酸カルシウム$[CaWO_4]$,<br>酸硫化ガドリニウム・テルビウム$[Gd_2O_2S : Tb]$,<br>酸硫化ガドリニウム・プラセオジム$[Gd_2O_2S : Pr]$ | ブルー発光増感紙<br>グリーン発光増感紙, 蛍光板<br>X線CTシンチレータ |
| γ線 | γ線ルミネセンス | よう化ナトリウム・タリウム$[NaI : Tl]$, ゲルマン酸ビスマス$[Bi_4Ge_3O_{12}]$ | ECTシンチレータ |
| β線 | β線ルミネセンス | アントラセン$[C_{14}H_{10}]$ | β線シンチレータ |
| α線 | α線ルミネセンス | 硫化亜鉛・銀$[ZnS : Ag]$ | α線シンチレータ |
| 電場 | 電場ルミネセンス | 硫化亜鉛・マンガン$[ZnS : Mn]$ | ELディスプレイ |
| 熱 | 熱ルミネセンス | けい酸マグネシウム・テルビウム$[Mg_2SiO_4 : Tb]$ | 熱蛍光線量計 |

と呼ぶ。蛍光体の素材結晶を母体結晶,発光の中心になる不純物を付活剤(アクチベータ)と呼ぶ。付活剤を含有する蛍光体(例,銀付活硫化亜鉛:ZnS:Ag)を付活形蛍光体,付活剤を含まない純粋な結晶の蛍光体(例,タングステン酸カルシウム:$CaWO_4$)を自己付活形蛍光体という。

### 7.1.2 蛍光体の発光機構[1)~3)]

発光機構を概念的に図7.1のバンドモデルを用いて説明する。結晶中の不純物(付活剤),格子欠陥などによる発光中心が価電子帯と伝導帯の間の禁制帯中に局所的な電子状態をもったエネルギー準位をつくっているとする。これらのエネルギー準位を基底状態,励起状態および準安定状態(トラップ)と呼び,それぞれの状態を$g$, $e$, $t$として図7.1のエネルギ

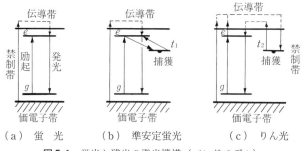

(a) 蛍光   (b) 準安定蛍光   (c) りん光

図7.1 蛍光と残光の発光機構(バンドモデル)

一位置にあるとする。

　蛍光体がなんらかの励起エネルギーを受けるとそのエネルギーを吸収して基底状態 $g$ の電子が励起状態 $e$ へ励起される（同時に基底状態に正孔を生じる）。その電子が $e$ からエネルギーを放出して元の熱平衡な状態 $g$ へ戻ろうとする。$g$ の正孔と再結合する過程で蛍光としてエネルギーが放出される。また，励起された電子が準安定状態 $t$ に一時的に捕獲（トラップ）され，熱などの比較的小さなエネルギーを得て，$e$ を経て発光する場合もある。$t$ の状態が発光中心内にある場合と離れた位置にある場合では発光の応答状態が異なり，発光中心内の場合は準安定蛍光，離れている場合はりん光と呼ばれる現象になる。

　蛍光体の励起光波長と発光波長の関係で，励起光に対して発光はより長波長側にみられる（ストークスの法則）。ZnS：Ag 蛍光体の励起光と発光のスペクトルの例を図 7.2 に示す。

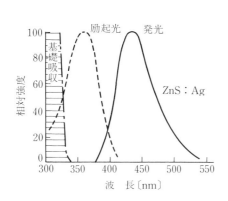 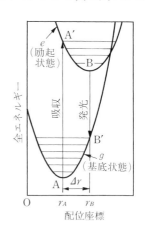

図 7.2　ZnS：Ag 蛍光体の基礎吸収，励起光と発光のスペクトル　　図 7.3　配位座標モデルによる吸収・発光過程

　この発光過程の概念的説明には図 7.3 の配位座標モデルを用いる。発光中心にあって基底状態にある電子の運動の中心は隣接原子から $r_A$ の距離にあるが，発光中心が励起されると電子の軌道半径が大きくなり，$r_B$ に移動する。また，発光中心をつくる原子が基底状態にあるとき，その原子は A を中心に振動しているので，電子のエネルギーと振動のエネルギーを加えた全エネルギーは曲線 $g$ で与えられる。同様に励起状態の全エネルギーは曲線 $e$ で与えられる。このような状況のもとで，最低エネルギー位置 A にある電子が外部からエネルギーを吸収して A′ に励起されたとする（この遷移はきわめて短時間に起こり，その間に原子核の位置は変わらないと考えられる：Frank-Condon の原理）。電子が A′ から周囲に振動エネルギーを放出して低い振動状態 B へ移る。つぎに B から B′ へ遷移して発光（蛍光）が起こる。B′ から A へは周囲に振動エネルギーを与えて移り，吸収-発光のサイクルが完成される。このように励起エネルギーより，発光エネルギーのほうがつねに小さいことになる（ストークスの法則）。また，励起状態にある電子が自然に光を放出して基底状態に

戻る確率（自然発光の確率）の逆数を励起の寿命（蛍光寿命）と呼び，放出する光の波長で定まる。

発光の時間的応答では蛍光体に一定の励起エネルギーを与え始めてから発光が最高の強度に達するまでにわずかな立上り時間があり，励起を停止したあとは発光強度が急速に減衰していく様子が観測される（図7.4）。この停止後の持続した発光を残光（after glow）という。この残光の強度が励起中の発光強度の$1/e$まで減衰する時間を通常，残光時間という。

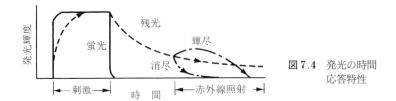

図7.4 発光の時間応答特性

一般に蛍光の残光時間は蛍光寿命で決まり，$10^{-8}\sim10^{-5}$秒，準安定蛍光は$10^{-4}$〜数秒，りん光はさらに長時間となる。また，残光の途中で蛍光体に赤外線を照射すると図7.4のように一時的に発光が強くなる現象と弱くなる現象がみられる例がある。この強くなる例を輝尽（stimulation），弱くなる例を消尽（quenching）といい，両方を合わせて解尽（extintion）と総称する。輝尽はトラップに捕獲された電子が赤外線エネルギーを吸収して伝導帯に上がり，励起状態を経て蛍光を伴って基底状態へ遷移する現象である。

### 7.1.3 希土類蛍光体の発光機構と製造方法[1),4)]

蛍光体を，含有する元素の種類や族によって分類する場合がある。Y，Sc，ランタノイド（原子番号57のLaから71のLuまでの15元素）を希土類元素と称するが，この希土類元素を含有する蛍光体を希土類蛍光体と総称する。通常の元素は電子配置において内殻から外殻へ順に電子が満たされていくが，希土類元素では，4f軌道よりも外殻である5s5p軌道が先に電子が充満し，その後，原子番号の増大とともに4f軌道の電子の数が規則正しく増加していく。この4f軌道が外殻軌道で遮へいされていることに起因して，希土類元素が化学的にはおのおの類似した性質をもつが，物理的にはそれぞれ特異な性質を有することとなる。したがって，元素の化学的な個別分離には高度な技術が必要であるが，一方，特異な光学的，磁気的性質から，蛍光材料や磁性材料などに応用される重要な素材となる。代表的な希土類蛍光体の赤色発光のユーロピウム付活酸硫化イットリウム（$Y_2O_2S:Eu^{3+}$）および緑色発光のテルビウム付活酸硫化ガドリニウム（$Gd_2O_2S:Tb^{3+}$）の発光スペクトルを図7.5（a），（b）に示す。3価イオンの希土類元素（$Eu^{3+}$，$Tb^{3+}$など）を希土類母体結晶中に付活した蛍光体の代表例で，付活イオン固有の線状な発光スペクトルを示す。これらの励起，発光に関係するエネルギー準位はf-f遷移と呼ばれる電子状態にある。

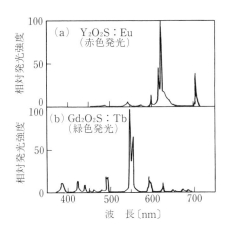

図7.5 希土類蛍光体の発光スペクトル

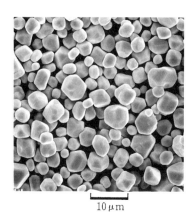

図7.6 $Gd_2O_2S:Tb$ 蛍光体の電子顕微鏡写真

4f電子殻は5s5pでシールドされているので,固体内でも自由イオン状態と似ており,母体を変えてもスペクトルの位置変化が少なく,つねに線状スペクトルを示す。希土類蛍光体は発光強度が大きく,高発光効率の蛍光体が多い。

希土類蛍光体の製造方法には個々の組成に応じた最適な方法があり,他種蛍光体と同様に,基本的に共通な工程として精製,基本組成物生成,調合,焼成,処理の工程からなっている。出発材料は希土類元素を含有する母体原料,付活剤(付活形の場合)および結晶化を促進する融剤の3種で,これらの原料はおのおの高度に純粋であることが基本である。製造された代表例としてX線用高輝度グリーン発光 $Gd_2O_2S:Tb$ 蛍光体の電子顕微鏡写真を図7.6に示す。

### 7.1.4 蛍光体の応用[1]

**(a) X線用蛍光体**[5),6)]　蛍光体には種々の組成のものがあってX線照射でほとんどのものは発光するが,実用できる蛍光体はそれほど多くはない。

実用されている代表的なX線用蛍光体とその基本特性を表7.2に,ブルー発光蛍光体の発光スペクトルを図7.7に,X線吸収特性を図7.8に示す。

通常,診断に用いられるX線エネルギー領域で蛍光体が発光する機構はX線が直接に蛍光体の発光中心を励起するのではなく,X線が蛍光体結晶中で吸収(おもに光電効果による吸収)あるいは散乱によって多数の電子・正孔対が発生し,その二次電子が発光中心を励起し,蛍光を生ずる。したがって,X線の物質透過力が大きいため,電子線や光励起の場合と異なって,X線用蛍光体にはX線吸収能が最重要な要素となり,かつ,発光効率(吸収したエネルギーに対する発光エネルギーの比)が高いことが基本条件となる。X線用蛍光体として実用するには,①X線吸収が大きいこと,②発光効率が高いこと,③受光系(X線フィルム,撮像管など)の分光感度と合致した発光スペクトルをもつこと,④X線に

表7.2 X線用蛍光体の諸特性と実用例

| 蛍光体 | 発光スペクトル 発光色 | 発光スペクトル ピーク波長〔nm〕 | 発光エネルギー効率〔%〕 | X線吸収 実効原子番号 | X線吸収 K吸収端〔keV〕 | 密度〔g/cm³〕 | 実用例 |
|---|---|---|---|---|---|---|---|
| $BaSO_4$：Eu | 紫 | 380 | 6* | 45.5 | 37.4 | 4.7 | 増感紙 |
| BaFCl：Eu | 紫 | 385 | 13* | 49.3 | 37.4 | 4.7 | 増感紙 |
| BaFBr：Eu | 紫 | 390 | 16* | 48.3 | 37.4 | 5.0 | CR(IP) |
| $CaWO_4$ | 青 | 425 | 5 | 61.8 | 69.5 | 6.1 | 増感紙 |
| $Gd_2O_2S$：Tb | 緑 | 545 | 13 | 59.5 | 50.2 | 7.3 | 増感紙, 蛍光板, FPD |
| LaOBr：Tm | 青 | 360, 460 | 14 | 49.3 | 38.9 | 6.3 | 増感紙 |
| $YTaO_4$：Nb | 青 | 410 | — | 59.8 | 67.4 | 7.5 | 増感紙 |
| ZnS：Ag | 青 | 450 | 17 | 26.7 | 9.7 | 3.9 | α線シンチレータ |
| (Zn,Cd)S：Ag | 緑 | 530 | 19 | 38.4 | 9.7/26.7 | 4.8 | 蛍光板, I.I.(出力面) |
| $Bi_4Ge_3O_{12}$ | 青 | 480 | — | 71.5 | 90.4 | 7.1 | X-CT, ECT |
| $CdWO_4$ | 青緑 | 480 | — | 61.1 | 26.7/69.5 | 7.9 | X-CT |
| $Gd_2O_2S$：Pr | 緑 | 515 | — | 59.5 | 50.2 | 7.3 | X-CT |
| CsI：Na | 青 | 420 | 10 | 54.0 | 36.0/33.2 | 4.5 | I.I.(入力面) |
| CsI：Tl | 緑 | 540 | 10 | 54.0 | 36.0/33.2 | 4.5 | FPD |

\* 電子線励起による発光効率

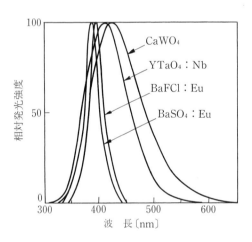

図7.7 X線用ブルー発光蛍光体の発光スペクトル

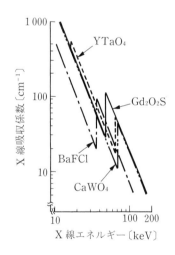

図7.8 X線用蛍光体のX線吸収特性

よる発光の劣化が少ないこと，⑤残光が少ないこと，などが必要である。すなわち，原子番号の大きな元素を母体に含有し，比重（密度）の大きな組成で，物質的に安定で発光効率の高いことが求められる。

（**b**）　**熱蛍光性蛍光体**[7],[8]　蛍光体を低温で刺激した後で蛍光体の温度を上げると熱蛍光と呼ばれる発光現象が起きる。この発光機構には付活剤や格子欠陥などがかかわる準安定状態（トラップ）が関与している。放射線を吸収した結晶の中の電子は励起され，バンドモデルにおける伝導帯に励起される。伝導帯の電子は結晶中を自由に動き，再結合中心で正孔と再結合する（瞬時な発光）か，あるいはトラップに捕獲される。ある確率でトラップに捕

獲された電子は熱的に不安定であり，加熱によるエネルギーを得て再びトラップから解放され，伝導帯を経て再結合中心において発光（熱蛍光）を伴って再結合する。

放射線照射線量とトラップに捕獲される電子の数，さらにトラップから解放されて蛍光となった熱蛍光量が比例関係にある場合，線量測定に応用できる。これを実用化したのが熱蛍光線量計システムである。

代表的な熱蛍光線量計用蛍光体の特性を**表7.3**に表す。熱蛍光線量計システムにおいて被ばく管理などの用途に適した蛍光体は，カプセルまたは成形加工体の形態にて使用される。

表7.3 おもな熱蛍光線量計(TLD)用蛍光体の諸特性

| 蛍光体組成 | 実効原子番号 | TL発光の主ピーク〔nm〕 | グローピーク温度〔℃〕 | エネルギー依存性* | 直線性（線量領域） | フェーディング〔%/月〕 |
|---|---|---|---|---|---|---|
| $Mg_2SiO_4：Tb$ | 11.1 | 545 | 210 | 4.5 | 10μSv〜1Sv | 1 |
| $MgB_4O_7：Tb$ | 8.4 | 545 | 210 | 3.0 | 1mSv〜10Sv | 9 |
| $Li_2B_4O_7：Cu, In, Si$ | 7.4 | 400 | 180 | 1.0 | 100μSv〜100Sv | 10 |
| $LiF：Mg$ | 8.1 | 400 | 195 | 1.5 | 100μSv〜5Sv | 5 |
| $CaSO_4：Tm$ | 15.5 | 452 | 200 | 1.3 | 10μSv〜1Sv | 15 |
| $CaF_2：Mn$ | 16.5 | 500 | 260 | 1.3 | 10μSv〜1Sv | 30 |

\* エネルギー依存性：30 keV/$^{60}$Co

**（c）輝尽性蛍光体** 輝尽の基本的な発光現象は7.1.2項で解説した。準安定状態（トラップ）が関与している点では熱蛍光と類似の発光機構である。トラップから電子を解放するエネルギー源は赤色または赤外線領域の光（輝尽励起光）であり，それよりも短波長の蛍光（輝尽発光）を生ずる。コンピューテッドラジオグラフィ（CR），赤外線検出器などに用いられている輝尽性蛍光体の特性を**表7.4**に示す。

表7.4 おもな輝尽性蛍光体の諸特性

| 蛍光体の組成 | 輝尽励起ピーク波長〔nm〕 | 輝尽発光ピーク波長〔nm〕 | 輝尽の蛍光寿命〔μs〕 | 用途 |
|---|---|---|---|---|
| $BaFBr：Eu^{2+}$ | 600 | 390 | 0.8 | CR（イメージングプレート） |
| $BaFI：Eu^{2+}$ | 610, 660 | 410 | 0.6 | CR |
| $RbBr：Tl^+$ | 680 | 360 | 0.3 | CR |
| $SrS：Eu^{2+}, Sm^{3+}$ | 1 020 | 590 | 0.05 | 赤外線検出器 |

## 7.2 X線増感紙

### 7.2.1 X線増感紙の概要

X線写真撮影では患者のX線被ばく量を最小にして，診断に必要なX線写真を提供することが基本であり，直接撮影で使用することが必須になっているのがX線増感紙（intensifying screen）である．図7.9のようにカセッテ内に2枚の増感紙を貼り付け，両面に感光乳剤層をもつX線フィルムをその間に装てんする．増感紙は被写体を透過したX線を蛍光体発光の画像として忠実に光変換してX線フィルムを露光する器材である．X線フィルム自体は，ハロゲン化銀乳剤層でのX線吸収率は1％未満であり，直接，X線に対する感度は非常に低いが，光感度は高く，近紫外から緑色領域の光に高感度な特性をもっている．増感紙はX線を有効に吸収して瞬時に光変換する蛍光体が塗布されたシートで，X線透過像を作る役割を果たしている．増感紙は通常2枚を組にして用い，X線入射側をフロント増感紙，他方をバック増感紙と呼ぶ．

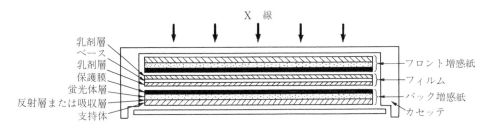

図7.9　カセッテ内の構成

　増感紙の構造は光反射または光吸収する機能をもつプラスチックシートなどの支持体の上に蛍光体層，さらに上に透明な薄膜の保護層を有している．

　増感紙の用途別種類には医療用のほかに，工業用非破壊検査に使用する金属蛍光増感紙，金属はく（鉛またはすず）増感紙があるが，本章では医療用に限定する．増感紙は，撮影部位が胸，胃腸，手足などの一般撮影用増感紙，部分的に感度を補償した増感紙，同時多層撮影用，乳房撮影用などの特殊撮影用増感紙，また組み合わせるX線フィルムの分光感度（色感度）域に対応したブルー発光増感紙（レギュラーシステム用）とグリーン発光増感紙（オルソシステム用）などに分類され，さらに増感紙の性能（高感度，高鮮鋭度など）による分類がある．

### 7.2.2　増感紙の機能[5),7)]

　増感紙を使用しないX線フィルムのみ使用のX線写真撮影ではつぎの問題点の発生が想定される．X線フィルムのX線吸収が低いので，大容量なX線装置による大量なX線量で数秒の放射を要し，患者被ばく線量が胸部単純撮影でも10 mSvレベルに達してしまうことになる．また，胸部撮影では心臓周辺の肺野で心臓の拍動のために不鋭（ボケ）が生ずる．装置的にも大容量で，著しく大きなX線管焦点を必要としてX線管焦点の幾何学ボケが増大するなど，写真の診断価値がなくなってしまうことになる．以上の欠点を最小にするために増感紙を使用している．増感紙の機能を要約するとつぎのようになる．

① 患者の被ばく線量を大幅に低減する．

② 短時間撮影ができ，被写体の動きによるボケを低減できる。
③ 小焦点X線管が使用でき，幾何学的ボケを低減できる。
④ 小容量X線装置で撮影でき，またX線装置の寿命を長くする。
⑤ X線写真のコントラストを増大させる。

一方，増感紙を使用することによって増感紙のボケが加わり，X線写真の鮮鋭性が低下する場合があるが，通常のX線診断の場合には被写体の動きによるボケ，X線管焦点の幾何学的ボケに対して，増感紙を用いて短時間撮影，小焦点X線管の使用によってボケが低減され，総合的に鮮鋭度が高まるのが普通である。以上のように得られるX線写真が良質で的確な診断が可能であること，さらに長期の使用，多大な撮影回数に耐えることも必要である。

### 7.2.3 増感紙の性能[5),7)]

増感紙の性能要因は**表7.5**のように大きく4項目に分けられる。
基本特性である写真性能の主要な因子について詳述する。

**表7.5** 増感紙の性能要因

| 〔基本特性〕<br>写真性能 | 増感作用：輝度，写真感度，増感率<br>写真画質：鮮鋭度，粒状性，コントラスト |
|---|---|
| 〔システム特性〕<br>使用性 | フィルム密着性(撮影前)，フィルムリリース(撮影後)<br>フィルム搬送性，耐スタチック性 |
| 耐久性 | 物理的強度：耐表面摩耗性，塗膜強度<br>化学的強度：耐汚染性 |
| その他 | 残光(残像) |

**（a）増感紙輝度と写真感度**（speed）　増感紙輝度は増感紙の発光強度，すなわち単位時間，単位面積当りの蛍光出力である。波長 $\lambda$ における発光エネルギーを $E_\lambda$ とすれば，増感紙輝度 $B$ は次式で表される(**図7.10**)。

$$B = \int E_\lambda \, d\lambda \tag{7.1}$$

写真感度 $S$ は，増感紙の発光エネルギー $E_\lambda$ とこれに感光するX線フィルム分光感度 $F_\lambda$

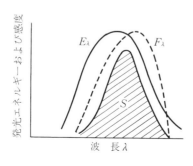

**図7.10** 発光エネルギーおよび感度

により，次式で表される。

$$S = \int E_\lambda F_\lambda \, d\lambda \tag{7.2}$$

なお，増感率（増感係数）は，増感紙を使用しない場合と使用した場合の一定の黒化度を得る線量比で表される。

**（b） X線写真の鮮鋭度**（sharpness） 写真画像の微細部分での解像力，画像の輪郭部分のシャープさを表す尺度である。増感紙-フィルム系において，定量的な測定評価法には多くの場合，レスポンス関数による MTF（modulation transfer function）が用いられており，MTF は撮影された被写体の種々の空間周波数成分を伝達する系の能力を示すものである。

**（c） X線写真の粒状性** 一般に微細な銀粒子の集落からなる写真像において眼にざらついた感じを与える度合で，光学系の一種の雑音レベルを表現するものである。この集落をモトル（mottle）という。視覚的な荒れを感覚的に評価する心理的粒状性（graininess）とミクロな濃度バラツキを統計的手法を用いて求める物理的粒状性（granularity）で表現される。評価法には前者に一対比較法など，後者に RMS 粒状度，ウィナースペクトルなどが用いられる。

また，鮮鋭度と粒状性を総合評価する NEQ（noise equivalent quanta）を用いて写真画質を表すこともなされるようになってきた。

### 7.2.4 増感紙の構造と写真画質[5),6)]

増感紙の構造の例を図 7.11 に示すが，通常，光反射機能または光吸収機能をもつ支持体の上に，透明な結合剤樹脂に蛍光体を分散させたスラリーを塗布して形成した蛍光体層，さらに透明な保護膜からなる。支持体にはポリエステルが多く用られ，白色顔料を含んだ光反射支持体，黒色カーボンの光吸収支持体などがある。これらの構成因子は写真画質に大きく関係している（**表 7.6**）。

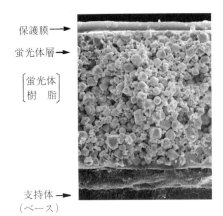

図 7.11　増感紙の構造例

## 7.2 X線増感紙

表7.6 増感紙構成と写真画質

| | 構成因子 | 感度 | 鮮鋭度 | 粒状性 | 備考 |
|---|---|---|---|---|---|
| 蛍光体 | X線吸収係数 | ↗ | | | → 大 |
| | 発光効率 | ↗ | | ↘ | → 高 |
| | 密度 | ↗ | ↗ | | → 大 |
| | 発光波長 | ↗ | ↗ | | → 長 |
| | 粒子径 | ↗ | ↘ | ↗ | → 大 |
| スクリーン | 保護膜の厚さ | | ↘ | | → 厚 |
| | 蛍光体層の厚さ | ∧ | ↘ | ↗ | → 厚 |
| | 支持体の反射率 | ↗ | ↘ | ↗ | → 高 |
| | 結合剤樹脂量 | ↘ | ↗ | | → 多 |
| | 蛍光体層の着色 | ↘ | ↗ | ↘ | → 濃 |
| | 保護膜の着色 | ↘ | ↗ | ↗ | → 濃 |
| | 蛍光体粒子配列 | | | | |

**(a) 増感紙の感度（増感紙の発光強度）** これを高める構成因子はつぎのとおりである。

① 蛍光体の発光能率（X線吸収，発光効率）を大きくする。
② 大きな粒子径の蛍光体を用いる。
③ 支持体の反射率を大きくする。
④ 蛍光体発光に対する光吸収の少ない結合剤樹脂を少量使用する。
⑤ 蛍光体層の厚さを適正にする（フロント増感紙には最適厚さがある）。

$CaWO_4$増感紙で蛍光体の塗布重量・粒子径と感度の関係を図7.12に示す。

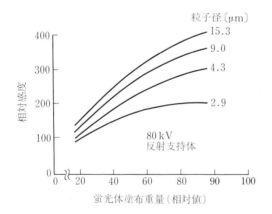

図7.12 蛍光体塗布重量・粒子径と感度

**(b) 増感紙の鮮鋭度** これを高める構成因子は増感紙発光のボケを低減する因子で，感度と鮮鋭度の相反性から感度向上因子と相反傾向を示す場合が多い。

$CaWO_4$増感紙で蛍光体粒子径と支持体の感度-鮮鋭度の関係を図7.13に示す。

特に低感度域では小粒子蛍光体の薄い蛍光体層，光吸収支持体の組合せ構成が高鮮鋭度化に有効となる。高感度域では大きい粒径の蛍光体，光反射支持体などの組合せが必要とな

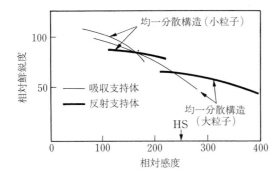

図7.13 支持体の感度-鮮鋭度（HS：高感度増感紙の相対感度 250 を示す）

る。高輝度蛍光体の採用はすべての感度域で感度-鮮鋭度レベルを向上させる。蛍光体層内の蛍光体粒子の充てん度や配列によって発光の広がり，すなわち鮮鋭性が異なる。図7.14のように高密度充てん均一構造，多重層構造が発光の広がりが小さく，高鮮鋭度が得られる。

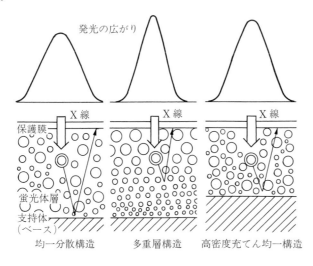

図7.14 蛍光体層の構造と発光の広がり

また，増感紙からの発光が相接するフィルム乳剤層を透過して反対側の乳剤層も感光させる現象を増感紙-フィルム系のクロスオーバ効果という。この効果は感度を微増させるが，鮮鋭度の低下の主要因となっている。クロスオーバ効果は増感紙発光に対するフィルムの光透過性によって決まるのでフィルムの改良が重要であるが，増感紙の改良法として，フィルム光透過の大きい波長領域の増感紙発光をカットあるいは小さくする増感紙着色法が有効である。

（c） **X 線写真の粒状性**　これは X 線写真モトルともいい，図7.15 に示される要因で構成されている。このうち量子モトルは増感紙が吸収する X 線量子の空間分布の統計的ゆらぎによるもので，吸収される X 線量子数が少ないほど粒状性は悪くなる。したがって，一般に感度が高くなるほど，同じ写真濃度を得るための X 線量が少なくなるので，量子モトルによる粒状が目立ってくる。増感紙の構造モトルは蛍光体層内の粒子の凝集，分散不良

## 7.2 X線増感紙

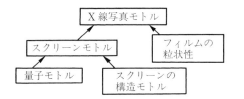

図7.15 粒状性の構成要因

など，増感紙構造の不均一性による．フィルムの粒状性は低感度フィルムほど良くなる．増感紙-フィルム系の組合せ感度変化に対して，フィルム上のミクロトレースされた模式的な粒状パターンは図7.16のようになる．高感度増感紙と低感度フィルムの組合せが他の組合せよりも濃度の変化（振幅）が小さく，粒状性が良くなる．

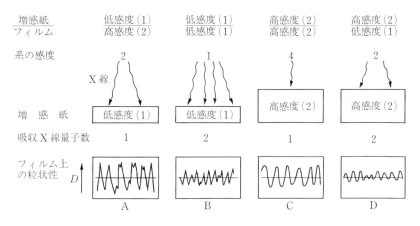

図7.16 増感紙-フィルム系の粒状性変化

**(d) 写真のコントラスト**　これは撮影管電圧（X線線質），X線フィルム特性など，種々の要因が関係するが，増感紙も一因子である．蛍光体の種類が異なると，おもにX線吸収エネルギー特性の違いに起因してコントラストに差が生ずる．

### 7.2.5　増感紙の種類

**(a) ブルー発光増感紙**[6),7)]　ブルー発光増感紙には古くからタングステン酸カルシウム（$CaWO_4$）蛍光体が用いられ，技術改良を重ねて現在でも広く使用されている．増感紙の発光スペクトルとレギュラーフィルムの分光感度曲線の例を図7.17に示す．

$CaWO_4$ 蛍光体は粒子形状が良く，X線吸収率が高いことなどから，増感紙として鮮鋭度，粒状性，コントラストのバランスの良好な写真が得られる．しかし，$CaWO_4$ は発光効率が高くないので高感度化には限界がある．

$BaFCl：Eu$ 蛍光体は希土類元素を含む高効率発光蛍光体で超高感度増感紙が得られるが，粒状性が劣る性質がある．そこで，蛍光体層内で支持体の上に $BaFCl：Eu$ 層を，その上に

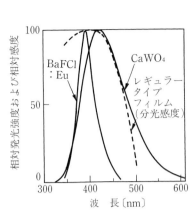
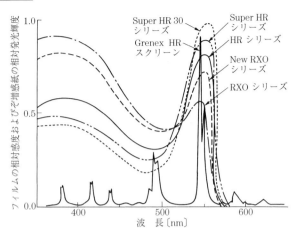

図7.17 ブルー発光増感紙の発光と
レギュラーフィルムの分光感度

図7.18 グリーン発光希土類増感紙の発光と
オルソフィルムの分光感度

CaWO₄層を設けた2層構造を採用することにより，粒状性の改良が図られているものもある。

（**b**） **グリーン発光希土類増感紙**[7),9)〜12)]　現在，すべてのグリーン発光増感紙にはテルビウム付活酸硫化ガドリニウム（$Gd_2O_2S:Tb$）蛍光体が採用されている。

$Gd_2O_2S:Tb$ はX線吸収，発光効率が高く，その増感紙はオルソフィルムとの組合せで高感度・高画質が得られる。オルソシステムではフィルムの高度なクロスオーバ低減も加わって，システム特性として高鮮鋭度化されている。現在では，高画質なオルソシステムが主流になっている。代表的なグリーン発光希土類増感紙の発光スペクトルと代表的なオルソフィルムの分光感度曲線を図7.18に示す。

### 7.2.6　特殊増感紙

特殊増感紙には診断部位，目的に合わせた多品種の専用増感紙がそろえられている。代表例として乳房撮影オルソシステムでは，乳ガンの早期発見にはきわめて高い鮮鋭度が必須である。超高鮮鋭な希土類グリーン発光増感紙と超微粒子乳剤の高画質片面オルソフィルムのシステムが有用であり，診断能の優れた写真を得ることができる[13),14)]。

## 7.3　X線蛍光板

### 7.3.1　X線蛍光板の概要と機能[7),15)]

通常，蛍光板（fluorescent screen）は蛍光体を塗布したスクリーンを総称しているが，X線用蛍光板としては大きく三つに分類される。

① X線透視診断に用いる透視用蛍光板。直接に患者の透視像で診断することから，肉眼

の視感度に合った高輝度な蛍光板が適している。

② 暗箱内に装てんし，蛍光板上のX線蛍光像をカメラで縮小撮影するX線間接撮影に用いる蛍光板。胸や胃の集団検診に有用な撮影法で，受光系は小サイズ間接撮影用オルソフィルムで，緑色発光高輝度蛍光板が適する。

③ X線蛍光像を撮像管，CCDカメラでテレビモニタするための蛍光板。またはX線蛍光像を直接にCCD光センサアレーで光電変換してディジタル処理画像化するためのディジタルラジオグラフィ用蛍光板。代表的な間接用蛍光板の発光スペクトルとオルソフィルムの分光感度曲線を**図7.19**に示す。

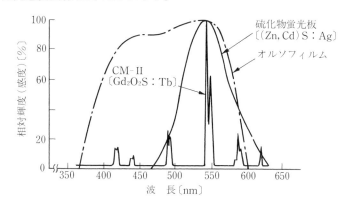

図7.19 間接撮影用蛍光板の発光とオルソフィルムの分光感度

### 7.3.2 希土類蛍光板[7),15)]

現在，間接撮影ではミラーカメラ方式が集団検診に多く用いられている。

蛍光板の性能要因としては蛍光板の発光強度（感度）と鮮鋭度が重要である。従来は高輝度を得るために，蛍光体としては増感紙用よりも大きな粒子径の$(Zn, Cd)S:Ag$蛍光体が用いられてきた。現在，X線吸収が大きく，高輝度な$Gd_2O_2S:Tb$蛍光体の採用により，高感度で高鮮鋭な希土類蛍光板が主流になっている。ミラー間接撮影における希土類蛍光板は**図7.20**の管電圧特性のように管電圧が高い領域で高感度となり，**図7.21**の鮮鋭度のように従来蛍光板よりもきわめて高い鮮鋭度を有し，胸，胃の間接撮影に使用されている。

また，胸部撮影では肺野部，縦隔部，肺門部のX線吸収が大きく異なるため，全領域を適正濃度にするには感度補償が有効である。その感度補償を蛍光板の部分的な感度変化によって行ったものが感度補償蛍光板（グラデーション蛍光板）である。蛍光板上の感度分布の例を**図7.22**に示す。中央の縦隔部は基本の希土類蛍光板の感度で，両側の肺野部は約20％感度低下しているが鮮鋭度は約15％向上している。感度移行部分は緩やかな変化でアーチファクトにならない設計がなされている。

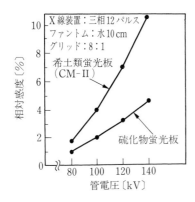
図7.20 ミラー間接撮影における希土類蛍光板の管電圧と感度

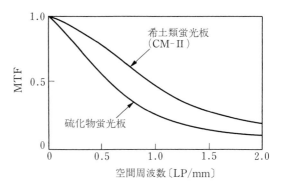
図7.21 ミラー間接撮影における希土類蛍光板の鮮鋭度

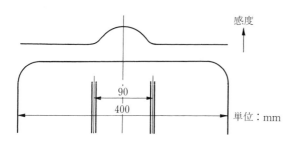
図7.22 感度補償希土類蛍光板上の感度分布

　希土類蛍光板は間接変換方式のディジタルラジオグラフィ用にも使用される。フラットパネル検出器（FPD）の$Gd_2O_2S：Tb$ X線変換部に使用する蛍光板には，高輝度・高鮮鋭な高性能ディジタルラジオグラフィ用蛍光板が有用である。（5.5節参照）

　アモルファスシリコンCCDセンサの分光感度に適した緑色発光を示す高輝度希土類蛍光体の採用，蛍光体層の高密度充てん化，粒径の異なった蛍光体による蛍光体層の多層構造などの技術を組み込むことにより，高性能化が達成される。

# 8. 診断用X線装置システム

　X線装置の構成については JIS Z 4701 に規定され，X線発生装置，X線機械装置，X線映像装置，X線画像処理装置，関連機器など単位機器の名称により分類されている[1]。しかし，臨床で使用されるX線装置は用途に応じて，これら単位機器の組合せによりシステムが構成され，それぞれ特有の性能を有している。このため，X線発生装置などの単位機器とともに，各種診断用X線装置のシステムについて理解する必要がある。

## 8.1 一般撮影装置

　一般撮影装置は多目的に使用される汎用のX線装置であり，おもに胸腹部や骨格系の撮影を中心とした単純撮影に使用される。X線高電圧装置（X線制御装置，高電圧発生装置），X線源装置（X線管装置，可動絞り）などのX線発生系とX線管保持装置，各種X線撮影台などより構成される[2]。

　X線高電圧装置には単相2ピーク形装置，三相12ピーク形装置，インバータ式装置などがあり，最大出力30～80 kW程度のものが使用されるが，現在はX線出力や再現性，短時間特性に優れたインバータ式装置が普及している。

　X線制御装置は電源の開閉，撮影術式の選択，撮影条件の設定（管電圧，管電流，撮影時間）や自動露出制御（automatic exposure control：AEC）などが行われる。また，あらかじめ撮影条件を登録しておき，撮影時に撮影部位を選択すると最適撮影条件を表示するアナトミカルプログラム（APR）撮影が行えるものもある。

　X線管装置はX線管焦点1.2/0.6 mm，陽極蓄積熱容量200～300 kHU（142～213 kJ）程度のものが多い。X線管保持装置は上下，縦横，回転など操作性がよく，床面を有効に利用できる天井式が多い。

　撮影台は立位式撮影台，水平式撮影台が用いられる。立位式撮影台はリーダ撮影台，ブッキースタンド，フィルムチェンジャなどが用いられる。水平式撮影台にはブッキーテーブルがあり，天板部は固定形，移動形，昇降形がある。被検者の負担軽減からは移動形や昇降形が便利である。また，フィルムチェンジャを組み込んだものも多い。最近ではFPDシステムを用いたものが増えている。

178    8. 診断用X線装置システム

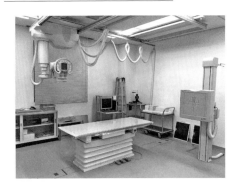

図 8.1　一般撮影システムの外観

　一般撮影装置は施設の規模や目的に応じた多種多様のシステムが構築されている。図 8.1 は一般撮影システムの外観である。

## 8.2　X線透視撮影装置

　X線透視撮影装置は透視撮影台により被検者の体位変換と位置決めを行い，透視，撮影を行うもので，一般に消化管検査などの汎用の透視撮影装置をいう。初期には蛍光板を用いた装置もみられたが，現在は，I.I.と撮像装置（CCD，撮像管）を用いたX線TV方式やFPDシステムを用いた方式が普及している。X線TVでは明室での検査が可能になり，遠隔操作により術者のX線被ばくもほとんどなくなった。構成はX線高電圧装置，X線源装置，透視撮影台，X線映像装置（速写撮影装置，X線TV装置）などよりなる。

　高電圧装置はインバータ式装置が主流となり，X線管装置は大焦点 0.8～1.2 mm，小焦点 0.3～0.6 mm，陽極蓄積熱容量 200～600 kHU（142～426 kJ）程度が使用されている。また，パルス透視に対応した三極X線管を用いた装置もある。透視，撮影を繰り返すため，冷却ファンが取り付けられ，陽極蓄積熱容量の大きいものがよい。X線可動絞りはサーボモータによる電動絞りが行われる。透視撮影台はX線管と天板の位置関係（水平時）からオーバテーブルX線管形，アンダーテーブルX線管形がある（図 8.2）。

　オーバテーブルX線管形はX線管が天板の上方に配置され，被検者の観察や体位変換が容易であり，多目的の診断に多く用いられている。アンダテーブルX線管形はX線管が天板の下方に配置され，被検者と速写撮影装置の密着がよく，胃の検査などには有利である。両者は撮影目的によって選択されているが，操作性，多目的使用の観点からはオーバテーブルX線管形が多く用いられている。また，架台形状では小形で操作性の良いアイランドタイプが多い。

　映像装置ではI.I.はおもに23形（9"）が多く，18（7"）～30形（12"）程度の可変視野イメージ管も使用されている。速写撮影装置はI.I.の前面に配置され，モニタ上の透視像よりタイミングを逃がすことなくフィルムを搬送し，直接撮影を行うシステムである。間接撮影

8.2 X線透視撮影装置　179

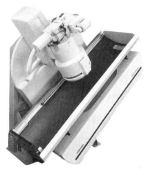
（a）アンダテーブルX線管形

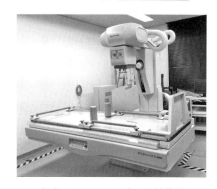
（b）オーバテーブルX線管形

図8.2　X 線 透 視 撮 影 台

の場合はI.I.の出力像を映像分配器により100 mmのロールフィルムに撮影される。これらのX線透視撮影には透視自動輝度調整（automatic brightness control：ABC）や自動露出制御（AEC）が行われている。最近ではDR（I.I.-TV系）システムやFPD搭載の装置も普及している。

### 8.2.1　近接式X線透視撮影装置

X線室内において，被検者に近接し，モニタ上の透視像を観察しながら，体位変換，位置決めなどを行い，透視，撮影を行う装置である。近接式では被検者の側で検査を行うため，常に被検者の状態把握とコミュニケーションを保つことができる。操作を容易に行うため，操作に必要な機器は速写撮影装置の一端に集められている。また，操作者はプロテクタを着用して検査を行うが，装置側でも透視撮影台はアンダテーブルX線管形で，被検者からの散乱線を防ぐプロテクタの取付け，操作機器類の配置など被ばく低減の工夫がされている。国内では近接式よりも遠隔式が普及しており，近接式は海外輸出用のものが多い。**図8.3**は近接式X線透視撮影装置である。

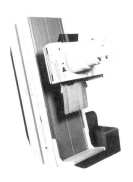

図8.3　近接式X線透視撮影装置

### 8.2.2 遠隔式X線透視撮影装置

X線操作室から遠隔操作によって被検者およびモニタを観察しながら透視，撮影を行う装置である。モニタを観察しながら，体位変換，透視，照射野の選択，圧迫，速写撮影，撮影条件の選択などを行う。近接式に比較し操作者のX線被ばくはなくなり，疲労度も少ない。また，遠隔式でも，撮影目的や被検者の状態により被検者の側で検査を行う場合もあるため，通常はX線室内にも近接で行えるモニタと操作卓が用意されている。システムはおもに透視撮影台，速写撮影装置，遠隔操作機器などで構成され，透視撮影台はテーブルの上下，左右移動，X線管と受像部が一体となって移動するもの，両者を組み合わせたものなどがある。図8.4は多目的遠隔式X線透視撮影装置である。

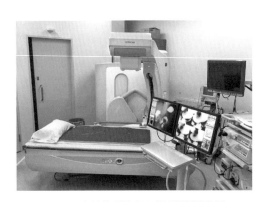
図8.4　多目的遠隔式X線透視撮影装置

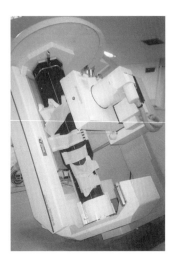
図8.5　多方向X線透視撮影装置

### 8.2.3 多方向X線透視撮影装置

多方向X線透視撮影装置は前述の透視撮影装置の有する機能のほかに，X線入射方向と被検体の体位変換を自由にできる装置である。ビームローテーション機能（X線映像装置が被検体の体軸回りに回転する）や天板ローリング機能（被検者を体軸回りに回転させる）などを備え，胃X線検査の特殊な場合や大腸検査などに使用されている（図8.5）。

## 8.3　断層撮影装置

単純撮影では投影方向のすべての組織，器官の陰影が重なり合った重積像としてフィルムに投影される。断層撮影では目的とする断面以外の上下の像を幾何学的にボカすことにより，フィルムに平行な特定の断面の情報が得られ，目的部位の位置，大きさ，形状などを知ることができる。現在では，X線TVと兼用の装置などもみられるが，X線CTの普及に

伴い，しだいに使用されなくなった[3]。しかし近年では，FPDシステムの普及に伴いトモシンセシスと呼ばれる新しい断層画像撮影システムが考案され，おもにX線透視撮影装置や乳房用X線装置に応用されてきている。

### 8.3.1 X線断層撮影装置

**（a）原　理**　断層撮影装置は支点（断面）を中心にX線管とフィルムがたがいに反対方向に移動しながら，X線を照射することにより断層像が得られる。図8.6に平行平面運動方式の断層撮影装置の原理を示す。焦点-支点間距離を$D$，支点-フィルム間距離$d$，支点O，断層面より$h$〔cm〕離れた点P，振れ角$\alpha$とする。X線管（焦点）が$F_1$から$F_2$へ移動するとき支点Oは$O_1$，$O_2$，点Pは$P_1$，$P_2$へ投影される。

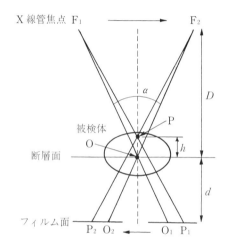

図8.6　断層撮影装置の原理

これより断層面の支点Oはフィルム上に点として投影されるが，点Pの像は点とならず直線上のボケ像（$P_1P_2 > O_1O_2$）を生じることになる。このボケの長さ$L$は$L = P_1P_2 - O_1O_2$となり，次式で表される。

$$L = \frac{2h(D + d)\tan\frac{\alpha}{2}}{D - h} \tag{8.1}$$

$h$はX線管側，フィルム側も考えられるため，一般式として

$$L = \frac{2h(D + d)\tan\frac{\alpha}{2}}{D \pm h} \tag{8.2}$$

となる。$L$は$h$と$\alpha$に比例し，断層面から離れるほど，振れ角が大きいほどボケは大きくなる。これより，断層面以外の部分はボケが大きく，濃度も低下するため，断層面の観察が容易となる。また，断層厚は振れ角が大きいほど薄くなる。これらの関係は支点を中心にX線管とフィルムが同期し等速運動を行えば円弧運動方式や多軌道方式（円，楕円，渦巻

**（b） 分類・構成**

**（1） 分　類**　　断層撮影装置は，直線軌道断層撮影装置と多軌道断層撮影装置に分類される。また，X線管とフイルム面の運動により，X線管焦点とフイルム面が断層面に平行に直線上に移動する平行平面運動方式，X線管焦点とフイルム面が断層面を中心として円弧運動をする円弧運動方式がある（**表8.1**）。

表8.1　平行平面運動方式と円弧運動方式（東芝カタログ）

| 方　式 | 平行平面運動 | 円弧運動 |
|---|---|---|
| 原　理 | （X線管／載面上下／フイルム） | （X線管／天板上下／フイルム） |
| FFD | 角度により変化 | 運動中も一定 |
| 拡大率 | 載面位置により変化 | つねに一定 |

**（2） 構　成**　　X線断層撮影装置はX線発生装置，X線管保持装置，ブッキー装置，断層撮影台，制御ボックス，遠隔制御卓などより構成される。X線高電圧装置は一般撮影と同程度の容量の装置が使用される。X線管装置は陽極蓄積熱容量 300 kHU（213 kJ），X線管焦点 0.6（1.2）mm 程度が多い。

　照射角度（振れ角：$2\theta$）は5〜50°の範囲で使用され，一般に胸部で40〜50°，骨部で30°程度が多く用いられている。照射角度は大きいほどボケの範囲は大きく，断層厚は薄くなり，照射角度が小さいほど断層厚は厚くなる。

## 8.3.2　トモシンセシス

　トモシンセシス（tomosynthesis）は，FPDの技術を用いて行われる断層撮影のことである。断層撮影を表す tomography と合成を表す synthesis から作られた造語であり，従来の断層撮影では断層面ごとにX線を照射しなくてはならなかったが（多層断層システムを除く），1度の照射で任意の複数断面画像を再構成するシステムである。おもにFPD搭載の乳房用X線診断装置，一般撮影装置，X線透視撮影装置に用いられている。照射角度は10〜50°程度が使用され，X線束の入射角による技術も応用されている。画像再構成法には，シフト加算法，フィルタ補正逆投影法，逐次近似法などがある。

**（a） シフト加算法**　　シフト加算法とは**図8.7**に示すようにX線入射角度を変化させながら画像を取得し，それぞれの画像を走査方向に適宜シフトさせ重ね合わせることで任意の断面画像を得ている。

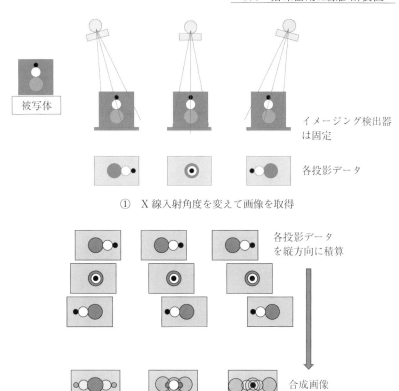

① X線入射角度を変えて画像を取得

② それぞれの画像を適宜シフトして重ね合わせ，任意の断面画像を得る

図 8.7　シフト加算法の原理

（b）**フィルタ補正逆投影法**　CT装置では180°，あるいは360°補間を行っているが，トモシンセシスでは投影方向の少ないコーンビームCT装置の再構成方法を行っている。FPDが平面検出器であるため幾何学的補正を行った後，フィルタ補正逆投影法を行い，任意断面を再構成している。

（c）**逐次近似法**　逐次近似法を応用した画像再構成法で，金属アーチファクトの低減，線質を維持し線量の低減が可能と考えられる。

## 8.4　循環器用 X 線診断装置

循環器透視撮影を目的とし，血管内にカテーテルを挿入し，造影剤により血管の走行を撮影する装置である。最近ではDSA装置も普及し，血管の拡張や塞栓などの治療を行うIVRなども行われている。循環器用装置には目的に応じて汎用，心血管用，胸腹部・下肢血管用，頭部血管用X線診断装置などがあげられるが，一般には心血管用装置と汎用の頭部・腹部血管用装置に分けられる[4]。

### 8.4.1 心血管用 X 線診断装置

動きの速い心臓血管の造影を目的とした装置で，主に左心室の収縮運動，冠状動脈の狭窄や閉塞などの動態撮影を行う。高速で連続的に撮影する必要があり，一般に FPD や I.I.を用いた X 線動画撮影が行われる。動画撮影では左心室造影 15〜30 f/s，冠状動脈造影で 10〜15 f/s 程度で撮影されている[5]。

最近では DSA 装置を用いた DA 撮影が普及している。図 8.8 に基本構成を示す。

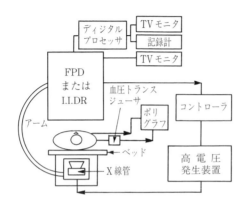

図 8.8 心血管用 X 線診断装置の基本構成

システム構成には X 線管-I.I.保持装置，バイプレーン装置，カテーテル寝台，X 線発生装置，DSA/DA 装置，I.I.，光学系，TV カメラ，インジェクタなどがある。

X 線管-保持装置は C アームや L，U アーム（メーカにより各種のものがある）などがある。最近では I.I.の変わりに FPD（8〜10"（インチ））が普及している。床上，天井走行式として使用され，電動により患者の左右，頭足方向に深い角度がとれる。これらを組み合わせてバイプレーン装置を構成し，一度に 2 方向の画像を得ることにより，検査時間の短縮と造影剤量の低減ができる。カテーテル寝台はカテーテル挿入部から心臓まで透視でき，CFRP などの低 X 線吸収寝台が用いられる。

X 線発生装置は三相 400 V 電源，最大出力 80〜100 kW 程度の装置が要求される。高電圧装置は短時間の制御に優れ，容易に定電圧波形の得られるインバータ式装置が普及している。X 線管は大電流，大出力に耐える大容量の X 線管が必要で，陽極熱容量が大きく冷却効率の良いものがよく，1 800 kHU（1 386 kJ）のものもある。X 線管焦点は小焦点 0.6 mm，大焦点 1.0（1.2）mm 程度であり，透視や拡大 DSA 用に 0.3 mm のものもある。

可動絞りにはハレーション防止のため，含鉛アクリル材質や銅などの補償フィルタを備え，心臓の形に合わせて調整される。また，X 線透視では連続 X 線とパルス透視機能を備え，パルス透視時のパルスレート（30 f/s，15 f/s，7.5 f/s など）の適切な選択や付加フィルタに Al，Cu 以外に Ta フィルタを用いるなどにより被ばく低減を図っている。

I.I.は通常 23 形（9"）が用いられ，目的に応じて 19 形（7.5"）/11 形（4.5"）の拡大モードを使用する。バイプレーン撮影では，交互に X 線を照射するため，反対側の X 線放射中

は，I.I.ブランキング（I.I.の集束電極を逆極性に切り換え，I.I.が光らないようにする）により，散乱線の影響を防止している。

光学系はI.I.の出力画像をレンズ系を経て，シネカメラとTVカメラに分光する。また光検出器により透視，シネ撮影の自動制御機構のフィードバックを行う。TVカメラは100万画素以上のCCDカメラや高解像度の撮像管などが用いられている。

DSA装置はTVカメラからのビデオ信号をA-D変換し，画像処理を行い，血管像のみを描出する。シネ撮影中のTV画像をディジタル画像として収集し，造影後直ちに繰り返し再生して検査中に診断できる。連続画像がディスクやディジタルVTRに収集でき，サブトラクション処理を行わず，血管撮影を行うDA撮影（シネレス）が普及している。

DSA/DA撮影ではA-D変換は画像マトリクス$1\,024 \times 1\,024$，8/10 bitで30 f/s，$512 \times 512$，8/10 bitで60 f/sの画像収集ができる。画像収集後に画像処理を行うポストプロセスとしてリマスキング，ピクセルシフト，空間フィルタ処理，画像加算などが行われる。また，機能解析や血管径計測なども行うことができる。

周辺機器としてインジェクタ（造影剤注入器），ポリグラフ（心電図や圧波形を表示する），除細動器（心室細動を起こしたとき使用する）などがある。図8.9は心血管用X線診断装置の外観である。

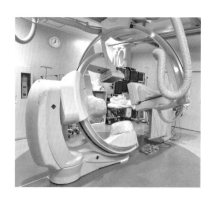

図8.9　心血管用X線診断装置の外観

### 8.4.2　頭・腹部血管用X線診断装置

おもに頭・腹部を中心とした比較的動きの少ない全身の血管の撮影を目的とした装置である。一般にはフィルムチェンジャによる連続撮影が行われるが，最近ではDSA検査が普及している。また，血管の拡張や塞栓などの治療を行うIVRも行われている。図8.10に基本構成を示す。図8.11は頭・腹部血管用装置の外観である。

構成にはX線管-I.I.保持装置，バイプレーン装置，カテーテル寝台，X線発生装置，DSA装置，I.I.，光学系，TVカメラ，FPD，インジェクタなどがある。X線管-I.I.保持装置にはCアーム，Lアームなどがあり，検査目的によりバイプレーンやシングルプレーン撮影が行われる。X線管は連続撮影や透視が行われるため，陽極蓄積熱容量が大きく，冷

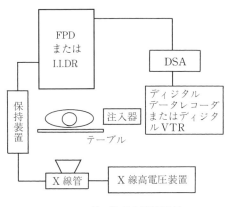

図 8.10 頭・腹部血管用 X 線診断装置の基本構成

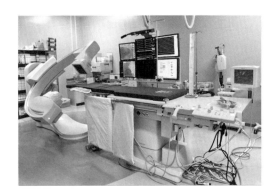

図 8.11 頭・腹部血管用 X 線診断装置の外観

却効率の良いものが要求される。また，ステレオ撮影用には双焦点ステレオ X 線管が用いられている。

DSA 検査は I.I.の二次蛍光面を TV カメラでビデオ信号に変換し，A-D 変換して血管像だけリアルタイムでモニタに表示する。基本的なシステムは心血管用と同じであるが，全身の撮影ができること，大口径の I.I.（腹部全体の DSA では 35 形（14"）〜40 形（16"））や 17 インチ FPD を用いて，ステレオ撮影（頭・腹部の複雑な血管），下肢ステッピング撮影（造影剤の流れにより寝台，保持装置が移動できる）などの機能が要求される。

## 8.5 専用 X 線診断装置

### 8.5.1 乳房用 X 線診断装置

乳房撮影では軟部組織に高い減弱を示す 25〜35 kV 程度（一般に 28 kV 程度が多い）の低エネルギー X 線が利用され，乳房内の微小石灰化や腫瘤などの微細病変の描出が重要であり，高い解像力と高いコントラストが要求される。このため，高コントラストの増感紙/フィルムシステム，もしくは 50〜100 μm のサンプリングピッチを用いたディジタルシステム（CR，FPD，スロットスキャンなど），微小焦点 X 線管，運動（移動形）グリッド，乳房圧迫器，高輝度シャウカステン，高精細モニタなどが使用されている[6),7)]。

**（a）構　成**　乳房用 X 線診断装置（乳房用 X 線装置）は X 線高電圧装置，乳房用撮影台（X 線管保持部，X 線源装置，乳房圧迫器，カセッテホルダ保持部，AEC 検出器），附属機器などより構成される。また，組合せ装置として乳房撮影定位装置（バイオプシー装置）が用いられている。**図 8.12** は乳房用 X 線装置の外観である。

**（1）X 線高電圧装置**　専用装置，一部に一般撮影と併用した兼用の装置がある。現在，多くは専用装置であり，単相電源を用いたインバータ式装置が多く普及している。これにより，管電圧のリプル百分率（4 % 以下の定電圧）が少なく，高精度の制御となり，被ば

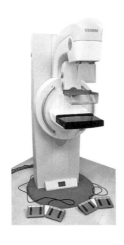

図8.12 乳房用X線装置の外観

く低減とX線出力の安定性などの向上がみられる。X線制御には，一般に自動露出制御（AEC）が行われる。乳房用では1〜3個のAEC検出器がカセッテの下部に配置され，乳房の形態に合わせて検出部を移動できるものが多い。AECの機能として，検出されるX線量が少ないことやスクリーン/フィルムシステムにおける長時間露光による相反則不軌の問題，検出器の大きさと検出部位などを考慮し，線質，乳房形態に対する照射線量の補正や検出部の位置，大きさなどが適切であることが要求される。また，FPDシステムでは，AECはFPDを検出器としてプレ照射（数10 ms程度）と乳房厚により撮影条件を調整している。

### （2） 乳房用撮影台

**1） X線源装置** X線管装置は撮影管電圧が低いため，片側接地（陰極または陽極接地）のX線管を用いている。陽極（ターゲット）には，おもにモリブデン（Mo）やロジウム（Rh）陽極などの特殊X線管が使用され，これらの特性X線を利用している。一般にはMo陽極が多く使用されているが，Rh陽極は乳腺密度の高い乳房に対して画質，被ばく線量などの点で有効とされている。最近ではMoとRhの二つの陽極を搭載する装置や，FPDシステムではW陽極の装置もある。X線管の放射窓は軟X線を有効に取り出すため，X線吸収の小さいベリリウム（Be 0.8〜1.0 mm）が用いられる。また，ターゲット物質に応じて，Mo, Rh, Agなどの付加フィルタ物質を組み合わせることにより，特性X線を有効に利用している（**表8.2**）。X線管焦点の大きさは微小石灰化の検出能などの点から，大焦点0.3 mm，小焦点0.1 mm（拡大撮影時）程度のものが多い。

表8.2 乳房用X線装置のターゲットとフィルタ物質

| ターゲット物質 | 原子番号 $Z$ | $K$特性X線 $K_\alpha$〔keV〕 | $K$特性X線 $K_\beta$〔keV〕 | $K$吸収端〔keV〕 | 付加フィルタ物質 | フィルタ厚〔mm〕 |
|---|---|---|---|---|---|---|
| Mo | 42 | 17.5 | 19.6 | 20.0 | Mo<br>Rh | 0.030<br>0.025, 0.020 |
| Rh | 45 | 20.2 | 22.7 | 23.2 | Rh | 0.025 |
| W | 74 | 59.3 | 67.2 | 69.5 | Rh | 0.050 |

X線管ではヒール効果により陽極側ほどX線強度が減少する。乳房撮影では胸壁側ほど厚いため，ヒール効果を考慮しX線管の陰極側を被検者に向けて，また，胸壁部の受像器への写し込み欠損を防ぐため，焦点の位置は受像器の胸壁端の真上近くに配置されている。

照射野限定器は照射野絞り込み機能，投光照準器，付加フィルタなどを備える。投光照準器のミラーはX線吸収の少ない材質が用いられるが，最近では，X線照射の間にミラーを退避（退避形）させ，線質硬化を低減させるものもある。

2） **X線管保持部，乳房圧迫器，カセッテホルダ保持部**　乳房用撮影台ではX線管保持部とカセッテホルダ保持部が対向して配置（Cアーム）されており，回転，上下動などが行える。焦点と受像器間距離（SID）は一般に65〜70 cmのものが多い。

乳房圧迫器は乳房圧迫で乳房を薄く均一にして画像コントラストを改善させる。乳房の表面線量は乳房厚が1 cm厚くなると約2倍の線量になり，圧迫は画質面と被ばく低減面からも重要である。また，フットスイッチによる圧迫操作や照射後に速やかに圧迫板を退避する機構などを備える。圧迫板はX線吸収が少なく，破損しにくい材質（ポリカーボネートや特殊レジンなど）が要求される。

カセッテホルダ保持部はカセッテ装着の構造で，乳房用カセッテ（片面増感紙/片面乳剤フィルム）を用いるものが多い。増感紙はカセッテのバック側に貼られ，片面乳剤フィルムと組み合わせて用いられる。保持部には散乱線除去グリッド（以下グリッド）移動機構やAEC検出器の位置移動機構なども組み込まれている。グリッドは集束グリッドで移動形（運動グリッド）のものが多く用いられ，グリッド比3：1〜5：1，グリッド密度27〜35本のものが多い。

グリッドでは，クロスグリッドとして中間物質を空気としたものも使用される。運動グリッドは左右位置において必ず折り返しの際停止してしまい，グリッド縞が画像描画されやすいため，折り返し時にX線照射を少なくしたり，休止させてグリッド縞が出にくくしている装置もある。

最近ではCR装置やFPD装置を用いたディジタルマンモグラフィが普及している。ディジタルマンモグラフィの特性を活かした，トモシンセシスやデュアルエネルギーサブトラクションなども行われている。トモシンセシスでは±7.5°〜24°程度の振り角を用いている。

図8.13に乳房用装置と一般撮影用装置のX線管から撮影台までの配置の比較を示す。

**（b）　乳房用X線装置の安全管理**

**（1）　乳房用X線装置の安全**　乳房用装置の安全については，JIS Z 4751-2-45に規定されている。当初は機械的強度，動く部分，乳房撮影定位装置，正常使用時の安定性，不要または過度の放射による危険に対する保護などが規定された。その後，高電圧装置の安全要求事項が追加され，①管電圧の精度：±5％以内，②管電流の精度：±20％以内，③撮影時間の精度：±(10％＋1 ms)，④管電流時間積の精度：±(10％＋0.2 mAs)以内，

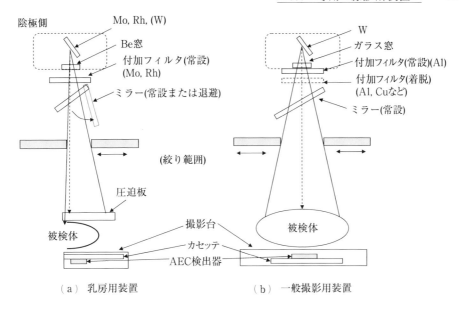

図 8.13 幾何学的配置の比較

⑤ X線出力の再現性：0.05以下，⑥ 最小空気カーマ率：7.0 mGy/s 以上（28 kV，Mo/Mo），⑦ AEC：X線受像器非内蔵装置：20～70 mm までの乳腺等価物質の光学的濃度の測定値 0.3 以内，ディジタル X線受像器内蔵装置：CNR，AGD を評価（仕様書と比較），などが規定されている。表8.3 に X線の防護に関するおもな規定を示す。

表 8.3 不要または過度の放射のハザードに関する保護（X線：乳房用 X線装置）（JIS Z 4751-2-45：2013）

| 項　目 | 規　　定 |
| --- | --- |
| X線装置の総ろ過 | X線ビームの総ろ過（ターゲットとエッジフィルタの組合せによりつぎの値以上）<br>Mo/Mo：30 μm Mo，Mo/Rh：25 μm Rh，W/Mo：60 μm Mo，W/Rh：50 μm Rh<br>Rh/Rh：25 μm Rh |
| 半価層の試験 | 圧迫板を加えないで測定する（生検用の開口部付圧迫板のため） |
| X線照射野と有効受像面との一致 | X線照射野は，患者の胸壁に近い有効受像面の縁を超える広がりがあり，患者支持器の縁から 2 mm を超えない．有効受像面の他のすべての縁は最短焦点距離の 2 %以下． |
| 光照射野と X線照射野との縁のずれ | 最短焦点距離の 2 %以下 |
| 一次防護遮へい体 | ・患者の胸壁に近い縁は少なくとも患者支持器の放射範囲まで広げ，その他の縁は X線照射野を超える広がりをもち，その広がりは最短焦点距離の 1 %以上とする．<br>・剰余放射線（背後）の空気カーマは，1 回の照射当り 1 μGy 以下とする． |
| 迷 X線に対する防護（防護壁） | 占居有意区域に関し，占居有意区域と患者支持器領域の間に防護壁を備える．<br>・防護壁の下端は床面から 15 cm 未満，上端は 185 cm 以上，幅 60 cm 以上<br>・防護壁の減弱当量は 0.08 mmpb 以上 |

**（2） 半価層 HVL**　ACR（American college of radiology）の品質管理（QC）マニュアル（1999）では被ばく線量および画質面から，推奨する第一半価層を規定している。効率的な QC を行うため，圧迫板透過後の線質について上限，下限を規定し，下限値は圧迫板

によるX線減弱の補正 0.03 を加えている。圧迫板透過後の HVL の範囲は次式で示され，この範囲内の線質が要求される（JIS Z 4751-2-45 では，乳房用装置に生検用の開口部付圧迫板があるため，圧迫板を除いた半価層試験が規定されている）。

$$\frac{\text{kV}}{100} + 0.03 \leq \text{HVL [mmAl]} < \frac{\text{kV}}{100} + C \tag{8.3}$$

ここに，　$C = 0.12$ (Mo/Mo)，$C = 0.19$ (Mo/Rh)
　　　　　$C = 0.22$ (Rh/Rh)，$C = 0.30$ (W/Rh)

**（c）　乳房用 X 線装置の精度管理**

乳房用 X 線装置は安全で高品質な画像を常に提供しなくてはならないため，適正な線量で腫瘤と正常組織のわずかな X 線吸収差を描出したり，石灰化のような微細病変を表現可能とする解像度を兼ね備えていなくてはならない。そのため，撮影装置，受像系システムに関してそれぞれ受入試験（JIS Z 4752-3-2：2011）や不変性試験（JIS Z 4752-2-10：2005）が定められている[8]。

受入試験では，①最初に行う試験（目視，機能試験など），②管電圧，③半価層（HVL），④公称焦点値，⑤X 線照射野の制限およびビームの整合，⑥X 線出力，⑦自動露出制御（AEC），⑧空気カーマの再現性，⑨患者支持器の上部表面と受像器面との間に介在する物質の減弱比，⑩乳房圧迫器，⑪均一性，⑫輝尽性蛍光体システムを含むディジタル X 線受像器を用いた乳房用 X 線装置のダイナミックレンジ，⑬空間分解能，⑭低コントラスト検出能，⑮入射表面空気カーマ，⑯乳房撮影定位装置のせん刺針の位置決め正確度の 16 項目にわたる試験方法が定められている。

この中でディジタルマンモグラフィに対応した試験項目では，⑦におけるコントラスト対雑音比（CNR），⑪におけるラグ効果（加法的ラグ効果と乗法的ラグ効果），⑫におけるダイナミックレンジファントム測定，⑬における SCTF 測定，⑭における低コントラスト評価ファントム測定があげられる。また平均乳腺線量（$D_G$）の測定方法は次式によって求められる。

$$D_G = K \times g \times c \times s$$

ここで，$K$：PMMA 上面における入射表面空気カーマ（後方散乱を含まない）〔mGy〕
　　　　$g$：乳腺量 50 ％に相当する係数〔mGy/mGy〕
　　　　$c$：乳腺量 50 ％から異なる乳腺量を補正する係数
　　　　$s$：ターゲットとフィルタの組合せに関する係数

つぎに不変性試験は JIS Z 4752-2-10 で規格化されている。おもな試験項目として，①X 線装置の画像性能，②X 線ビームの幾何学的特性，③圧迫器，④乳房用カセッテおよび増感紙，⑤乳房撮影用フィルムなどがある。この規格で規定される試験項目，適用基準，試験頻度を**表 8.4** に示す。

表 8.4　乳房用 X 線装置の不変性試験（JIS Z 4752-2-10：2005）

| 試験項目 | 適用基準（対基礎値） | 試験頻度 |
|---|---|---|
| ① X 線装置-画像性能 | | |
| a．画像濃度 | 基礎値の ±0.20 以内（検診用 ±0.15 以内） | 3 か月 |
| b．アーチファクト | 濃度均一性の悪化，前回にないパターン，グリッドのしま目が著しく見えない | 3 か月 |
| c．高コントラスト解像度 | 解像度の周波数ランクが 1 ランク以上低下しない | 6 か月* |
| ② X 線ビーム-幾何学的特性 | 5 個の鉄球のうち，2 個以上を描出（S/F, CR），2.5 個以上を描出（FPD） | 規定なし |
| ③ 圧迫器 | 圧迫圧の表示精度　±20 N 以内（ただし ±10 N 以内が望ましい）<br>圧迫厚の表示精度　圧迫圧 100～120 N のとき，±5 mm 以内<br>圧迫圧の持続性　1 分間で －10 N | 6 か月* |
| ④ 乳房撮影用カセッテおよび増感紙 | | |
| a．増感紙とフィルムの密着性 | 密着不良の大きな部分（10 mm を超す）がない | 1 年* |
| b．増感紙付きカセッテの相対感度 | 光学濃度の平均値からのずれ　±0.20 以内 | 1 年* |
| ⑤ 乳房 X 線撮影用フィルム | 正味濃度 0.20～0.30 と 0.40～0.60 のステップの濃度差　±0.03 以内 | フィルム乳剤番号変更時 |

＊　取扱説明書に記載のある場合は取扱説明書に従う．

### 8.5.2　外科用・手術室用 X 線診断装置

一般に透視機能を備えた可搬形 X 線装置であり，移動形（C アーム）X 線 TV 装置とも呼ばれる（図 8.14）．操作性，簡便性，低被ばく，高画質などが要求され，おもに手術室などの外科領域で X 線透視や撮影を行う．コンパクト形から多目的形まで各種のものがあり，整形外科・脳外科・泌尿器科手術，救急透視，術中での血管造影，胆管造影や最近では術中 DSA の行えるものもある．

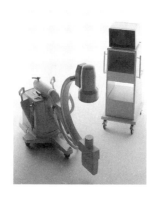

図 8.14　外科用 X 線診断装置

装置の構成はおもに X 線発生装置，絞り装置，X-TV 装置，線量低減メモリ装置，C アーム部機械装置などよりなる．

電源は商用電源（単相 100/200 V，2 kVA 程度）で使用可能であり，X 線発生装置は一体形 X 線発生装置が用いられ，現在では高周波のインバータ式装置が普及している．X 線

管はおもに固定陽極X線管が使用されるが回転陽極X線管を用いたものもある。小焦点 (0.5 mm 程度) で透視, 大焦点 (1.4 mm 前後) で撮影が行われている。X線制御装置は装置本体に組み込まれたものと制御盤部のみ分離しモニタに配置したものがある。X線 TV 装置は一般に 15 形 (6") ～23 形 (9") I.I.と撮像管, または FPD システム, モニタなどで構成される。

手術室用X線診断装置は手術室に設置されるX線装置をいうが, 手術室に設置された特別の据置形装置以外は一般に外科用X線装置が使用されている。

### 8.5.3 そ の 他

(a) **頭部用X線診断装置** 頭部の撮影は通常一般撮影装置により行われているが, 頭蓋骨には複雑な構造の部位が多く, 特に精密さと再現性が要求される場合に頭部用X線診断装置 (頭部精密診断装置) がある。

システムはX線高電圧装置, X線源装置, X線管保持器, 天井懸垂装置, 専用撮影台, カセッテ保持器などがある。装置本体は天井懸垂式でセンタアーム, 垂直アーム, X線管アームより構成され, X線管焦点とフィルム中心がつねに一致し, あらゆる方向からの投影と設定されたプログラムにより, 精度や再現性のよい撮影が可能とされている。X線管は微細組織の描出のため 0.3 mm 以下の微小焦点X線管が使用される。

(b) **泌尿器科用X線診断装置** おもに泌尿器透視撮影専用の装置をいうが, 泌尿器系・婦人科系検査などの特殊検査に用いられる。被検者の体位変換や位置決めが容易で, 付属機器や関連機器の操作性がよく防水, 排水性などの機能が要求される。近年ではX線透視撮影装置で兼用しているシステムが増えている。

(c) **小児科用X線診断装置** 小児には新生児から学童児まで含まれ, 小児科用X線装置ではこれらに対応した専用の撮影台や補助具が用途に応じて工夫されている。また, 患児の整位や固定が苦痛を与えずスムーズに行えることや患児や介助者の被ばく防護の配慮などが要求される。特に小児用のX線装置は少ないが, 小児の動きや呼吸の影響を少なくする工夫と短時間撮影が可能で再現性の良い装置 (インバータ式装置) が望ましい。乳幼児以下では特に患児の固定が困難なため, 乳幼児用撮影台により, 患児の固定と体位変換が行われる。

## 8.6 集団検診用X線装置

集団検診に用いる移動形または据置形のX線装置で, 主に胃集団検診用, 胸部集団検診用X線装置や胃・胸部集団検診用装置などがある。集団検診は主として間接撮影法が行われ, 検診センタなどの施設内検診や検診車による巡回検診が多く行われている。また, 多数

の被検者を対象とし，健常者が多いため，操作性，精度，効率，受診者サービス，被ばく線量などに考慮する必要がある。

### 8.6.1 胃集検用 X 線装置

胃集団検診用装置は蛍光板と屈折レンズカメラによる方式からミラーカメラ間接撮影法，I.I.間接撮影法へと発展し，画質や被曝線量など診断精度が向上してきている。現在は I.I.の出力像を I.I.スポットカメラにより 100 mm のロールフィルムに撮影する I.I.間接撮影法から I.I.-DR や FPD を用いたディジタルシステムが一般的である（図 8.15）。I.I.間接撮影では I.I.の出力像を 100 mm のフィルムに撮影するため直接撮影に比較して被ばく線量は少なくなるが，X 線写真の解像力は劣る。

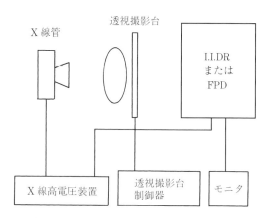

図 8.15 I.I.間接撮影の構成

胃集検用装置は X 線高電圧装置，X 線管装置，透視撮影台，I.I.，光分配器，X 線 TV 装置，スポットカメラなどより構成される。X 線高電圧装置はコンデンサ式 X 線装置が主流であったが，現在はインバータ式 X 線装置が普及し，最大出力 3～5 kW のコンデンサエネルギー蓄積形の装置が用いられている。インバータ式装置はコンデンサ式装置に比較し，管電圧波形は定電圧に近く，線質，再現性などに優れている。また，透視条件と撮影条件を個別に制御が可能であり，暗流 X 線や残留電荷の問題もなくなり，操作性，安全性の点でも有利である。X 線管装置は管電流が 100 mA 以下と小電流であり，X 線管焦点は 0.3～0.6 mm 程度の小焦点が用いられる。I.I.は 18 形（7"）～30 形（12"）程度の可変視野イメージ管などが用いられる。

システムは常に最適な透視像が得られるよう透視条件の管電圧を自動制御する ABC 機構，透視時の条件から最適な管電圧を自動設定する ATR（automatic tube voltage regulation）機構や自動露出制御を行う AEC 機構などが備えられている。最近では DR（ディジタルラジオグラフ）装置が普及してきている。

### 8.6.2 胸部検診用 X 線装置

胸部集団検診専用の装置で結核，肺がんなど胸部疾患の検診に用いられ，一般に 100 mm ミラーカメラによる間接撮影であり，検診の多くは集検車により行われている。

システムはおもに X 線高電圧装置，X 線管装置，間接撮影台などより構成される。間接撮影台の蛍光板には希土類の $Gd_2O_2S：Tb$ が使用され，被ばく線量の低減と画質向上がみられる。また，縦隔部の感度を肺野に対して滑らかに立ち上げたグラデーション蛍光体も使用されている。この装置も従来はコンデンサ式装置が一般的であったが，現在は胃検診用装置と同様にインバータ式装置が普及している。胸部撮影では高電圧，短時間撮影が行われるため，管電圧波形が定電圧に近く，短時間特性や再現性の良い装置が要求される。装置定格は 15 kW 程度である。撮影は自動露出制御（AEC）によって行われている。近年は，FPD を搭載したディジタル式 X 線装置が普及してきている。

## 8.7 可搬形 X 線撮影装置

主として院内回診用の移動形または可搬形の X 線装置をいい，移動形 X 線撮影装置，携帯形 X 線撮影装置などがある。

### 8.7.1 移動形 X 線装置

院内回診用（病室撮影）に用いられ，X 線発生装置，X 線管装置固定部，保持部，上下移動部，主柱，制御器を含む台車などより構成される。15〜30 kW 程度の出力の装置が多く，コンパクトな装置である（図 8.16）。最近では FPD システムを搭載したものも普及している。

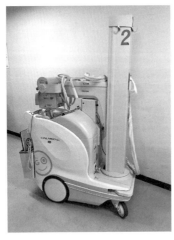

図 8.16　FPD 搭載移動形 X 線撮影装置

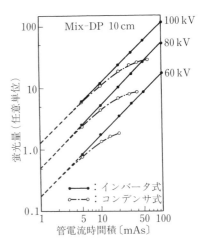

図 8.17　インバータ式 X 線装置とコンデンサ式 X 線装置の出力の比較[9]

台車は手動と電動式があり，一般にはバッテリと DC モータにより電動で移動できる電動式が多い。移動形 X 線装置に要求される機能として，小容量電源で使用できる。小回りがきき，狭い病室でも撮影できる。X 線管支持アームが自在に動き，あらゆる部位の撮影ができる。操作が簡単で，安全設計がなされていることなどが要求される。従来，移動形 X 線装置はコンデンサ式が用いられており，電源を室内の商用電源（AC 100 V）とした装置が多く，バッテリを電源としたコードレスの装置もあった。現在では多くはインバータ式装置となり，コンデンサ式装置に比較して定電圧に近い波形が得られ，X 線出力が多い，再現性が良い，mAs と X 線出力の直線性が良いなどの特長がある。また，コンデンサ式装置にみられた残留電荷や暗流 X 線の問題もなくなり，安全性の面でも向上している。

図 8.17 はインバータ式装置とコンデンサ式装置の出力（蛍光量）比較である。インバータ式装置では線質は一定で，mAs と線量は比例するため，条件によりコンデンサ式装置の数倍〜十倍程度の出力が可能となる。移動形のインバータ式装置では電源にバッテリを利用した蓄電池エネルギー蓄積形の装置が多く，コードレス化され，撮影時の電源もバッテリのみであり，機動性やノイズ対策の点でも有利である。また一次側に大容量のコンデンサを用いてエネルギーを蓄積し，これを電源としたコンデンサエネルギー蓄積形のインバータ式装置もある。この装置では 30 kW 程度の出力が可能で，商用電源（AC 100 V）を用いて撮影を行うものが多い。最近の装置では高精度，小形・軽量化とともに，マイクロコンピュータによるアナトミカル（APR）制御が行われている。

### 8.7.2 携帯形 X 線撮影装置

直接撮影用の携帯形 X 線撮影装置をいい，おもに病室撮影などに使用される。組立式四脚スタンドの保持装置と高電圧発生装置，X 線管，X 線制御装置などが一体化された一体形 X 線発生装置である（図 8.18）。本体の重量も 3〜10 kg 程度で，携帯が可能である。通常は台車付きの保持装置に載せて用い，診断室や病室などで使用する。据置形や車輪をもつ回診用保持装置もある。据置形は歯科の口内法撮影（デンタル）などにも用いられる。この装置の多くは X 線管に固定陽極管を用いた自己整流方式の装置であったが，最近はインバ

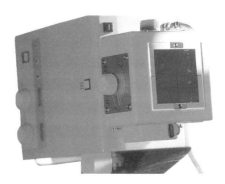

図 8.18 携帯形 X 線撮影装置

ータ式のものが多い。電源容量は小さくてよいが，最大定格は 70 kV で数十 mA 程度である。このため撮影時間が長くなり，撮影部位により被検体や臓器の動きなどの影響を受けやすく，撮影上で多くの制限を受けることになる。インバータ式装置では管電圧 50〜100 kV 程度まで変化でき，多目的の撮影に適用できる。

## 8.8 骨密度測定装置

近年，高齢化社会とともに骨粗鬆症が問題となり，骨塩量の定量化が必要となっている。骨密度測定装置は被検体からのX線の透過量を検出し，生体内の骨密度の変化を測定する装置であり，特に測定精度，高速性，操作性などが要求される。骨密度の測定は従来 $\gamma$ 線による測定も行われていたが，現在はX線や超音波による方法が行われている[10),11)]。

(a) **骨密度測定法の種類**　アルミニウム階段と中手骨の画像を解析する MD 法（microdensitometory），単一エネルギーのX線により橈骨，踵骨などの測定を行う単一エネルギーX線吸収法（single energy X-ray absorptiometry：SXA），高低2種類のエネルギーのX線を計測し，腰椎，大腿骨近位，全身骨などを測定対象とする二重エネルギー吸収法（dual energy X-ray absorption：DXA），X線 CT を利用し，骨塩等価物質（$CaCO_3$，$K_2HPO_4$，ハイドロキシアパタイトなど）ファントムと腰椎を同時にスキャンを行い，腰椎の海綿骨とファントムの CT 値を比較して骨密度〔$g/cm^3$〕を測定する定量的 QCT 法（quantitative CT：QCT），超音波を用いて踵骨の測定を行う超音波法などがある。

DXA 法は，X線管からの高低2種類のエネルギーのX線を用いて，その透過度により骨と軟部組織を識別して骨密度を測定する方法であり，現在，X線を用いた骨密度測定装置として広く普及している。

(b) **装置の分類と構成**[12)]

(1) **分 類**　用途別，特性別により，つぎのように分類される。

1) **用途別分類**　全身用，腰椎・大腿骨用，末梢骨（橈骨，踵骨）用などがある。

2) **特性別分類**　①X線出力方式により，X線回折法（末梢骨用），管電圧切替法（全身用，末梢骨用），K エッジフィルタ法（全身用，末梢骨用），②X線ビームの幾何学的形状によりペンシルビーム形（約 2〜4 mm 直径），ファンビーム形（約 2 × 200 mm），③実効エネルギーにより，低エネルギー成分（全身用：約 40〜45 keV，末梢骨用：約 25〜35 keV）および高エネルギー成分（全身用：約 70〜110 keV，低エネルギー用：約 45〜60 keV）などに分類される。

(2) **構 成**　DXA 法の装置は X線発生装置，走査装置（検出器組込みの走査機構，計数処理や走査制御を行う計測制御ユニット），演算処理装置などで構成される。図 **8.19** は装置の構成例である。2種類のエネルギーを得る方法として回折格子を用いて特定のエネル

8.9 歯科用X線装置　197

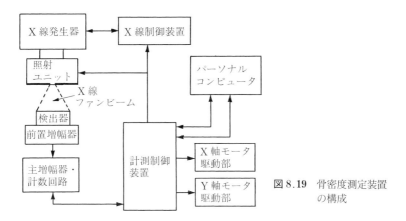

図8.19 骨密度測定装置の構成

ギーのX線を得るX線回折法，X線管電圧を高速に切り換えて2種類のエネルギーを得る管電圧切換法，K吸収端をもつフィルタでろ過させ，高低2種類のエネルギーに分けるKエッジフィルタ法などがある。図8.20は骨密度測定装置の外観と測定画面である。

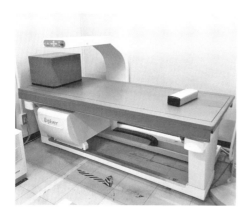
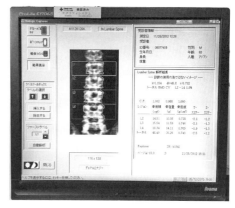

(a) 外 観　　　　　　　　　　(b) 測定画面

図8.20 骨密度測定装置

X線装置はインバータ式装置が使用され，各種方式により2種類の管電圧条件は70/140，80/120，50/100〔kV〕など異なっている。管電圧切換方式の装置の例では，撮影条件は50/100 kV，2 mA，検出器はファンビームで90 CHの半導体検出器を用いている。これらのDXA法は他の方式に比較し，走査時間は20秒（腰椎）〜5分（全身）程度と短く，再現性（CV 1％以下）もよいため，多く用いられている。

## 8.9　歯科用X線装置

### 8.9.1　歯科用一般X線撮影装置

一般口腔内撮影に用いるX線装置で口内法撮影用X線装置（デンタル装置）とも呼ばれ

ている（図 8.21）。口腔内にデンタル用フィルムをおき，特定の歯牙を対象として X 線撮影を行うもので，X 線ヘッド（X 線発生部），アーム（支持腕），制御器，支持装置などより構成される。X 線ヘッドは X 線管と高電圧変圧器を一体化したモノタンクで，X 線管，高電圧変圧器，フィラメント加熱変圧器などが絶縁油で密閉され，鉛遮へい板を取り付けた金属容器に収納されている。放射口には絞り，Al フィルタ，照射筒が取り付けられる。また，X 線の防護として，照射筒の端における照射野の直径は 6 cm 以下，X 線管焦点-皮膚間距離は定格 70 kV 以下で 15 cm 以上，70 kV を超える装置で 20 cm 以上とされている。

　X 線高電圧装置は，おもに自己整流装置で，X 線管は X 線管焦点 0.8 mm 程度の固定陽極管が用いられていたが，最近はインバータ式装置が普及している。アームは X 線ヘッドを支持し，移動を容易にするため操作性のよいことが必要である。デンタル装置の定格は数 kW 以下であり，一般には管電圧 60～70 kV，管電流 2～20 mA 程度が使用されている。管電圧と管電流は固定式で，タイマの変化により撮影条件の設定を行うものが多い。デンタル装置では管電流が数十 mA 以下であり，照射時間は一般撮影と比較して長くなる（0.04～0.8 s）。また，デンタル撮影にはノンスクリーンフィルム（3×4 cm）が使用されている。近年では，X 線フィルムに代わり，CR システムや CCD を X 線センサとして用いる画像などが普及してきている（図 8.22）。

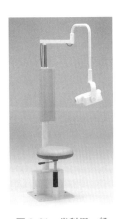

図 8.21　歯科用一般 X 線撮影装置

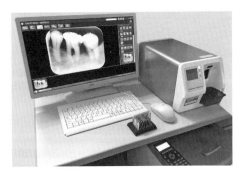

（a）　コンソール部

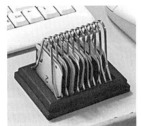

（b）　小形プレート（受像部）

図 8.22　歯科用 CR システム

### 8.9.2　歯科用特殊 X 線撮影装置

　歯科用特殊 X 線撮影装置には全顎総覧 X 線写真の得られるパノラマ X 線撮影装置と，歯科矯正に用いる頭部 X 線規格写真を得るセファロ X 線撮影装置がある[13]。

　（a）　**パノラマ X 線撮影装置**　　この装置は全歯顎域を 1 枚のフィルムに展開して撮影するもので，パントモグラフと呼ばれる（図 8.23）。このパノラマ撮影は断層撮影法の原理を応用したもので，円形状に並んだ被写体の中心を軸として回転するアームの先端に X 線

## 8.9 歯科用X線装置

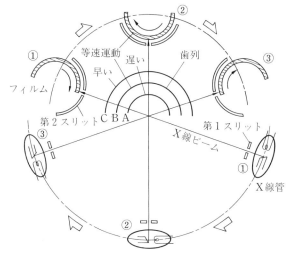

図8.23 パントモグラフの原理

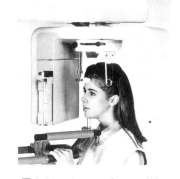

図8.24 パントモグラフの外観（平面カセッテ使用）

管とフィルムを対向しておき，X線管の前に置かれた細い間隙（第1スリット）を通じて回転させながらX線を照射する。X線は被写体を通りフィルム前面の細隙（第2スリット）を通してフィルムに当たる。このときフィルム面の移動速度と一致した断面は静止した断層像となり，周速度の一致しない他の面は周速度が異なるため，ぼけて拡散されることになる。実際の装置では歯列が円形でないので，歯列に対して常にX線ビームが直角に入るよう撮影中に回転軸が移動するような構造になっており，オルソパントモグラフという。図8.24にパントモグラフ（pantomograph）の外観を示す。

パノラマ撮影装置はX線発生部，制御部，回転部（アーム，駆動装置，カセッテ受台），患者位置付け装置，支持装置部より構成される。X線発生部は一体形X線発生器が多く，従来，90 kV，10 mA程度の自己整流装置が使用されていたが，最近では小形のインバータ式装置が普及している。制御部はX線照射制御部と撮影機構制御部よりなる。照射時間は15秒程度が用いられており，管電圧と管電流により撮影条件を設定する。最近では自動露出機構を用いたものやマイクロコンピュータ制御なども行われている。X線管焦点-皮膚間距離は15 cm以上が必要である。

カセッテにはフレキシブルカセッテと平面カセッテがあるが，最近は平面カセッテが多い。X線フィルムはパノラマサイズ（15 cm×30 cm）が増感紙と組み合わせて使用される。この他にもCRでは四切サイズで撮影している。図8.25はパノラマ写真の例である。

**（b）セファロX線撮影装置** 歯列矯正の診断，治療計画の立案などに用いる頭部X線規格写真撮影装置をいう。患者の頭部を固定し，X線源と被写体との位置関係をつねに一定とし，長期の経過観察にも再現性よく撮影できるよう工夫された装置である。

この撮影は単純撮影であるため，通常のカセッテ（四切，六切サイズ）が使用される。基

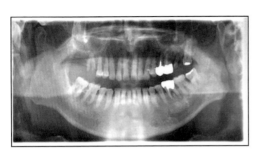

図 8.25　パノラマ写真の例

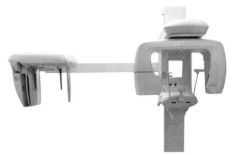

図 8.26　セファロ X 線撮影装置（パントモグラフ兼用）

本構成は X 線発生装置とセファロスタット（イヤーロッド，フィルム保持器，インジケータ）からなる。セファロスタットは線源，被写体，フィルムの位置関係を再現性よく設定できる構造が必要である。X 線管焦点-セファロスタット中心間距離 150 cm，セファロスタット中心-フィルム間距離 15 cm が規格化されている。最近ではパノラマ撮影装置と兼用した装置も多い（図 8.26）。

（c）　**歯顎顔面用コーンビーム CT**　　口腔，舌下，顎下の診断には CT が有用であり，歯科・耳鼻科領域で歯顎顔面用コーンビーム CT が使用されている。この装置は X 線管と検出部が被検者の周りを回転し，一度の撮影で三次元画像を収集する。歯牙や頭蓋骨を撮影するため撮影範囲を最適化することで被ばく線量も低減している。検出部は二次元配列の検出器を用いて，X 線を円錐状に照射し（コーンビーム）細かいボクセルサイズ（$0.1 \times 0.1 \times 0.1$ mm$^3$ 程度）が可能である。画像再構成は X 線 CT 装置と同様の再構成関数を用いて，MPR（multi planar reconstruction）画像表示を行っている。

# 9. 診断用 X 線装置の管理

　診断用 X 線装置は，X 線制御装置，高電圧発生装置，撮影台や保持装置（機械装置），映像装置など，多くの電気機器や機械装置システムにより構成される。さらに人体に X 線を照射するため，特に電気的安全，機械的安全および放射線の安全の確保に努める必要がある。このため，診断用 X 線装置は JIS，医療用 X 線装置基準，医療法施行規則などにより電気的安全，機械的安全，放射線の安全を考慮した基準や規格が定められている。

　また，施設において機器導入時には製造業者と使用者が協力し，装置の仕様の確認とともに受入試験が行われる。受入試験ではこれら安全確保に関する点検と装置の初期性能について検証する。導入後は使用者側の責任で不変性試験や保守点検により装置の安全確保と性能維持に努めていく必要がある。

## 9.1 安 全 管 理

### 9.1.1 電 気 的 安 全[1]～[4]

　医用電気機器に関する一般的な電気的安全については，基本規格である JIS T 0601-1（医用電気機器の基礎安全および基本性能に関する一般要求事項）に規定されている。診断用 X 線装置についてはこの規格をもとに，おもに関連の個別 JIS に規定されている。電気的安全に関するおもな規定を以下に示す。

　**（a） 接地設備**　　設備の接地端子は，一般に電気設備に関する技術基準省令に定める D 種接地工事（接地抵抗 100 Ω 以下），400 V 系では C 種接地工事（接地抵抗 10 Ω 以下）が施される。この接地端子は設備の保護接地端子とする。

　**（b） 電撃に対する保護**　　保護の形式（クラス別と保護手段），保護の程度（患者漏れ電流の程度）による分類を**表 9.1** に示す。B 形装着部および BF 形装着部の患者漏れ電流は人体がビリビリ感じる 1 mA の 1/10（100 μA），CF 形は心室細動発生の閾値 0.1 mA の 1/10（10 μA）以下とされている。

　フローティングは被検者側が商用交流から絶縁されている方式である。一般的な診断用 X 線装置はクラス I 機器（電撃に対する保護を基礎絶縁だけに依存せず，保護接地による安全手段を備えるもの）および B 形装着部の機器が多い。循環器用 X 線装置の心臓カテー

表9.1 電撃に対する保護の形式，保護の程度による分類
（a） 保護の形式による分類（クラス分類）（JIS T 0601-1）

| クラス別 | 保護手段 | 追加保護手段 | 備考 |
|---|---|---|---|
| クラスⅠ機器 | 基礎絶縁 | 保護接地 | 保護接地設備が必要 |
| クラスⅡ機器 | 基礎絶縁 | 補強絶縁 | 使用上の設備による制限なし |
| 内部電源機器 | 基礎絶縁 | 内部電源 | 使用上の設備の制限なし<br>外部電源に接続できないこと |

（b） 保護の程度による分類（患者漏れ電流）（JIS T 0601-1）

| 装着部の分類 | 患者漏れ電流（正常状態*） | 外部からの流入（保護形式） | 適用範囲 |
|---|---|---|---|
| B形装着部 | 0.1 mA，マクロショック | 保護なし | 体表のみに適用可 |
| BF形装着部 | 0.1 mA，マクロショック | フローティング | 体表のみに適用可 |
| CF形装着部 | 0.01 mA，ミクロショック | フローティング | 直接心臓に適用可 |

B：body，C：cardiac，F：floating，＊故障時にはこの5倍量を許容

テル検査などはミクロショック防止のためCF形装着部となる。

　電撃と人体の反応について**表9.2**に示す。マクロショックは1 kHz以下の電流が皮膚から人体に流れて起こる反応，ミクロショックは心臓に直接電流が流れ込むことによる電流である。直流〜1 kHz（低周波）ではほぼ等しい人体反応を示すが，高周波になるほど電撃を感じにくくなる（10 kHzでは1 kHzの10倍感じにくい）。

表9.2 電撃と人体の反応

| 電撃の種類 | 電流値 | 人体の反応 |
|---|---|---|
| マクロショック | 1.0 mA | 最小感知電流 |
| | 10〜20 mA | 離脱電流 |
| | 100 mA | 心室細動 |
| ミクロショック | 0.1 mA | 心室細動 |

（**c**）　**接地漏れ電流および接触電流**　　ME機器から漏電してくる電流を漏れ電流といい，漏れ電流には接地漏れ電流，接触電流（従来の外装漏れ電流），患者漏れ電流があり，それぞれ厳しい安全基準が定められている。接地漏れ電流および接触電流の許容値を**表9.3**に示す。

表9.3 接地漏れ電流および接触電流の許容値（JIS Z 4751-2-54）

| 装置の形式 | 電流の経路 | 正常状態 | 単一故障状態 |
|---|---|---|---|
| 永久設置形X線高電圧装置 | 接地漏れ電流 | 20 mA | 20 mA |
| | 接触電流 | 0.1 mA | 0.5 mA |
| 移動形X線高電圧装置 | 接地漏れ電流 | 2.5 mA | 5 mA |
| | 接触電流 | 0.1 mA | 2 mA |

（**d**）　**保 護 接 地**　　装置の保護接地端子と接触可能金属部との間のインピーダンスは0.1 Ω以下とする。また，装置の保護接地線（緑と黄色のしま模様）端末と接触可能な金属

部分とのインピーダンスは 0.2 Ω 以下とする (JIS T 0601-1)。

（e）**高電圧側耐電圧**　　高電圧回路の試験は，X線管装置を接続せずに，X線撮影では公称最高管電圧の1.2倍に3分間，X線透視では15分間耐える（JIS Z 4751-2-54）。

### 9.1.2　機械的安全[1),2),4)]

機械的安全では，機械的危険に対する保護について，JIS T 0601-1 および個別の各 JIS に規定されている。詳細については 3.X 線機械装置を参照されたい。

（a）**外装および保護カバー**　　十分な強度および剛性をもたなければならない。

（b）**患者の支持および固定**　　患者を傷つけたり，容易に緩んだりしてはならない。成人を対象とする支持部は，患者が 135 kg の体重をもつものとして設計する。

（c）**携帯形および移動形機器**　　手荒い取扱いによるストレスに耐える。

（d）**動く部分**

① 露出させておく必要がなく，露出していると危害を生じる恐れのある動く部分は，装置と一体の適切なガードを備える。

② ワイヤーロープ，チェーンおよびベルトはガイドから外れたり飛び出したりしないようにするか，適切な手段で危害を防止する（工具を使用しなければ取り外せない）。

③ 患者に危害を与える恐れのある部分の制御はデッドマン形制御とする（デッドマン形制御：操作部に人が力を加えている間だけその回路を作動状態に保ち，その力を取り除けばただちに回路が自動的に復帰する開閉回路の制御方式）。

④ 危害を発生する恐れのある機械的に摩耗する恐れのある部分は，容易に点検できる構造とする。

⑤ 電動駆動部分による機械的動きが危害を生じる可能性のある部分は容易に識別でき，非常停止手段を備える。

（e）**表面，角および縁**　　外傷または損害を与える恐れのある粗い表面および鋭い角，鋭い縁は除去するか，カバーをする。

（f）**安定性**　　正常な使用時に 10° 傾けても，また，正常な使用のあらゆる姿勢で 5° 傾けても転倒しない。指定した移動時の姿勢では 10° 以下の角度で転倒しない。

（g）**懸垂機構**　　規定の安全率をもった安全装置を備え，安全装置の作動が操作者にわかるようにする。安全装置を備えていない場合，総荷重は安全作動荷重を超えない。

### 9.1.3　放射線の安全[4)~14)]

診断用X線装置では，前述の電気的安全，機械的安全の確保とともに，X線を使用するため放射線の安全管理が重要である。X線診断では放射線の利益とリスクを考慮しX線検査が行われるため，X線装置の製造，使用について放射線の危害防止や防護に関する規定

がされている。診断用X線装置のX線防護に関する規格は副通則のJIS T 0601-1-3（診断用X線装置における放射線防護）があり，これに基づき各個別のJISに規定されている。また，X線装置の製品基準を定める医療用X線装置基準（厚生労働省）や医療法施行規則（第30条）においてX線装置の防護に関する各基準や規格があり，これらの規格はすべて整合性を考慮し規格化されている。

放射線の安全については，基本的に不要または過度のX線に対する防護として，線質，X線ビーム範囲の制限と表示，X線照射野と受像面との関係，漏れX線，焦点皮膚間距離，X線ビームの減弱，一次防護遮へい体，迷X線に対する防護などが規定されている。また，最近のICRPやIEC規格などをもとに，医療用X線装置基準や医療法施行規則の改正が行われている。

**（a）線　質**　X線装置の半価層および総ろ過について**表9.4**に示す。X線ビームの線質は，患者に必要以上の線量を与えずに意図した診断画像を得るために適切でなければならない。

表9.4　X線装置の半価層（JIS T 0601-1-3）

| 管電圧〔kV〕 | 最小許容第1半価層〔mmAl〕 |
|---|---|
| 50 | 1.8 |
| 60 | 2.2 |
| 70 | 2.5 |
| 80 | 2.9 |
| 90 | 3.2 |
| 100 | 3.6 |
| 110 | 3.9 |
| 120 | 4.3 |
| 130 | 4.7 |
| 140 | 5.0 |
| 150 | 5.4 |

・他の電圧での半価層は，線形内挿法または外挿法で得られる。
・これらの半価層の値は，一定のX線管電圧で動作するX線装置の2.5 mmAlの総ろ過に対応する。

X線装置は，そのX線装置が個別規格で適用除外されない限り，患者に入射するX線ビームの第1半価層は，表9.4に示す最小許容値以上とする。この要求を適用しないとき，患者に入射するX線ビームの総ろ過は，そのX線装置が個別規格で適用除外されない限り，線質等価ろ過が2.5 mmAl以上でなければならない（**表9.5**）。

表9.5 X線装置の総ろ過（JIS Z 4751-2-54ほか，医療用X線装置基準，医療法施行規則30条1項）

| 装　　置 | 規　　格 |
|---|---|
| 口内法撮影用X線装置（定格70 kV 以下） | 1.5 mmAl 当量以上 |
| 乳房用X線装置（定格50 kV 以下） | 0.5 mmAl 当量以上または0.03 mmMo 当量以上（*Mo/Mo：30μmMo, Mo/Rh：25μmRh, W/Mo：60μmMo, W/Rh：50μmRh, Rh/Rh：25μmRh 以上） |
| 上記以外のX線装置 | 2.5 mmAl 当量以上 |

\* JIS Z 4751-2-45：2013

**（b）漏れX線**　　X線管装置およびX線源装置からの漏れX線は**表9.6**の値を超えない。

表9.6 漏れX線（JIS Z 4751-2-54 ほか，医療法施行規則 30 条 1 項）

| 装　　置 | 規　　格 |
|---|---|
| 口内法撮影用装置（定格125 kV 以下） | X線管焦点から1 m の距離で0.25 mGy/h 以下 |
| 上記以外のX線装置 | X線管焦点から1 m の距離で1.0 mGy/h 以下 |
| コンデンサ式X線装置 | 充電状態で照射時以外のとき，X線源装置の接触可能表面から5 cm の距離で20μGy/h 以下 |

**（c）透視用X線装置**　　透視用X線装置に関係する基準を**表9.7**に示す。

表9.7 透視用X線装置（JIS Z 4751-2-54，医療用X線装置基準，医療法施行規則30条2項）

| 項　　目 | | 規　　格 |
|---|---|---|
| 患者入射線量率 | 通常透視 | 50 mGy/min 以下 |
| | 高線量率透視制御 | 125 mGy/min 以下 |
| X線管焦点皮膚間距離 | 手術中に使用しない装置 | 30 cm 以上または照射防止のインターロックを設ける |
| | 手術中に使用する装置 | 20 cm 以上 |
| 透視タイマ | | 透視時間が積算，一定期間経過した場合に警告音など |
| X線ビーム制限（照射野限定器） | | 受像面を超えないよう照射野限定器を備える受像面円形・X線照射野矩形：受像面に外接する大きさまで許容両端のX線照射野および受像面の縁との交点間距離の和はそれぞれSIDの3%を超えず，交点間距離の総和がSIDの4%を超えない |
| 受像器透過後の剰余X線 | | （蛍光板，I.I.などの）接触可能表面から10 cm の距離で150μGy/h 以下 |
| 受像器周辺の剰余X線 | | 透視時最大照射野を3 cm 超える部分を透過した剰余X線が接触可能表面から10 cm の距離で150μGy/h 以下 |
| 利用線錐以外の遮へい | | 利用線錐以外のX線を有効に遮へいするための適当な手段を備える |

**（d）撮影用X線装置**　　撮影用X線装置に関係する基準を**表9.8**に示す。

**（e）胸部集検用間接撮影X線装置**　　胸部集検用間接撮影X線装置に関係する基準を**表9.9**に示す。

　また，X線高電圧装置，X線源装置，X線機械装置に関する性能と安全基準を**表9.10**に示す。これらの規定や基準を確認し，予防対策をとることにより，装置の安全を確保し，故障や事故の未然防止につながる。

## 9. 診断用X線装置の管理

**表9.8** 撮影用X線装置（JIS Z 4751-2-54 ほか，医療用X線装置基準，医療法施行規則30条3項）

| 項　目 | | 規　格 |
|---|---|---|
| X線ビーム制限 | 撮影用X線装置の照射野限定器 | 受像面を超えないよう照射野限定器を備える。受像面円形・X線照射野矩形：受像面に外接する大きさまで許容<br>両端のX線照射野および受像面の縁との交点間距離の和がそれぞれSIDの3％を超えず，交点間距離の総和がSIDの4％を超えない。 |
| | 口内法撮影用X線装置 | 照射筒の端における照射野の直径：6 cm 以下 |
| | 乳房用X線装置 | X線照射野が患者の胸壁に近い患者支持器縁まで広がり，縁からの広がりが5 mm（*2 mm）を超えず，かつ，受像面の縁を超えるX線照射野が，それぞれの縁においてSIDの2％を超えない。 |
| X線管焦点皮膚間距離 | 定格70 kV 以下の口内法撮影用X線装置 | 15 cm 以上 |
| | 定格70 kV を超える口内法撮影用X線装置 | 20 cm 以上 |
| | 歯科用パノラマ断層撮影装置 | 15 cm 以上 |
| | 移動形・携帯形X線装置 | 20 cm 以上 |
| | X線CT装置 | 15 cm 以上 |
| | 乳房用X線装置における拡大撮影時 | 20 cm 以上 |
| | その他の撮影用X線装置 | 45 cm 以上 |
| X線照射の操作位置 | 移動形，携帯形X線装置，手術中使用の撮影用X線装置 | X線管焦点および患者照射領域から2 m 以上離れた位置で操作できる。 |

＊　JIS Z 4751-2-45：2013

**表9.9** 胸部集検用間接撮影X線装置（医療用X線装置基準，医療法施行規則30条4項）

| 項　目 | 規　格 |
|---|---|
| X線ビーム制限（照射野限定器） | 利用線錘が角錐形で受像面を超えないような照射野限定器を備える。両端のX線照射野および受像面の縁との交点間距離の和はそれぞれSIDの3％を超えず，交点間距離の総和がSIDの4％を超えない。 |
| 受像器透過後の剰余X線 | 接触可能表面から10 cm の距離で1ばく射につき1.0 μGy 以下 |
| 箱状の遮へい物の剰余X線 | 箱状の遮へい物から10 cm の距離で1ばく射につき1.0 μGy 以下 |

**表9.10** X線高電圧装置，X線源装置，X線機械装置の性能と安全基準

（a）X線高電圧装置（JIS Z 4751-2-54）

| 項　目 | 規　格 |
|---|---|
| 高電圧側耐電圧 | X線撮影は公称最高管電圧の1.2倍に3分，X線透視では1.2倍に15分耐える。 |
| 管電圧の許容差 | ±8％以内（※乳房用X線装置：±5％以内） |
| 管電流の許容差 | ±20％以内 |
| 撮影用タイマの許容差 | ±（10％+1 ms）以内 |
| 管電流時間積の許容差 | ±（10％+0.2 mAs）以内 |
| X線出力の再現性（変動係数） | 0.05以下（空気カーマ測定値の変動係数） |
| 自動露出制御の安定性 | （a）被写体厚一定，管電圧変化に起因する濃度変化：0.15以内<br>（b）管電圧一定，被写体厚変化に起因する濃度変化：0.20以内<br>（c）管電圧および被写体厚変化に起因する濃度変化：0.20以内 |

表 9.10 （a）（つづき）

| 自動露出制御の再現性 | ① 空気カーマ測定値の変動係数：0.05 以下<br>② 管電圧および被写体厚ともに一定の濃度変化：0.10 以内<br>③ 管電圧および被写体厚一定，一定の関心領域上の線形化データの平均値（ディジタル X 線画像組込装置）：20 % 以下<br>直接撮影は①，②，間接撮影は①，③のいずれかによる。 |
|---|---|

（b） X 線源装置（JIS Z 4704，JIS Z 4712）

| 項　目 | 規　格 |
|---|---|
| 高電圧側耐電圧<br>（X 線管装置） | 一般用：公称最高管電圧の 1.1 倍に 10 分間耐える。短時間と長時間の公称最高管電圧が異なるものは，短時間の公称最高管電圧の 1.1 倍に 0.1 s，長時間の公称最高管電圧の 1.1 倍の電圧に 10 分間耐える。 |
| 焦点の呼び $f$ [mm]<br>および焦点寸法 | $f < 0.8：0 \sim +50\%$，$0.8 \leq f \leq 1.5：0 \sim +40\%$，$1.5 < f：0 \sim +30\%$（ピンホールカメラ法），スリットカメラ法では焦点寸法の幅，長さの許容範囲が規定されている。 |
| 可動絞りの照射野 | 最大照射野は SID 65 cm において 35 × 35 cm を超えない。<br>最小照射野は SID 1 m において 5 × 5 cm 以下 |
| 可動絞りの光照度 | 焦点から 1 m 離れた平面の照度は 100 lx 以上（160 lx 以上が望ましい） |
| 照射野のずれ | 焦点から光照射野（SID）までの距離の 2 % を超えない。 |

（c） X 線機械装置（JIS Z 4751-2-54，JIS T 0601-1）

| 項　目 | 規　格 |
|---|---|
| 装置の耐負荷質量 | 100 kg の負荷質量で正常に動作し，135 kg の負荷質量に耐える。 |
| 電動圧迫機構 | 患者に対する圧力の最大値は 70 kPa，圧迫力は 200 N 以下．ただし，X 線透視撮影台の圧迫力は 80 N を超えない。停電および故障時には患者への圧力を解除できる。 |
| デッドマン形制御 | 危害を与える恐れのある部分の制御はデッドマン形制御である。 |
| 非常停止スイッチ | 危害を与える恐れのある動力駆動部の動きには非常停止スイッチを備える。 |
| 懸垂保持機構 | 安全機構を備えない懸垂保持機構の静安全率*<br>・摩耗，腐食，材料疲労，経時変化による劣化の恐れのない場合：4 以上<br>・摩耗，腐食，材料疲労，経時変化による損傷が考えられる場合：8 以上<br>・破断および 5 % 未満の金属を使用している場合の静安全率：上記の 1.5 倍とする。 |

＊　静安全率：最大静荷重に対する安全動作荷重の比。

## 9.2　診断用 X 線装置の品質保証

近年，診断用 X 線装置の品質保証は装置の多様化，高度化，ペイシェントケアの点からも非常に重要であり，国内では診断用 X 線装置は薬事法（製造業，販売業，修理業に適用）で保守点検に関する文書を添付する医療用具として規定される。医療法では医療施設に対して保守点検が必要な医療機器として規定され，保守点検については施設が自ら行うか外部の適正な業者に委託してもよいとされている。IEC においても，従来の画像診断機器の安全規格とともに，医用画像部門における品質維持の評価および日常試験方法として，受入試験および不変性試験などの品質保証に関する規格の審議，発行が進んでおり，これらは国際整

合性をもった規格として逐次 JIS 化されている。

保守点検は医療機器の安全性確保，性能・品質維持，故障の未然防止のために重要であり，装置の安定した稼働と効率的，効果的運用，医療の信頼性向上につながる（図 9.1）。

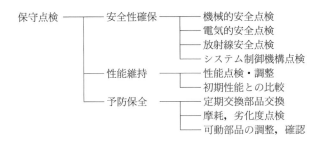

図 9.1 保守点検の必要性[12]

装置の導入時には，安全性確保に関するすべての項目を把握し，これらのデータをもとに以後の保守点検を実施していく必要がある。この中で，特に目視点検や日常の試験とともに性能維持に関する項目は使用者が行う不変性試験として実施すべき内容である。また，使用者で行うのが困難な電気的安全点検，機械的安全点検および予防保全などについて外部に委託するなど，メーカと使用者がたがいに連携を保ち，装置の維持，医療の質の向上に努めていくことが必要である。

### 9.2.1　品質保証に関する規格と概要

IEC では品質保証に関する規格をシリーズで発行しており，国内でも逐次 JIS 化されている。これらの概要は JIS Z 4752-1（IEC 61223-1）医用画像部門における品質維持の評価と日常試験方法の第 1 部：総則に規定されている。品質保証計画の目的は X 線診断部門で使用する機器やシステムの品質を維持することにより，X 線画像情報の品質維持，患者や医療従事者の被ばく線量の低減，X 線診断部門全体の信頼性向上などにある。

診断用 X 線装置の性能調査の概要を図 9.2 に示す。

品質維持のための性能試験の種類は，受入試験，現状試験，不変性試験がある。機器の導入後は，使用者が行う不変性試験を継続して実施することが，装置の性能維持に重要である。

**（a）受入試験**　受入試験（acceptance test）は，契約仕様を満たしているかどうかを確認するために，新しい機器が設置されるか，または既存の機器に大幅な改造が行われた直後に実施する試験であり，製造（納入）業者と使用者が協力して行う。この試験は製造工場で行う設備の構成機器および単位機器の性能パラメータの全測定と設置後に X 線診断部門で行われる測定の両方で構成される。

**（b）現状試験**　現状試験（status test）は，特定の時点における機器の性能を確認

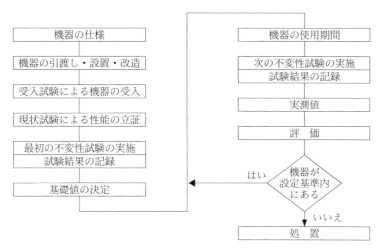

図 9.2　診断用 X 線装置の性能調査の概要（JIS Z 4752-1）[13]

するために実施する試験である。性能パラメータに大幅な修正を行ったとき，設備の構成機器および部品を追加，改造，交換または除去したとき，不変性試験の結果，機器の性能に大きな変化が認められたときなど，随時に性能パラメータの全測定を行う。現状試験の結果が満足な場合はその後の不変性試験の基礎値としてもよい。

（c）**不変性試験**　不変性試験（constancy test）は，機器の性能が設定基準を満足することを確認し，機器の構成要素の性能変化を早期に発見するために実施する一連の試験をいう。この試験は簡単，迅速かつ容易な方法で通常相対的な測定を含む試験方法によって，機器の性能の不変性を監視する目的で使用者が行う。

（d）**基 礎 値**　現状試験直後の最初の不変性試験で得られた性能パラメータの値を基礎値（baseline value）といい，以後の不変性試験の基準値となる。不変性試験を定期的に継続して実施し，性能パラメータの測定値と基礎値を比較して設定基準内にあるかどうかを評価する。もし設定基準を満たしていないときは再試験や品質保証計画に従った適切な処置を取ることになる。

これらの試験は品質維持のための国際標準規格として普及が期待される。以下に直接撮影用 X 線装置の不変性試験の概要を述べる。

### 9.2.2　直接撮影用 X 線装置の不変性試験

日常の X 線検査で最も頻繁に使用される直接撮影用 X 線装置の不変性試験（JIS Z 4752-2-11：IEC 61223-2-11）が規格化されている。おもな試験項目として，①X 線源装置からの X 線出力，②受像面への X 線入力，③幾何学的特性，④高コントラスト解像度，⑤X 線像全域の光学的濃度変化などがある。この規格で規定される試験項目，適用基準，試験頻度を**表 9.11** に示す。

**表 9.11** 直接撮影用 X 線装置の不変性試験 (JIS Z 4752-2-11:2005)

| 試験項目 | 適用基準 (対基礎値) | 試験頻度* |
|---|---|---|
| ① X 線源装置からの X 線出力 | | 3 か月 |
| a. マニュアル制御試験 | ±20 % 以内 | |
| b. 自動露出制御試験 | 水, アクリル, アルミニウム ($Z \leq 14$): $+25\%/-20\%$ 以内, 鉛, 銅 (高原子番号物質): ±25 % 以内 | |
| ② 受像面への X 線入力 | | 3 か月 |
| a. マニュアル制御試験 | 光学的濃度　±0.3 以内<br>X 線入力　±30 % 以内 | |
| b. 自動露出制御試験 | 光学的濃度　±0.15 以内<br>X 線入力　±15 % 以内 | |
| ③ 幾何学的特性 | | 3 か月 |
| a. 表示された焦点受像器間距離 (SID) | 表示値の ±1 % 以内, 基礎値の ±1 % 以内 | |
| b. X 線ビーム軸と X 線受像器との垂直度 | ビームは垂直軸の 1.5°度以内 | |
| c. X 線照射野と光照射野の一致 | $\|a_1\| + \|a_2\| \leq 0.02 \times S$, $\|b_1\| + \|b_2\| \leq 0.02 \times S$ | |
| d. X 線照射野と受像器との一致 | $\|c_1\| + \|c_2\| \leq 0.03 \times S$, $\|d_1\| + \|d_2\| \leq 0.03 \times S$<br>$\|c_1\| + \|c_2\| + \|d_1\| + \|d_2\| \leq 0.04 \times S$ | |
| e. X 線照射野サイズの数値表示の正確さ | 焦点受像器間距離 (SID) の ±2 % 以内 | |
| ④ 高コントラスト解像度 | 解像度試験パターンの 20 % あるいは 1 LP 群を超えて低下しない | 3 か月 |
| ⑤ X 線像全域の光学的濃度変化 | 光学的濃度差　±0.1 以内 | 3 か月 |

＊ 取扱説明書に記載のある場合は取扱説明書に従う。

# 10. 医用X線CT装置

　X線CT装置（X-ray computed tomography：X-CT）の基本原理は，物体を外部よりすべての角度からX線で投影すればこれらのデータから元の画像を再構成できるという，オーストリアの数学者J.Radonの原理（1917年）に基づいている。

　1963年，アメリカの物理学者A.M. CormackはX線の投影データから画像を再構成する理論的考察を数学的に解析したが，実用には至らなかった。1972年，イギリスのEMI社のHounsfieldは膨大な計算処理をコンピュータを用いて行うことにより現在のX線CT装置を実用化した。その後このCT装置は各国で研究され，第1世代から第2，第3，第4世代と発展し，放射線治療計画にも応用されている。また，電子ビームスキャンによる超高速CTも登場し，大幅な撮影時間の短縮が可能となり，循環器系に使用された。

　現在のCT装置は，スリップリングによるX線管の連続回転と寝台移動によるヘリカルスキャンが可能となり，R-R動作を行う第3世代の装置が多く普及し，1回転で多数スライスのデータが可能なマルチスライスCT装置が主流となっている。これらはさらに，コーンビーム化した4D-CTの開発へと発展している。[1]~[3]

## 10.1　CT装置の基本原理

　X線CT装置は体軸と直角な目的とする断層面に対し，細いX線ビームを多方向から放射し，そのつど透過X線強度を測定し，個々の計測値をもとに断層面のX線吸収分布像を作り，これを再生表示するものである。すなわち吸収値に比例した濃度によって作り出された画像である。このようにして得られた画像を再構成画像という。

　図10.1はCT装置の基本動作原理を示したものである。X線管と検出器はつねに対向しており，X線ビームは十分細かく絞られている。したがって，X線管と検出器を連動して移動すれば頭部のある断面は細いビームで走査され，検出器にはそれぞれの位置におけるX線ビームの透過X線強度に比例した信号が計測される（図10.2）。

　1回の走査が終了するとX線管，検出器は一定角度回転し，再び走査を行う。これを180°にわたって多方向からの投影を求める。ここで投影のある1点のX線強度を$I$，そのときの入射X線強度を$I_0$とし，X線を単一エネルギーとすれば次式が与えられる。

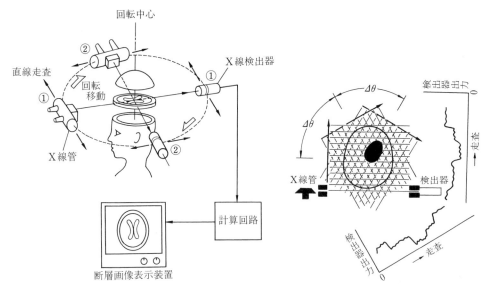

図10.1　CT装置の基本動作原理　　図10.2　走査と検出器出力

$$I = I_0 \exp(-\sum \mu_i \cdot \Delta x_i) \qquad (10.1)$$

ここに，$\mu_i$：X線が通過する組織の減弱係数，$\Delta x_i$：その組織の微小領域の長さ

いま $\Delta x_i$ を一定値 $\Delta x$ とすれば式(10.1)は次式のように表される。

$$I = I_0 \exp(-\sum \mu_i \cdot \Delta x) \qquad (10.2)$$

両辺を対数にとり整理すると

$$\log \frac{I_0}{I} = \sum \mu_i \cdot \Delta x \qquad (10.3)$$

となる。これは入射X線強度 $I_0$ と透過X線強度 $I$ を測定すれば減弱係数の総和が求められることを表している。これを多方向から投影し，このデータから数学的手法により $\mu_i$ を計算し画像として表示するものである。

## 10.2　CT装置の変遷・走査方式

**(a) Translate-Rotate (T-R) 方式**　図10.3は初期のCT装置の走査方式で1個のX線管と1個の検出器が対向して並んでおり，これが平行移動（直線運動）してデータを収集し，平行移動が終了すると全体が1°回転（回転運動）し，また平行移動する。これを180°繰り返す方式でペンシルビームタイプと呼ばれた。データ収集には約5分を要し，頭部専用であった（第1世代）。

図10.4は同じT-R方式でナローファンビームタイプと呼ばれ，最初に全身用として開発されたもので，データ収集時間を短縮するため検出器を5～30個設け，3～15°の広がり

をもつ扇状（ワイドファンビーム）のX線ビームを使用する。これを180°回転させるが，1回の直線走査で扇形の範囲の投影データが得られるので，平行移動回数は少なくてすみ，データ収集時間は30秒～2分に短縮することができた（第2世代）。

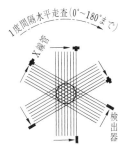
図 10.3　T-R方式（第1世代）

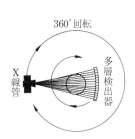
図 10.4　T-R方式（第2世代）　　図 10.5　R-R方式（第3世代）

**（b）　Rotate-Rotate（R-R）方式**　　図 10.5 のようにX線のビームを 30～50°の扇状に広げ，被検体の断面に見合った検出器を設けたもので，X線管に対向する円弧状の検出器で透過X線を計測する。検出器は 500～800 個程度のキセノン高圧ガス入の電離箱や固体検出器などが用いられ，X線管と検出器が一体となって被検体の周りを 360°回転し，データを収集する。この方式は回転運動のみで撮影できるので，走査は 0.5～10 秒で完了する（第3世代）。現在のCT装置の多くはこの方式が用いられている。

**（c）　Stationary-Rotate（S-R）方式**　　この方式は図 10.6 のように被検体を中心とした円周上に 600～2 400 個以上の検出器が配置され，X線管はその内側にあって 360°回転する。X線管の回転操作だけで撮影を行うことができるので機械的信頼性が高く，撮影時間は 1～10 秒で完了する。ファンビームの角度は 30～50°，検出器はシンチレータと光電子増倍管やホトダイオードの組み合わせで構成されている。この方式はコリメーションが困難で散乱線の影響を受けることや検出器のコスト面などで問題であった（第4世代）。

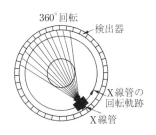
図 10.6　S-R方式（第4世代）

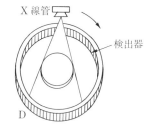
図 10.7　N-R方式（第4世代）

**（d）　Nutate-Rotate（N-R）方式**　　S-R方式を改善した方法としてN-R方式がある（図 10.7）。N-R方式では，X線管が外側で回転し，X線ビームが被検者に照射される前に検出器に当たらないように検出器がうつむき運動・章動（nutate）をする。これにより，検出器リングの直径を小さくでき，空間分解能も向上した（第4世代）。

（e）**Scanning electron beam 方式**　この方式ではX線管は用いられず，電子ビームを加速偏向させ，ターゲットリングに当て，X線を発生させる電子ビーム方式である（**図10.8**）。機械的運動がなく，スキャン時間が大幅に短くなり，超高速CTと呼ばれている。ターゲットリングは四つあり，検出器が2列に並んでおり，ほぼ同時に8断面の撮影ができる。スキャン時間50 ms，17スキャン/sが可能であり，循環器専用の装置として使用された。

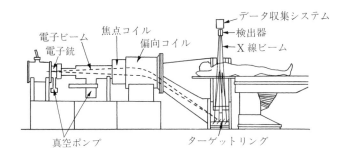

図10.8　超高速CT[4]

　現在，X線CT装置はスリップリング技術の開発により，R-R方式（第3世代）のCT装置でX線管の連続回転と連続寝台移動によるヘリカルスキャンが主流であり，複数の検出器列をもち，1回転で複数スライスのデータ収集が可能なマルチスライスCTへと発展している。

## 10.3　CT装置の構成

　X線CT装置の構成例を**図10.9**に示す。主にガントリ（スキャナ本体），撮影寝台，操作コンソール，電源ユニットなどより構成される。**図10.10**はX線CT装置の外観である。

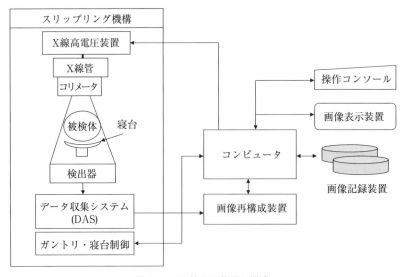

図10.9　X線CT装置の構成

10.3 CT装置の構成

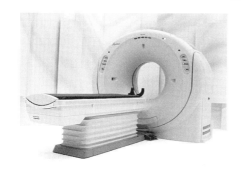

図10.10 X線CT装置の外観

(a) **ガントリ** 現在，CTの走査方式はR-R方式（第3世代）のCT装置が主流であり，ガントリ回転部はX線管，コリメータと検出器，データ収集システム（data acquisition system：DAS）が対向して配置される。また，高電圧発生装置，制御装置（低圧形スリップリング時）などが搭載される。ガントリ固定部には回転部の回転機構，スリップリング機構，ガントリ傾斜機構，スキャンガントリ制御部などがある。スリップリングは低圧形（高電圧発生器を架台内の回転部に搭載，スリップリング電圧200〜400V，電流50〜200A）と高圧形（高電圧発生器は外部に設置，スリップリング電圧80〜140kV，電流0.5A以下，不活性ガスが必要）に分類されるが，現在は，低圧形が多く普及し，X線管に必要な高電圧はガントリ回転部に搭載された高電圧発生装置より供給される。図10.11にガントリ内の配置例を示す。

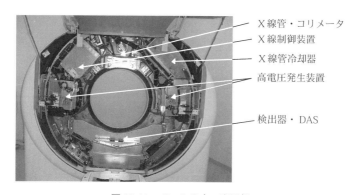

図10.11 ガントリ内の配置例

(b) **寝台** 撮影寝台は上下・水平方向の駆動機構で構成され，撮影時の患者の位置合わせを行う。水平方向の位置決めは走査コンソールから制御でき，スキャン中はX線発生，データ収集と同期して制御される。フットスイッチや患者固定用具（ヘッドホルダ，ヘッドストラップ，ボディストラップ）などが備えられる。

(c) **操作コンソール・電源ユニット** 操作コンソールはスキャンパネル，キーボード，CRTモニタ，光ディスク，磁気ディスクドライブなどで構成され，患者情報入力，スキャン条件，各種画像処理，画像保存などの走査を行う。電源ユニットは分電盤からの電源

を各ユニットへ変圧・分配，制御を行う。

**（d）X線発生装置** X線発生装置はX線高電圧装置，X線源装置（X線管装置，コリメータ）などで構成される。

**（1）X線高電圧装置** CT装置では管電圧が脈動するとX線エネルギーが変化し，正しい吸収係数の計測が困難となるため定電圧波形と高度の安定性が要求される。現在では，小形，軽量化と高精度の制御が可能なインバータ式X線高電圧装置（並列共振形の装置もある）が普及し，スリップリングの回転部に設置して制御している。また，従来はパルスX線が用いられていたが，現在は連続X線が採用され，定電圧で大出力のX線発生が可能となっている。管電圧は一般に120 kVが多く使用される。現在，管電圧80～140 kV，管電流20～500 mA，定格出力60 kW程度の連続X線が用いられている。**図10.12**にX線CT装置の管電圧，管電流の波形例を示す。

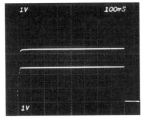

U：管電圧波形
I：管電流波形
**図10.12** X線CT装置の管電圧，管電流の波形
（120 kV，500 mA，0.8 s）

**（2）X線源装置** X線CT用X線管は高速回転（1回転0.5秒以下）や薄いスライス厚でも画像雑音に影響しないようなX線出力が必要であり，さらにヘリカルスキャンでは数十秒の照射時間となるため，最大陽極熱容量や陽極最大冷却率の大きいものが必要である。最近では最大陽極熱容量7.5 MHU（HU：heat unit）（5.3 MJ），陽極最大冷却率1 386 kHU（984 kJ）/min，X線管焦点1.6×1.4 mm（大焦点），0.9×0.8 mm（小焦点）程度のものがある。X線管の冷却は一般の透視撮影装置などは冷却用ファンによる空冷式であるが，CT用X線管では，X線管を冷却用オイルに浸し，オイルを循環させることにより冷却率を向上させている。また，X線管が高速回転するため，X線管焦点位置の安定性やX線管に加わる遠心力（1回転0.5秒で9 G程度）に対する機械的強度（耐遠心力）などが重要である。最近ではX線管のターゲット両支持機構や陽極接地方式により耐遠心力や冷却効率を向上させたものもある。コリメータではスライス厚方向の分解能の確保やコリメーションの最適化，X線フィルタによる低エネルギーX線の除去などが行われ，ボウタイフィルタと呼ばれるビームハードニング補正フィルタも用いられている（**図10.13**）。

**（e）X線検出器・データ収集システム（DAS）**

**（1）X線検出器** X線検出器は被検体を通過したX線の強度を電気信号に変換する。検出器の性能として，検出効率が高い，エネルギー依存性が少ない，安定性に優れる，ダイナミックレンジが広い，入出力の直線性（linearity），パルス応答性のよいものなどが要求

10.3 CT装置の構成　　217

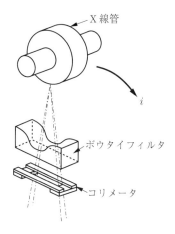

図10.13　ボウタイフィルタとコリメータ

される。検出器の種類には固体検出器（半導体，シンチレータ＋光電変換素子），Xeガス電離箱などがある。固体検出器はX線検出効率が高く，SN比が良いなどの特徴があり，現在はシンチレータ＋ホトダイオードによる固体検出器が主流となっている。検出器のチャネル数が多く，ピッチの細かいほど空間分解能が向上する。シンチレータの蛍光体は単結晶の$CdWO_4$やセラミック成形された$Gd_2O_2S：Pr, Ce$や$(Y, Gd)_2O_3：Eu$などがある。

（2）**データ収集システム（DAS）**　DASでは検出器の各チャネルからの電気信号をコンピュータで処理できるようにA-D変換を行う（**図10.14**）。データはガントリ回転部分から固定部分経由（光伝送）で，画像再構成装置に転送される。1回転中に収集される投影データサンプリング数も空間分解能に影響する。最近のマルチスライスCTではDASの数（4，8，16 DASなど）により，1回転のスキャンで得られるCT画像数が決定される。

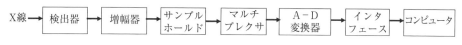

図10.14　データ収集システム（DAS）の流れ

（f）**データ処理**　データ処理の機能として，スキャン操作・制御，スキャンデータの保存・再構成，画像表示，画像処理，画像保存，ファイル管理，ネットワークへの転送などが行われる。

（g）**画像処理機能**　CT画像はディジタル画像であり，画像再構成後に種々の画像処理を行うことができる。**表10.1**に基本画像処理機能の例を示す。**図10.15**はCT画像例である。

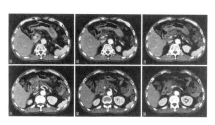

図10.15　CT画像

表 10.1　基本画像処理機能

| 項　目 | 処理内容 |
|---|---|
| ウインドウ処理 | ウインドウ幅/ウインドウレベル変更<br>ウインドウプリセット，ノンリニアウインドウ，ダブルウインドウ |
| ROI 処理 | SD/平均値計算，距離，角度，面積，ピクセル数計算，プロファイル，ヒストグラム，CT 値表示 |
| 表示機能 | 拡大処理，マルチフレーム，強調表示，シネ表示，画像反転/回転，白黒反転，マーク表示（グリッド，スケール），アノテーション |
| 画像演算 | 画像加算・減算，MPR（断面変換），体積計算，画像フィルタ |
| スキャノグラム処理 | 指定位置の CT 値呼出し，CT 像/スキャノ像同時表示，スライス位置表示 |
| 臨床応用 | ダイナミックスタディ，三次元カラー画像処理（サーフェスレンダリング，ボリウムレンダリング，MIP\*，MPR\*\*，シネ表示，他），アキシャル補間，デンタル用局面 MPR，局所脳血流解析，骨塩定量解析，ほか |

\*　MIP（maximum intensity projection：最大値投影表示）
\*\*　MPR（multi-planar reconstruction：多断面変換表示）

## 10.4　画像再生のアルゴリズム

多方向からの投影データをもとに画像を再構成するためのアルゴリズム（数学的手法）は CT 装置の最も重要な事項である。

**（a）逆マトリックス法**　逆マトリックス法（matrix inversion）は，再生画像を $m \times m$ のマトリックスに分け，各画素の吸収係数を未知数として，計算値との間に連立方程式をたてマトリックスの解を求める方法である。この方法は画素数よりはるかに多くの独立した方程式を必要とし，現在では使用されていない。

**（b）逐次近似法**　逐次近似法（iterative approximation）は，各画素に適当な初期値を与え，ある X 線ビームの計測値とそのビーム上に対応する再生画像の各画素の総和との誤差を求め，これを補正値として加算し，逐次再生画像の精度を高めていく方法である。

図 10.16(a)のような 4 個の画素からなる横断面を考える。初期値として，図(b)に示すようにすべてが 0 である再構成画像を考える。この画像で得られる垂直方向の値は 0 であるから，図(c)に示すように原画像との差（4－0），（6－0）を各画素に割り当てる。つぎに水平方向で得られる値は 5，5 であるから，これを原画像との差（3－5），（7－5）を各画素に均等に割り当てる（図では 2 画素なので 2 で割る）と図(d)のように原画像が得られる。初期の CT 装置に用いられたが，現在，画像再構成時間は短縮され，分解能を損なわず画像ノイズを軽減できることから再び利用されるようになった。

近年使用されているおもな逐次近似法では，逐次処理，逐次近似応用再構成，逐次近似再構成などがある。forward projection data の推定には，光学的モデル（空間分解能向上）と統計的モデル（ノイズ低減）とがある。現在，統計学的モデル，光学モデルとして焦点サイズや検出器開口幅などを含めた幾何学的特性を考慮したモデルがある。さらに普及しつつ

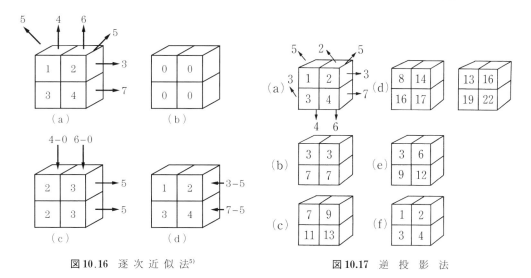

図10.16 逐次近似法[5]　　　　図10.17 逆投影法

ある逐次近似応用再構成では，Blending Tool を用い，空間分解能を犠牲にすることなく，ノイズを低減している。

**(c) 単純逆投影法**　単純逆投影法（back projection）は，Kuhl が初めて生体の再構成画像を作ったときに用いた方法で，各方向から投影された値を逆投影することにより原画像を再現するものである。**図 10.17**(a)において水平方向で得られた値 3，7 を逆投影すると図(b)が得られる。つぎに垂直方向の値 4，6 を逆投影し，重ね合わせると図(c)のようになる。さらに右斜め方向の値 1，5，4 および左斜め方向 2，5，3 を重ね合わせると図(d)が得られる。つぎに総画素値 10 を差し引くと図(e)が得られ，各画素の最大公約数 3 で除することにより図(f)のように原画像が再現される。

**図 10.18** は図式的に示したもので，被検体の中心に吸収値の異なる物体があると図(a)のような投影が得られ，これを順次多方向から求め重ね合わせると，図(b)のように中心にある物体が再構成される。しかし，この中心の周りには星状のボケを生じ，中心の物体からの距離に反比例して減少する。

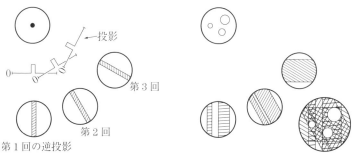

（a）角度を変えた場合　　（b）最終再生画像

図10.18 図式による逆投影法の画像再生原理

（d） **フィルタ補正逆投影法**　逆投影法でのぼけを除去する方法としてフィルタ補正逆投影法（filtered back projection）があり，畳込み逆投影法（convolution back projection：CBP 法）が多く用いられている。CBP 法は，畳込み（convolution）演算と逆投影（back projection）演算の二つの段階を経て画像再構成を行うもので，計測された各投影データに対し，逆投影した結果が正しい画像になるような補正関数（再構成関数）を重畳積分し，これを逆投影して元データに近い画像を得ることができる（図 10.19）。画像再構成関数（フィルタ）では Ramp，Shepp-Logan，Chesler など，高域通過フィルタを用いて再構成に伴う画像のボケ低減を図っている。この他に前処理フィルタとして Butter Worth，Gauss，Hanning，Hamming，平滑化といった低域通過フィルタを用いて統計的変動を低減させている。さらにウィーナーフィルタなどのボケ補正フィルタも使用されている。

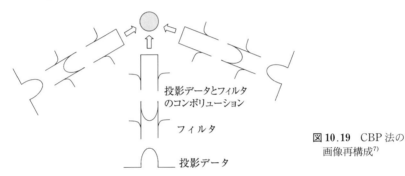

図 10.19　CBP 法の画像再構成[7]

CBP 法は計算量が少なく，投影データに含まれたノイズに対する安定が良いなどの特徴があり，現在，多くの CT 装置ではこの方法が用いられている。

## 10.5　CT 値と画像表示

（a）**マトリックス，画素**　CT 画像は断面内の各点の X 線吸収係数を数値（CT 値）で示したディジタル画像であり，この数値を画像の濃淡で表示している。画像を構成する最小の単位を画素（pixel：ピクセル）といい，画像はこの画素から構成されたマトリックスで表示される。現在マトリックス数（画素数）は一般に 512 × 512 が用いられ，ピクセルサイズも 0.3〜0.5 mm 程度と向上している。ピクセルサイズは FOV（field of view）とマトリックスサイズにより次式で表される。

$$\text{ピクセルサイズ} = \frac{\text{FOV}}{\text{マトリックスサイズ}} \tag{10.4}$$

実際の CT 値はピクセルサイズとスライス厚をもった最小単位体積（voxel）の X 線吸収係数の平均的な情報である。

（**b**）**CT 値**　CT 装置の大きな特徴は広い範囲の透過 X 線強度に対し，十分な直線性があり，感度の高い検出器を使用することによりきわめて精度の高い情報を取り出すことができる。さらにコンピュータにより厳密な演算を行うことにより人体各組織の X 線吸収係数を広範囲にわたって算出し，画像を作り出している。図 10.20 は各種の生体組織の減弱係数の値について水を 0 として相対的に表したものである。この値を一般に CT 値あるいは Hounsfield unit（HU）といい，次式のような関係がある。

$$\text{CT 値} = k \frac{\mu_t - \mu_w}{\mu_w} \tag{10.5}$$

ここに，$\mu_t$：ある組織の減弱係数，$\mu_w$：水の吸収係数，$k$：定数

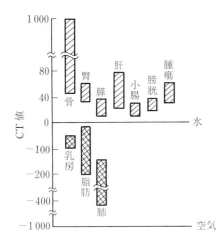

図 10.20　各組織と CT 値の関係
（120 kV X 線）

$k$ 値は一般に 1 000 が用いられ，水の CT 値を 0，空気の CT 値を $-1\,000$ とし，その間を 1 000 段階に分割して表示できるようになっている。骨はカルシウムの含量によって異なるが，約 $+1\,000$ という CT 値になる。したがって，その値の範囲は 2 000 段階以上となる。

（**c**）**部分体積効果**　CT 値はボクセル内の X 線吸収差を表したものであり，ボクセル内に吸収値の異なる物質が混在するとき，その画素の CT 値はこれらを分離できず平均した値として表示される。これを部分体積効果（pertial volume effect：パーシャルボリウム効果）という。マトリックスサイズを増加しピクセルサイズを小さくするか，スライス厚を薄くすることにより改善が図られる。

（**d**）**ウインドウ機能**　CT 値を画像として表すが 2 000 段階以上の濃淡差を表示しても人間の目では識別が困難である。このためウインドウ機能により観察したい部分に絞って表示する。画面上の明るさ（白黒の濃淡）をグレイレベル（gray level）といい，グレイレベルは 0（黒）〜255（白）階調の濃度レベルで画像表示される。したがって，任意の範囲の CT 値を選び，その CT 値の中心値のレベルを選択することにより適切な濃淡像を表示す

ることができる。このCT値の範囲をウインドウ幅（window width：W/W），中心の値をウインドウ値（window level：W/L）という（図10.21）。一般にウインドウ値を一定にし，ウインドウ幅を狭くすれば表示するCT値の範囲は狭いがコントラストの強い画像となり，ウインドウ幅を広くすれば，広範囲のCT値を表示できるが，コントラストの弱い画像になる。

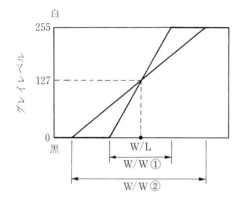

①：W/Wが小さいとき
②：W/Wが大きいとき

図10.21　ウインドウ値とウインドウ幅

（e）**ビームハードニング**　X線は連続X線のため，被写体が厚い部分（中央）ほど，軟X線部が吸収され線質が硬くなる。この現象をビームハードニング（beam hardning）という。このため中央部と周辺部でCT値が異なり，カッピングアーチファクト（CT値が中央で減少する）を生じる。このため，あらかじめ補正関数を求めて補正している。

（f）**アーチファクト**　CT画像の再構成の段階で，被検体には存在しないものが作られ，画像上に現れる現象をいう。アーチファクトには，モーションアーチファクト（被検体の動き（体動）によるもの），メタルアーチファクト（バリウムなどの造影剤や金属物質（クリップ，ボタン，義歯など）など高吸収体からのもの），シェーディングアーチファクト（被検体の形状に起因（線質変化，パーシャルボリウム効果）するもの）や装置側の故障によるものなどがある。

装置故障に起因するアーチファクトとしてつぎのようなものがある（図10.22）。

（1）**ストリーク状アーチファクト**　特定のプロジェクション（各投影位置）で特定チャネル（検出器からの出力データ）からのデータが出力されないときに生じる。I/Vコンバータ，積分回路，検出器の不良などによる。

（2）**リング状アーチファクト**　画面上にリング状の線を生じるもので，全プロジェク

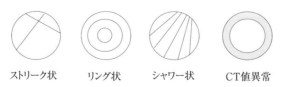

ストリーク状　　リング状　　シャワー状　　CT値異常

図10.22　装置故障に起因するアーチファクト[8]

ションでデータが出力されなかったときに，ストリークアーチファクトの重なった部分がリング状となる。I/V コンバータ，積分回路，検出器の不良などによる。

（3）**シャワー状アーチファクト**　特定のプロジェクションで全チャネルからの出力データが出力されないために生じる。おもに X 線系の故障で，X 線管の放電，ガントリ回転のガタなどが考えられる。

（4）**CT 値異常**　カッピング（中心部が低 CT 値），キャッピング（中心部が高 CT 値），CT 値のシフト，部分的なダークバンド状などがある。状況により，キャリブレーションやレファレンスの不良および kV，mA の変動，ウエッジフィルタの動作なども考えられる。

（g）**サイノグラム**　サイノグラムとは投影角度ごとの検出器で得られたデータを表したもので，一般的に $x$ 軸方向に検出器ごとの出力信号を，$y$ 軸方向に投影角度を表している（**図 10.23**）。このサイノグラムをもとに画像再構成を行っている。

このサイノグラムから，検出器由来のアーチファクトの原因を解析することが可能となる。各アーチファクトについては図 10.22 を参照。

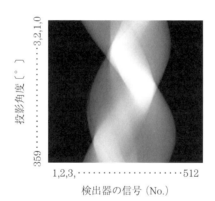

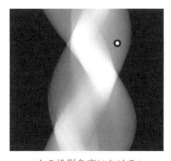
（ある投影角度における
ある検出器の信号欠損）
（a）ストリーク状アーチファクト

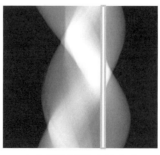
（全投影角度における
ある検出器の信号欠損）
（b）リング状アーチファクト

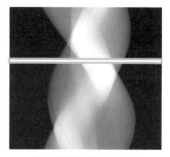
（ある投影角度における
全検出器の信号欠損）
（c）シャワー状アーチファクト

**図 10.23　サイノグラム**

## 10.6 ヘリカルスキャン CT

従来，X線CTではX線管に高電圧ケーブルが接続されているため，1回転ごとに回転方向を変えて撮影する必要があったが，現在ではスリップリング機構によりX線管に高電圧の供給が可能で，X線管の連続回転が行われるようになった。ヘリカルスキャンは第3世代のCT装置において，X線管の連続回転と連続寝台移動により，らせん状に投影データを移動する方式である（図10.24）。この方式は連続回転スキャン，連続寝台スライド，補間再構成処理機能，大容量記憶装置などにより可能となった。

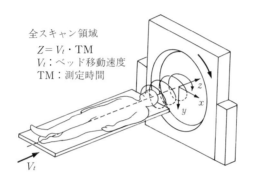

図10.24 ヘリカルスキャンCTの原理[9]

(a) **ヘリカルスキャンの補間処理** ヘリカルスキャンではスキャン中にスライス位置が連続的に変化するため，データ収集領域が始点と終点で不連続となる。このまま再構成をした場合モーションアーチファクトを生じるため，画像再構成の前にヘリカル補間処理が行われる。これは目的のスライス位置の前後で得た投影データに基づき，スライス画像を得ようとするものである。一般に線形補間法により，再構成位置での任意角度のデータを同じX線透過経路の異なる位置のデータより補間で求める方法で，360°補間法，180°補間法（対向補間法）などがある（図10.25）。

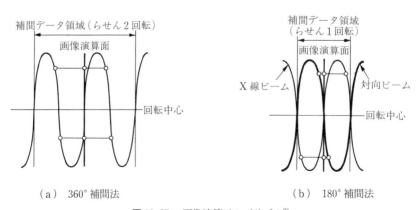

図10.25 画像演算アルゴリズム[9]

360°補間法は，再構成するスライス位置の前後2回転分の投影データ（2×360°）で補間する方法であるが，画像再構成のスライス厚が厚くなるなどの問題があった。

　180°補間法（対向データ補間法）は，対向データを利用し，1回転＋（2×ファンビーム角）の投影データで補間する方法である．現在は，スライス厚劣化の防止やアーチファクト除去の点から180°補間法が行われている．図10.26に180°補間の展開図を示す．スキャンしたデータには180°反対方向から投影される対向データがあり，この対向データを有効に利用して，再構成位置を挟んだ実データと対抗データを使用して補間する．

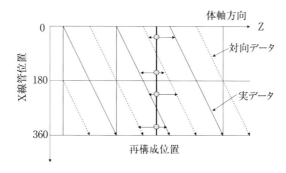

図10.26　180°補間の展開図

　ヘリカルスキャンでは，スライス厚（ビームコリメーション）に対する1回転当りの寝台移動距離をヘリカルピッチという．ヘリカルピッチが大きくなるとスキャンは短時間で終了するが，アーチファクトや実効スライス厚（画像スライス厚）も増大する．

**（b）　ヘリカルスキャンの特徴**　　ヘリカルスキャンは短時間で広い範囲のデータ収集ができ，1回の息止めで撮影が終了するため，呼吸動の影響が少なく，検査時間の短縮が可能である．また，CT透視（リアルタイムCT）による生検（バイオプシー検査）なども行われている．この方式の主な特徴をつぎに示す．

① 1回の呼吸停止期間中に肺野などの広い範囲の撮影が可能である．
② 体軸方向のデータの連続性に優れ，この方向の空間分解能が高い．
③ 任意のスライス位置の画像再構成ができる．
④ 高精度の三次元画像ができる．

## 10.7　マルチスライスCT[7),8),12)〜15)]

　シングルスライスCTによるヘリカルスキャンが急速に普及し，さらに現在では検出器を多列化したマルチスライスヘリカルスキャンが行われるようになった．マルチスライスCT（MSCT，MDCTともいう）は1回のスキャンで多数の画像を得ることができ，シングルヘリカルスキャンに比べ，より速い移動速度でスキャンしても従来と同等の画像が得られて

いる。

(a) 検 出 器　シングルスライス CT では数百個の検出器が 1 列に並び，1 回転で 1 枚の画像再構成が行われるが，マルチスライス CT では二次元検出器（体軸（Z 軸）方向にも多数列の検出器を配置）をもち，1 回転で複数スライスのデータを同時に収集し画像再構成を行う。図 10.27 にシングルスライス CT と 4 DAS マルチスライス CT（スライス数は検出器の列数でなく DAS の数で決まる）の比較を示す。

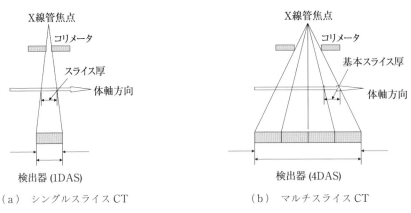

(a) シングルスライス CT　　　　　　(b) マルチスライス CT

図 10.27　シングルスライス CT とマルチスライス CT

検出器の配列は均等形，不均等形，ハイブリッド形などがあり，表 10.2 に検出器の例を示す。従来，ファンビーム幅に対して一列に多数個の検出器が配置（チャネル方向）されていたが，マルチスライス CT では体軸方向（エレメント方向）にも多数列の検出器が格子状に配列されている。格子状検出器は目的とするスライス厚に応じて $Z$ 軸方向のセルのデータを DAS と組み合わせて使用する。現在，4〜320 DAS のものなどがある。図 10.28 は各社の 16 DAS マルチスライス CT 検出器の配列例である。

表 10.2　4 DAS マルチスライス CT 装置の検出器の例

| 種　類 | 素子数 | チャネル数 | 検出器列数 | 検出器幅 |
|---|---|---|---|---|
| ハイブリッド形 | 30 464 | 896 | 34 列 | 32 mm |
| 均等形 | 14 176 | 886 | 16 列 | 20 mm |
| 不均等形 | 5 312 | 664 | 8 列 | 20 mm |

(b) 画像再構成　マルチスライス CT のヘリカルピッチは，検出器 1 列の幅に対する X 線管 1 回転当りの寝台移動距離 [mm]（ディテクタピッチ）で表されたが，最近では，使用検出器列の総和に対する X 線管 1 回転当りの寝台移動距離（ビームピッチ，ピッチ係数）が用いられている。ビームピッチは，ディテクタピッチを検出器の列数で除した値となる。マルチスライス CT では基本的には 180°補間法が使用されるが，ヘリカルピッチにより投影データの分布は変化するため，投影データの補間は存在する投影データに依存して実行さ

10.7 マルチスライスCT

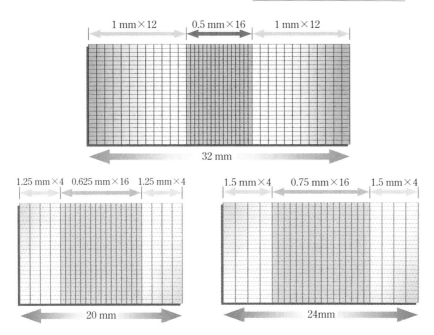

図 10.28　16 DAS マルチスライス検出器の配列例

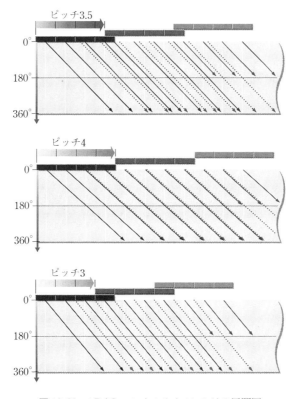

図 10.29　4 DAS マルチスライスにおける展開図

れる。**図10.29**に4DASマルチスライスにおける展開図（スキャンダイアグラム）を示す。横軸は寝台位置，縦軸はスキャン角度を示す。ピッチ3.5（ディテクタピッチ）では実データと対向データが重ならず，体軸方向のサンプリングピッチが密となる。ピッチ4では実データと対向データが重なり，実効スライス厚が厚くなる。ピッチ3は体軸方向のサンプリングピッチが均等で密になるが，3列と同等の時間がかかることになる。

マルチスライスヘリカルスキャンでは，シングルスライスヘリカルスキャンに比べ，薄いスライス厚が可能で雑音特性も良好となる。また，ハイピッチのデータ収集が可能なため，薄いスライス厚でデータを収集しつつ，補間点を $Z$ 軸方向に範囲を広げ，$Z$ 軸方向のフィルタリング（$Z$ 軸フィルタ）でアーチファクトの少ない画像再構成が行われている。また，補間点数，範囲，$Z$ 軸フィルタ形状などにより，画像のスライス厚（実効スライス厚）を元画像より厚いスライス厚には自由に変更できる。

マルチスライスCTの画像再構成は，16～320DASなど体軸方向に広がりが大きくなってくるとコーンビームとして画像再構成を考える必要があり，従来の二次元的な画像再構成ではアーチファクトの発生を招くことになるため，現在ではfeldkamp法（三次元逆投影法）を応用した手法や従来の二次元画像再構成を採用しつつコーン角の影響を減少するASSR（advanced single slice rebinning）などの方法が考えられている。

（c）**マルチスライスCTの特徴**　マルチスライスCTの特徴をつぎに示す。

① 広範囲，短時間スキャンが可能である。

検出器の多列化により大幅な撮影時間の短縮，息止め時間の短縮や1回の呼吸停止で広い範囲の撮影が可能となる。

② 高精度の三次元表示やMPR（multi planar reconstruction）表示が可能である。

薄いスライス厚が可能となり，スライス面方向（$X$, $Y$）と体軸方向（$Z$）の空間分解能をほぼ同じ（等方位性分解能：isotropic resolution）にでき，連続的な構造を正確に観察できる。また，三次元データを基に3Dプリンタを使用した医療用モデル作成の応用も行われている。

③ 膨大なデータの管理とモニタ診断の検討，薄いスライス厚やマルチフェイズ時のX線被ばくの増加に対する低減技術が必要である。

（d）**アプリケーション機能**　最近のアプリケーション機能にはつぎのものがある。

（1）**撮影条件自動調節機構**　同じ部位の検査でも被検者の体の大きさにより，また同じ被検者でも部位によって最適なX線照射条件は異なる。このため，照射中にX線強度（管電流）を自動的に変化させ，X線出力を制御することにより，被ばく低減，あるいは線量不足を補い，画質の維持，向上が図られている。

（2）**リアルプレップ**　造影剤の流入を感知し，最適なタイミングでスキャンする造影タイミング自動検出機構である。

（3） **リアルタイムヘリカル**　スキャンと同時にリアルタイム再構成表示を行うもので，12 f/秒（256×256），8 f/秒（512×512）程度で行われている。

（4） **リアルタイム透視**　より薄いスライス厚で正確，迅速に患部を穿刺(せんし)するため，数断面（3断面）を同時にリアルタイムで表示する。

（5） **心拍同期スキャン・心拍同期再構成**　心拍同期スキャンは心拍に合わせてスキャンを行うもので，ハーフスキャンで行われている（プロスペクティブ）。心拍同期再構成はスキャンデータの中から心拍に合わせて画像再構成を行うもの（レトロスペクティブ）で，ピッチを下げて心電波形を取り込みながらヘリカルスキャンが行われる。そのほか，インジェクタ同期などがある。

## 10.8　性能評価・機器管理

CT装置の管理には装置の特性を把握し，その性能を維持管理していく必要がある。第一段階では装置出荷時にはメーカにおいて，安全や性能に関する試験が実施される。第二段階は施設の初期テストとして，装置受入時（受入試験）に性能に関するすべての項目についての検査や確認をする。第三段階では使用施設でのルーチン検査として，品質維持のための日常試験（不変性試験）などを行い，以後の性能，品質の維持管理に努める必要がある。

### 10.8.1　CT装置の分解能

X線CT画像はコントラスト分解能に優れ，空間分解能（0.3～0.5 mm）も向上しているが，空間分解能については従来のX線フィルム撮影に比較し劣っている。X線CT装置の各種分解能が画質に与える影響は大きく，それぞれに関与する因子にはつぎのようなものがあげられる。

（a） **空間分解能（高コントラスト分解能）**　どれだけ小さいものまで識別して表示できるかを示す。CTの空間分解能はスライス面方向（$X$-$Y$方向）と体軸方向（$Z$方向）に分けられる。おもに，X線管焦点寸法，検出器のチャネル数・チャネル間隔・開口幅，レイ数（サンプリング数）・ビュー数（プロジェクション数），マトリックス数，スライス厚などに影響される。体軸方向の空間分解能はスライス厚により異なり，スライス感度プロファイル（slice sensitivity profile at $Z$-axis：SSPz）で評価される。

（b） **低コントラスト分解能（密度分解能）**　どれだけX線吸収係数の小さいものまで識別して表示できるかを示す。低コントラスト分解能で，2.5 mm/0.5％と表示されるとき，CT値差が約5程度の異なる物体を2.5 mm径の大きさまで識別できることを意味する。低コントラスト分解能は，X線出力，X線検出効率，X線検出系の電気雑音，X線検出器のエネルギー特性，スライス厚などに影響される。

（**c**） **時間分解能（スキャン時間・スキャンレート）**　どれだけ短時間でスキャンが可能かを示す。一般に，スキャン時間にはX線出力，X線利用率，X線検出効率，高速スキャン機構などがあり，スキャンレートにはスキャン時間，陽極熱容量，連続スキャン機構，患者寝台移動速度などがあげられる。現在，スキャンの時間間隔はヘリカルスキャンでは解決され，スキャン時間（X線管が1回転に要する時間）はハーフスキャンや1回転0.4秒の装置などで向上している。ヘリカルスキャンでは，スキャン時間のみでなく，時間に対する感度の変化である時間感度分布（time sensitivity profile：TSP）を考える必要がある。

### 10.8.2　性　能　評　価

X線CT装置の性能評価には専用のファントムを使用し，物理的性質について評価を行う。装置導入時に行われる第二段階の性能評価基準として第二次勧告（日本医師会）やX線CT装置性能評価に関する基準案（日本放射線技術学会）などがある。

日本放射線技術学会の性能評価項目では，①雑音（noise），②コントラストスケール（contrast scale），③空間分解能，④スライス厚，⑤コントラスト分解能，⑥被ばく線量，⑦アーチファクト（artifact），⑧寸法依存性，⑨位置依存性，⑩吸収係数とCT値の直線性，⑪表示装置の性能，⑫テーブルの移動速度などがある。

また，使用施設で行うX線CT装置の精度管理として，JISではX線コンピュータ断層撮影装置用ファントム（JIS Z 4923）があり，ファントムによる日常点検項目が規定されている。

（**a**） **ファントムによるX線CT装置の日常点検項目**　X線CT装置の性能維持を図るため，定期的および随時に行う項目として，つぎの7項目がある。

（**1**）　**雑　音**　水ファントム画像の特定区域内のピクセル（画素）のCT値変動の標準偏差。

（**2**）　**コントラストスケール**　ある物質と水のCT値の差に対するそれぞれの線吸収係数の差の比。

$$CS = \frac{\mu_x - \mu_w}{(CT)_x - (CT)_w} \tag{10.6}$$

ここに，$CS$：コントラストスケール，$\mu_x$：ある物質の吸収係数，$\mu_w$：水の吸収係数，$(CT)_x$：ある物質のCT値，$(CT)_w$：水のCT値

（**3**）　**空間分解能**　画像評価において，異なった物体を解像できるX線CT装置の能力。

（**4**）　**スライス厚**　スライスプロファイル（CT値の分布）の半値幅。

（**5**）　**高コントラスト分解能**　ある物体とその周囲とのX線吸収差が大きいとき，画像上でその物体を識別できるX線CT装置の能力。

（6） **低コントラスト分解能**　ある物体とその周囲とのX線吸収差が小さいとき，画像上で，その物体を識別できるX線CT装置の能力。

（7） **CT線量指数**（computed tomography dose index：CTDI）　スライス面に対する垂直線上の線量プロファイルの積分を，公称スライス厚と単一スキャンにおいて得られる断層数との積で除した値。

（b） **CTDI**　X線CTでは，X線管が回転し，数mm厚の扇状の線束であるため，一般撮影と同様の線量評価は困難であり，単一スライスにおける吸収線量を求める指標としてCTDIがある。

現在CTDIは，JIS Z 4751-2-44（医用X線CT装置-基礎安全及び基本性能）などで規定されている。この測定は160 mm（頭部用）または320 mm（腹部用）のアクリル製円柱ファントム（ファントム中心およびファントム表面から10 mmの位置に90°間隔で孔を備える）にペンシル形電離箱線量計を挿入して行う。

$CTDI_{100}$ は断層面に垂直な線に沿って100 mmの範囲の線量プロファイルの積算値を公称スライス厚で除した値であり，次式で示される。

$$CTDI_{100} = \frac{1}{NT} \int_{-50\mathrm{mm}}^{+50\mathrm{mm}} D(z)dz \quad [\mathrm{mGy}] \tag{10.7}$$

ここに，$D(z)$：スライス面に対し垂直な線に沿った線量プロファイル，$N$：単一スキャンで得られる断層数，$T$：公称スライス厚

$CTDI_\mathrm{w}$（重み付け $CTDI_{100}$）は $CTDI_{100}$ の値に対し，ファントムの中心値と表面（周辺値）との重みを考慮したもので，より実質的な値になっており，次式で表される。

$$CTDI_\mathrm{w} = \frac{1}{3} CTDI_{100}(中心) + \frac{2}{3} CTDI_{100}(周辺) \quad [\mathrm{mGy}] \tag{10.8}$$

最近ではヘリカルCTを考慮した $CTDI_\mathrm{vol}$（volumetric CT dose index）やDLP（Dose length product）などの評価方法も示されている。

$CTDI_\mathrm{vol}$ は選択したCT作動条件で撮影された総体積の平均線量を表し，次式で示される。

① アキシャルスキャン

$$CTDI_\mathrm{vol} = \frac{N \cdot T}{\Delta d} CTDI_\mathrm{w} \tag{10.9}$$

ここに，$N$：単一アキシャルスキャンで生成されるスライスの数，$T$：公称スライス厚，$\Delta d$：連続するスキャンの間の$z$軸に沿った患者支持器（天板）の移動量

② ヘリカルスキャン

$$CTDI_\mathrm{vol} = \frac{CTDI_\mathrm{w}}{CT\, ピッチ係数} \tag{10.10}$$

CTピッチ係数（CT pitchfactor）は，X線源の1回転当りの患者支持器の移動量 $\Delta d$ を

公称スライス厚 $T$ とスライス数 $N$ との積で除した値をいう。

③ 患者支持器の移動がない事前にプログラムされたスキャン

$$CTDI_{vol} = n \cdot CTDI_w \tag{10.11}$$

ここに，$n$：事前にプログラムされた回転数の最大値

また，DLP は，$CTDI_{vol}$ に 1 回の検査で撮影する体軸方向の幅(cm)を乗じたものである。なお日本における診断参考レベルとして $CTDI_{vol}$ と DLP が用いられており，成人頭部で $CTDI_{vol}$ では 85 mGy，DLP では 1 350 mGy・cm となっている[21]。

### 10.8.3 機器管理

X 線 CT 装置導入後は，使用者で機器の維持管理を行っていく必要がある。従来，X 線 CT 装置の日常試験は，JIS Z 4752-2-6 の不変性試験-医用 X 線 CT 装置で規定されていたが，現在は JIS Z 4752-3-5 の受入試験及び不変性試験-X 線 CT 装置として規定されている。今後，これらの不変性試験は，品質保証の重要性とともに国際共通規格として普及が望まれている。

X 線 CT 装置の受入試験と不変性試験に関する各試験項目，受入基準，不変性基準，試験頻度については**表 10.3** に示す。

**表 10.3** X 線 CT 装置の受入試験及び不変性試験（JIS Z 4752-3-5：2021 医用画像部門における品質維持の評価及び日常試験方法—第 3-5 部：受入試験及び不変性試験—X 線 CT 装置/IEC 61223-3-5：2019）

| 項 目 | 受入試験 受入基準 | 不変性試験 不変性基準 | 頻度 |
|---|---|---|---|
| 患者支持器(天板)の位置決め | ±1 mm | 受入試験と同じ基準 | 1 年に 1 回 |
| アキシャル面の患者位置決め精度 | ±2 mm | | |
| アキシャルスキャンの再構成スライス厚 | 1 mm スライス未満：±0.5 mm<br>1～2 mm スライス：±50 %<br>2 mm スライス以上：±1.0 mm | | |
| 線量 | 公称値と比較：CTDIw および CTDIfree air については，附属文書による。<br>表示値および附属文書と比較：CTDIvol は，代表的な成人頭部および体幹部プロトコルならびに代表的な小児頭部および体幹部プロトコルについて，±20 % または ±1 mGy のいずれか大きい値。<br>他の試験条件については附属文書による。 | 基礎値と比較：CTDIw および CTDIfree air は，代表的な成人頭部および体幹部プロトコルならびに代表的な小児頭部および体幹部プロトコルについて，±20 % または ±1 mGy のいずれか大きい値。<br>表示値および附属文書と比較：CTDIvol は，受入試験の基準を適用 | 1 年に 1 回または主要な保守作業後 |
| 平均 CT 値 | 成人頭部，小児頭部および小児体幹部は，±4 HU。<br>成人体幹部ならびに選択可能な管電圧での成人体幹部および小児体幹部は，±6 HU。 | 成人頭部，小児頭部および小児体幹部は，基礎値から ±5 HU。成人体幹部ならびに選択可能な管電圧での成人体幹部および小児体幹部は，基礎値から ±7 HU。 | 1 年に 1 回 |
| ノイズの大きさ | すべての試験項目については，公称値の±最大 (15 %，0.75 HU) | 成人頭部，成人体幹部，小児頭部および小児体幹部は，基礎値の±最大 (10 %，0.5 HU) | |
| 均一性 | 成人頭部，小児体幹部および小児頭部は，4 HU 以下。成人体幹部ならびに選択可能な管電圧での成人体幹部および小児体幹部は，8 HU 以下 | 成人頭部，成人体幹部，小児頭部および小児体幹部は，4 HU 以下 (小ファントム)。成人体幹部については，8 HU 以下 (大ファントム) | |
| 空間分解能 (高コントラスト) | 附属文書による。 | MTF の 10 % および 50 % は，それぞれの基礎値の ±0.75 lp/cm または ±15 % のいずれか大きいほうの値以内 | |

# 11. 磁気共鳴画像診断装置

核磁気共鳴（nuclear magnetic resonance：NMR）現象を利用して検出した生体信号をコンピュータ処理して画像を再構成する診断装置を磁気共鳴画像診断装置（magnetic resonance imaging system：MRI）という。NMR現象は1946年 Bloch, Purcell により発見され，1971年には Damadian が悪性腫瘍と正常組織を NMR で区別できることを発表し，1973年に Lauterbur が生体の画像化を行っている。1980年代になり MRI 装置が医用画像装置として登場し，現在は画質の改善，撮像時間の短縮とともに MR アンギオグラフィ，MR スペクトロスコピー，ファンクショナル MRI など臨床分野において急速な発展がみられる。

## 11.1 原　　　理

（a）**NMR現象**　核磁気共鳴（NMR）現象とは，静磁場中の核スピン系に核種と静磁場強度により決定される固有の周波数をもつ RF（radio frequency）パルスを照射したとき，そのエネルギーを吸収あるいは放出する現象である。対象となる核種は磁気モーメントをもつ $^1H$，$^{13}C$，$^{23}Na$，$^{31}P$ など陽子または中性子の数が奇数個の原子核である。臨床の MRI では生体内に多く存在し，検出の容易な $^1H$（プロトン）がおもに用いられている。また，生体情報を得る手段である MR スペクトロスコピーには $^1H$，$^{31}P$，$^{13}C$，$^{23}Na$ などが使用される。

スピンする原子核は磁気モーメントをもち，強い磁場中におくとコマのみそすり運動のような歳差運動を行う（図11.1）。この歳差運動の周波数 $\omega$（ラーモア周波数，共鳴周波数：MHz）は次式で示される。

$$\omega = \gamma B_0 \ [\mathrm{MHz}] \tag{11.1}$$

ここに，$\gamma$：磁気回転比（核種に固有な定数），$B_0$：静磁場強度〔T，テスラ〕

**表11.1** におもな核種の共鳴周波数と相対感度を示す。これより水素原子（$^1H$）では磁場 1.5 T の装置の場合，周波数は 63.9 MHz となる。

体内の水素原子核スピンは，静磁場中において同じ周波数の RF パルスを与えられると，定常状態のスピンを共鳴させて，そのエネルギーを吸収し励起状態となる。RF パルスが切

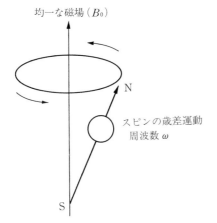

図 11.1 歳差運動

表 11.1 おもな核種の共鳴周波数[1)]

| 核 種 | 共鳴周波数 [MHz/T] | 相対感度 |
|---|---|---|
| $^1$H | 42.58 | 1.00 |
| $^{13}$C | 10.71 | 0.015 9 |
| $^{19}$F | 40.10 | 0.834 |
| $^{23}$Na | 11.26 | 0.092 7 |
| $^{31}$P | 17.24 | 0.066 0 |

られると静磁場中のスピンはエネルギーを放出しながら元の定常状態に戻っていく。この過程を緩和といい，緩和には縦緩和と横緩和がある。このとき横緩和に起因するエネルギーをわずかな信号としてとらえて画像化するものがMRI装置である。

（b） **画像構成パラメータ**　MRI画像（信号強度）を構成するパラメータとして，おもに縦緩和時間 $T_1$，横緩和時間 $T_2$，プロトン密度 $\rho$，血流の流れ $f$ などがある。縦緩和はスピン-格子緩和であり，励起されたスピン系が周囲の格子に熱振動のエネルギーとして放出して元の平衡状態に戻るときの時定数 $(1 - 1/e : 0.63 M_0)$ を $T_1$ で表す（**図 11.2**(a)）。一般的に，液体の $T_1$ は長く，固体の $T_1$ は短い。横緩和はスピン-スピン緩和であり，そろっていた位相がスピンどうしの相互作用や磁場のわずかな不均一により，それぞれのスピンがもつ共鳴周波数がずれ，位相がばらばらになる過程をいい，その時定数 $(1/e : 0.37 M_0)$ を $T_2$ で表す（図(b)）。一般的に，$T_1$ は $T_2$ より長い。

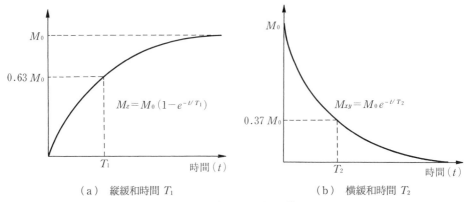

(a) 縦緩和時間 $T_1$　　　　(b) 横緩和時間 $T_2$

図 11.2　緩 和 時 間[3)]

## 11.2 構成[2)~5)]

MRI装置は，おもに磁石部，RFパルスの発生とMR信号の検出を行う送受信部，MR信号に空間情報を符号化（エンコード）するための傾斜磁場，システムの制御・画像再構成を行う制御部，画像表示や操作を行うコンソールなどで構成される。**図11.3**はMRI装置の構成である。

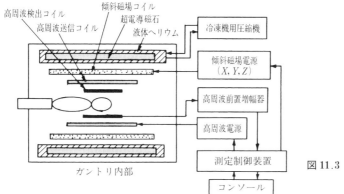

図11.3 MRI装置の構成（超電導）[6)]

**（a）磁石寝台部** 診断用MRI装置の磁石は，おもに超電導磁石，永久磁石が使用されている。

MRI装置用磁石の要件として，静磁場強度，磁場均一性，漏洩磁場，時間的安定性，開放性などがある。

静磁場強度は高磁場ほど信号強度が高くSN比も良くなり，低磁場ほど化学シフトや磁化率の違い，流れによるアーチファクトが少なくなる。磁場均一性はppm単位で示し，均一度が悪いと分解能の低下，画像ひずみの原因となる。漏洩磁場が少ないことも重要で，0.5 mT以上の領域は立入り禁止区域となる。時間的安定性が悪いと画像劣化の要因となる。開放性は閉所恐怖症の患者やinterventional MRIなどの操作空間の確保に有利となる。

**（1）超電導磁石**（磁場強度1.0～3.0 T） 超電導磁石は液体ヘリウムで超電導コイルを絶対温度4Kに冷却し，電気抵抗のない超電導状態で永久電流を流すことにより磁場を発生する。ソレノイドの超電導コイル（超電導材料としてNbTiや$Nb_3Sn$など）が磁場を発生させる。磁場の方向は床面に対して水平なものが多い。高磁場が得られ，磁場均一性（数ppm），安定性（0.1 ppm/h以下）が良いが，磁場は一度起動すれば容易に落とせない。冷却剤に液体ヘリウムを要し，冷凍機を用いて蒸発量を減少させている。漏洩磁場が大きくなるため，特に磁気シールドが必要である。

**（2）永久磁石**（0.15～0.3 T） 磁気を有する磁性体（フェライト，希土類永久磁石

(Nd-F-B）など）を使った磁石で外部からエネルギーを加えずに磁場が得られる。静磁場の方向は床面に対して鉛直なものが多い。磁場発生の電力や冷媒が不要なため，維持費が安い。漏洩磁場が少ないが，温度依存性が大きく，重量も大きくなる。静磁場の形成に永久磁石を利用するため，高磁場は困難である。温度依存性については，断熱材やヒータを用いた恒温制御を行う。上下に磁極を配置し，オープンタイプの磁場が得られやすい。

（3）**シムコイル**　静磁場の均一性を向上させるための方法としてシミングがある。撮像領域の静磁場強度の均一性を数 ppm 以下にするため，強磁性体の小片を磁石に貼り付けるパッシブシムや静磁場コイルとは別のコイルに永久電流を流す超電導シム，撮像のたびに電磁石で磁場を調整する常電導シムなどがある。

（b）**送受信部・RF コイル**　送受信部は共鳴周波数の高周波を被検体に印加するための高周波発生器およびパワーアンプと RF コイル，被検体からの MR 信号を検出するための RF コイル，検波回路，増幅回路などからなる。

（1）**RF コイル**　高い SN 比，高周波磁場の均一性，操作の簡便さと患者の居住性などが要求される。RF コイルは頭部，腹部，四肢用など診断部位に応じて各種用途のものがあり，形状はサドル形，ソレノイド形，サーフェスコイル形，バードケイジ形などがある。図 11.4 は各種の RF コイルである。また，人体からの微弱な MR 信号を感度よく検出するために，信号検出方式はリニア，QD（quadrature detection），フェイズドアレーコイル（phased array coil）などの方式がある。最も簡単な形状のサーフェスコイルは円形または矩形のコイルで，おもに受信専用として撮影部位表面に装着して使用される。

QD コイルは同じ性能をもつコイルをたがいに直交するように配置し，同じ領域を観測す

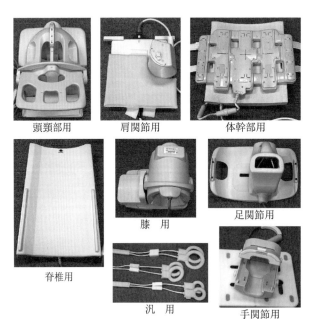

図 11.4　各種の RF コイル

ることでSN比と高周波磁場（RF励起）の均一性の向上が行われている。

　フェイズドアレーコイルは，コイル数を増やして立体的に構成し，同時に複数の受信回路でMR信号受信を可能にするコイルであり，高いSN比と広い感度領域を併せもつ。また，最近では複数のコイルでの画像信号の重なり合いを積極的に利用し，撮像時間短縮を図るパラレルイメージングが利用されている。パラレルイメージングには，このフェイズドアレーコイルが必須となる。

　（2）　**送受信部**　　送信部は，共鳴周波数に相当する安定した高周波パルスをSinc波形やGaussian波形に振幅変調し，高周波増幅部で増幅してRFコイルに加える。受信部は，RFコイルで検出された微弱なMR信号を前置増幅器で増幅し，検波することで低周波信号とし，再増幅後A-D変換を行い，画像再構成部へMR信号を送る。

　（c）　**傾斜磁場部**　　傾斜磁場コイルとコイルにパルス電流を加える傾斜磁場電源からなる。傾斜磁場コイルはMR信号に空間情報をエンコードするためのコイルで，x，y，zの3組のコイルから構成され，各座標方向で強度が線形に異なる傾斜磁場をつくる。傾斜磁場には，①広い範囲での傾斜磁場の直線性，②強い傾斜磁場強度（mT/m），③早い立上りと立下りなどが要求される。傾斜磁場の立上り，立下りを表す単位としてスリューレート（T/m/s）があり，立上り，立下りが早くなるほどスリューレートが大きくなる。

　（d）　**制御部・コンソール**　　制御部は，送受信部と傾斜磁場部などの制御を行う。また，高速フーリエ変換やデータの並べ替えを行う高速演算装置を制御し，A-D変換されたMR信号を二次元/三次元逆フーリエ変換してMR画像を再構成する。通常は複数のプロセッサにより分散処理を行い，得られた画像の画像処理や画像表示，磁気ディスクや光磁気ディスクなどへの画像保存，DICOMサーバ等への画像転送などのデータ管理を行う。

　（e）　**MRI装置の特徴**　　MRI装置の特徴としてつぎのものがあげられる。

① 放射線被ばくがない。
② 縦，横，斜め，任意方向の撮像が可能。
③ 軟部組織のコントラスト分解能が高い。
④ 骨によるアーチファクト（偽像）がない。
⑤ 造影剤を利用せずに血流や脊髄腔の情報が得られる。
⑥ 超急性期の脳梗塞診断に有効。
⑦ 急性期の脳出血診断は困難である。
⑧ 石灰化やガス体の描出は困難である。
⑨ 検査対象者が制限される（体内にペースメーカなど）。
⑩ 検査時間がX線CT検査に比べると長い。

　（f）　**使用上の注意**　　体内に動脈クリップ（磁性体）などのある患者の撮影は禁忌である。近年，MRI対応型ペースメーカが普及しはじめている。しかしながら，ペースメーカ

につなげるリード線が MRI 非対応の場合があるので，注意が必要である．MRI 室への持ち込み禁止な物として，①ストレッチャ，車いす，酸素ボンベなど磁性体（鉄）でできた器具，②金属類（安全ピン，ヘアピン，ネックレス，腕輪，キー），③磁気記録媒体（クレジットカード，キャッシュカード），④電子機器（計算機，時計）などがある．特に持ち込みが必要なストレッチャや酸素ボンベなどは MR 室専用の非磁性体のものを用意する．

図 11.5 は MRI 装置の外観，図 11.6 は MR 画像例である．

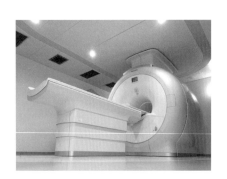

図 11.5 MRI 装置の外観

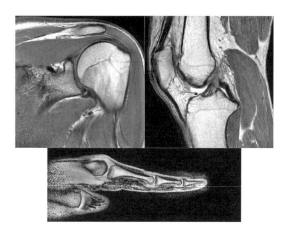

図 11.6 MR 画像

## 11.3 画像の生成・パルスシーケンス

（a）**画像の生成** 画像の生成は $x$，$y$，$z$ の 3 方向の傾斜磁場により，スライス面を選択し，スライス面内の各点を周波数と位相から位置づけ（空間エンコード）させ，収集データを高速逆フーリエ変換により画像化している（図 11.7）．

二次元イメージングの場合，$z$ 軸方向の傾斜磁場 $G_z$ により，$z$ 軸に沿って共鳴周波数を変化させ，対象とする場所に相当する周波数の RF パルスで選択的に断面を励起する．スライス幅はスライス位置を決定する傾斜磁場の勾配と RF パルスの周波数バンド幅で決まる．

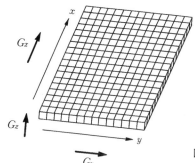

図 11.7 画像の生成

$x$ 軸方向の傾斜磁場 $G_x$ は周波数エンコード傾斜磁場（読出し傾斜磁場）と呼ばれる。$G_x$ により，$x$ 軸方向の位置による共鳴周波数が変化し，周波数エンコードの帯に分割する。$G_y$ は位相エンコード傾斜磁場と呼ばれる。$G_y$ の大きさを変化させ，測定を繰り返すことにより，$x$ 軸方向に分割した帯を位相の違いによって分割する。なお，周波数エンコードは $y$ 軸に当てる場合もある。

$G_y$ は位相エンコード傾斜磁場と呼ばれ，位相エンコードは周波数エンコードと同時に行うことができないので，分割して行う。位相エンコードの回数（分割回数）は位相エンコード方向のマトリックス数と同じ数になり，回数を削減すると空間分解能が低下するものの，撮像時間を短縮できる。

MRI の撮像時間 $T$ は一般に次式で示される。

$$T = TR \cdot \mathrm{PHA} \cdot \mathrm{NEX} \quad [\mathrm{s}] \tag{11.2}$$

ここに，$TR$：繰返し時間で画像の強調効果を決定，PHA：位相エンコードの回数

NEX：信号加算回数で，$n$ 回加算すれば，撮影時間は $n$ 倍となるが，SN 比は $\sqrt{n}$ 倍になる。

**（b）パルスシーケンス**　パルス系列として一般的なスピンエコー（SE）法，インバージョンリカバリー（IR）法，グラディエントフィールドエコー（GFE）法や高速撮影法として高速スピンエコー（Fast SE）法，エコープラナ（EPI）法などがある。ここでは，おもに基本的な SE 法のシーケンスについて述べる。

**（1）スピンエコー（SE）法**　SE 法は最初に 90°パルスを印加し，磁化を静磁場と垂直な面に倒す。励起直後からスピンの位相が乱れはじめるが，90°パルス印加から $1/2\,TE$ 時間後に印加する 180°パルスによって，位相が再収束を始める。180°パルス印加から $1/2\,TE$ 時間後にはスピンが再び収束し，エコーが発生する。SE 法ではこのときに発生するエコー（スピンエコー）を受信コイルで検出する（**図 11.8**）。この 90°パルスからつぎの 90°パルスまでの時間を繰返し時間 $TR$（repetition time），90°パルスから MR 信号を得るま

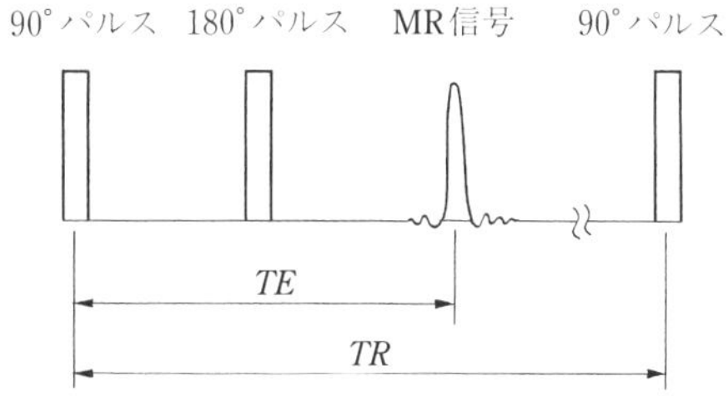

図 11.8　スピンエコー法

表 11.2　$TR$，$TE$ と画像との関係

| $TE$ \ $TR$ | 短 | 長 |
|---|---|---|
| 短 | 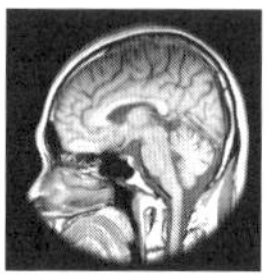 $T_1$ 強調画像 | 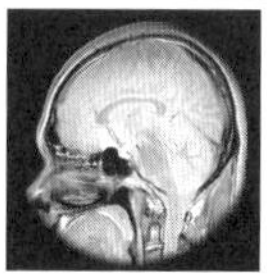 PD 強調画像 |
| 長 | — | 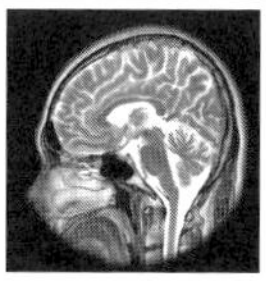 $T_2$ 強調画像 |

での時間をエコー時間 $TE$ （echo time）という。SE法の信号強度 $I_{SE}$ は次式で示される。

$$I_{SE} = k \cdot f(v) \cdot \rho \cdot \left\{ 1 - \exp\left(-\frac{TR}{T_1}\right) \right\} \cdot \exp\left(-\frac{TE}{T_2}\right) \tag{11.3}$$

ここに，$k$：比例定数，$f(v)$：流速，$\rho$：プロトン密度，$TR$：繰返し時間，$TE$：エコー時間，$T_1$：縦緩和時間，$T_2$：横緩和時間

この関係から，$TE$ により $T_2$ の重み，$TR$ により $T_1$ の重みを変化させることができる。$T_1$ 強調画像を得るためには，$TR$ と $TE$ を短く設定する。$T_2$ 強調画像を得るためには $TR$ と $TE$ を長く設定し，プロトン密度（PD）強調画像を得るためには，$TR$ を長く，$TE$ を短く設定する。**表11.2** にこれらの関係を示す。また，180°パルスをさらに加えて，1回の撮影で $TE$ の異なる複数の SE 画像を得るマルチスピンエコー（multi-SE）法も利用される。

（2）**グラディエントフィールドエコー（GFE）法**　SE法の180°パルスを使わず，双極性の信号読出し傾斜磁場 $G_r$ を利用してエコーを発生させることにより，GFE法はSE法に比べて $TE$ を短縮できる。さらにRF高周波パルスのフリップ角（FA：励起角度）$\alpha$ を90°より浅くし，磁化が元に戻る時間を短縮し，飽和の影響を低減できる。撮影時間が短縮するので，三次元MRIや数秒以下の位置決め画像，ダイナミックスキャンなどに使用される。

（3）**高速スピンエコー（Fast SE）法**　マルチスピンエコーを利用して1種類の $TE$ 画像を作ることにより，コントラストを維持したまま SE 法の撮影時間を短縮する方法である。1回のRF励起で複数のエコーを発生させるとき，それぞれのエコーに異なる位相エンコード量をあてはめる。これにより，すべての位相エンコードを完了するために必要なRF励起の回数を削減できる。$TR$ を長くする必要のある，$T_2$ 強調画像を得るときによく利用される。

（4）**エコープラナー（EPI）法**　双極性の信号読出し傾斜磁場 $G_r$ の反転を多数回行い，1回の励起で多数のエコーを発生させ，$k$ 空間（周波数エンコード量と位相エンコード量の座標成分をもつ）をこれらのエコー信号で埋める方法である。1回の励起で $k$ 空間を埋めるエコー数をすべて発生させる Single-shot EPI 法と Fast-SE 法のようにマルチエコーの収集を複数回繰り返し，分割して $k$ 空間を埋める Multi-shot EPI 法がある。発生させるエコーのすべてをグラディエントフィールドエコーによってまかなう場合，GFE型EPI法と呼ばれ，発生させるエコーにスピンエコーが含まれる場合，SE型EPI法と呼ばれる。

（5）**インバージョンリカバリー（IR）法**　イメージングを開始する前に，磁化を反転させるためのRFパルス（インバージョンパルス：一般的には180°パルス）を印可し，インバージョンパルス印加からイメージング開始までの時間（inversion time：$TI$）を変化させて，任意の画像コントラストを得る方法。SE法，GFE法，Fast SE法，EPI法との併用が可能。

インバージョンパルスによって反転した磁化は，それぞれの磁化の $T_1$ に従って縦磁化を回復するが，途中で縦磁化を消失する時刻がある。この時刻を磁化の null point と呼び，インバージョンパルス印加から null point に至るまでの時間は組織によって異なる。$T_1$ が短い組織（脂肪など）は null point までの時間が短く，$T_1$ が長い組織（脳脊髄液など）は null point までの時間が長い。

イメージングを開始するタイミングを任意の組織が null point にある時刻で行えば，その任意組織からの信号が抑制された画像を得ることができる。実際の撮像では，抑制したい組織の null point に至る時間に $TI$ を合せる。

IR 法によって脂肪を抑制する場合，$TI$ は短く設定されるため short $TI$ inversion recovery：STIR 法と呼ばれる。IR 法によって水を抑制する場合，fluid attenuated inversion recovery：FLAIR 法と呼ばれる。図 11.9 に頭部の $T_2$ 強調画像と FLAIR 画像を示す。FLAIR 法では $TI$ を脳脊髄液の null point に合せているので，脳室内の信号が抑制されている。

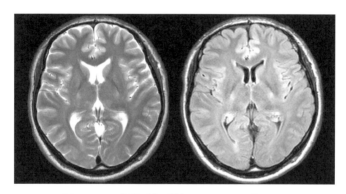

図 11.9　$T_2$ 強調画像（左）と FLAIR 画像（右）

（6）**Chemical shift selective（CHESS）法**[7]　周波数帯域幅の狭い RF パルスによって，任意のケミカルシフト（分子構造等の違いにより共鳴周波数がずれること）を有するスピンを周波数選択的に励起する方法（CHESS 法は信号抑制方法ではない）。

脂肪抑制画像を得る場合，イメージングを開始する前に，水の共鳴周波数ピークから 3.5 ppm 離れている脂肪のピークに CHESS 法を適用させて，脂肪組織のスピンだけを励起する。次に，横磁化を飽和させるための傾斜磁場（spoiler gradient）を印可して，選択的に励起された脂肪組織だけの横磁化を消失させる。その後，SE 法，GFE 法，Fast SE 法，EPI 法などのイメージングを開始することで，脂肪抑制画像が得られる。

図 11.10 に，CHESS 法を利用した水とサラダ油が入ったファントムの脂肪抑制効果を示す（静磁場強度：2 T（テスラ））。図（a）はファントムの $^1$H スペクトロスコピーを示し，アミの部分が CHESS 法によって選択励起された周波数帯域である。図（b）は脂肪抑制効果がないファントム画像，図（c）は CHESS 法を併用した脂肪抑制画像である。

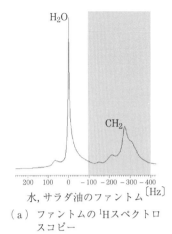
(a) ファントムの¹Hスペクトロスコピー

水, サラダ油のファントム

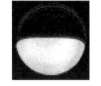
(b) 脂肪抑制効果なし

(c) 脂肪抑制効果あり

図 11.10 CHESS 法を利用した脂肪抑制効果

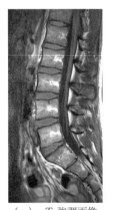
(a) $T_1$ 強調画像

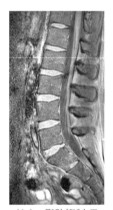
(b) 脂肪抑制 $T_1$ 強調画像

図 11.11 腰椎 MRI

図 11.11(a) に腰椎矢状断面 $T_1$ 強調画像, 図(b)に腰椎矢状断面脂肪抑制 $T_1$ 強調画像を示す。椎体には骨髄を由来とする脂肪成分が含まれているが, 椎間板には脂肪成分が含まれていない。$T_1$ 強調画像において, 椎体は椎間板よりも脂肪を含んでいるので, 椎間板よりも信号強度が相対的に高い。一方, 脂肪抑制 $T_1$ 強調画像では椎体は脂肪抑制効果を受けるので, 椎間板よりも信号強度が相対的に低くなる。

(7) **Dixon 法**[8]　水と脂肪の共鳴周波数の違いを利用して, 水もしくは脂肪の画像を得る方法。図 11.12 は水の共鳴周波数に合わせた回転座標系である。水と脂肪が混在する組織を RF 励起した直後は, 図(a)のように水と脂肪のスピンは同相となるが, その後, 水と脂肪のスピンは同相と逆相を周期的に繰り返す（図(a)→(b)→(c)→(d)）。

水と脂肪のケミカルシフトは 3.5 ppm であるため, 静磁場強度（¹H の共鳴周波数）が決定すれば, 同相と逆相の周期が決まる。3 T MRI の場合, 水と脂肪の共鳴周波数の差は

## 11.3 画像の生成・パルスシーケンス

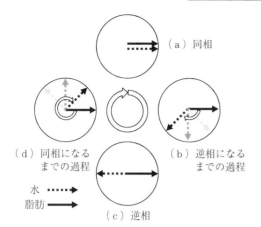

(a) 同相
(d) 同相になるまでの過程
(b) 逆相になるまでの過程
(c) 逆相

水 ┅┅▶
脂肪 ──▶

**図 11.12** 回転座標系における水，脂肪のスピン

447.0 Hz（127.7 MHz×3.5 ppm）であり，同相と逆相の周期は共鳴周波数差の逆数である（1/447.1 Hz）約 2.2 ms となる．よって，水と脂肪のスピンが同相（図(a)）になるのは，RF 励起から 2.2 ms 後，4.4 ms 後，6.6 ms 後，…（2.2 ms の整数倍），となる．一方，逆相（図(c)）となるのは，RF 励起から 1.1 ms 後，3.3 ms 後，5.5 ms 後，…，となる．

一般的な SE 法の場合は，90°パルス－180°パルスの時間間隔（$TE/2$）と 180°パルス－スピンエコーの時間間隔（$TE/2$）が同じとなるため，水と脂肪は常に同相となる．よって，Dixon 法は GFE 法によって実施されることが多い．

水と脂肪が同相となる $TE$ で撮像した画像は in-phase 画像（図 11.13(a)），水と脂肪が逆相となる $TE$ で撮像した画像は opposed-phase 画像（図(b)）と呼ばれる．in-phase 画像は水と脂肪の信号が加算された画像となり，opposed-phase 画像は水の信号から脂肪の信号を減算した画像となる．

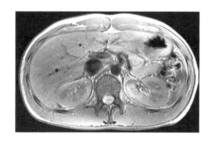
(a) in-phase 画像（$TE$ 4.4 ms）

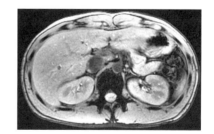
(b) opposed-phase 画像（$TE$ 3.3 ms）

**図 11.13** Dixon 法による腹部 MRI

(8) **MR Angiography（MRA）**[9]　MRA は time of flight（TOF）効果，流れによるスピンの位相分散効果，Gd 造影剤を利用した $T_1$ 短縮効果などを利用する．

TOF 効果による MRA は TOF 法と呼ばれる．TOF 法は GFE 法による，短い $TR$ で繰

り返される RF 励起で，撮像領域内の静止した組織の縦磁化を飽和させ，絶えず流入することで縦磁化が飽和しない組織（血液）を高信号で画像化する。

スピンの位相分散効果による MRA は phase contrast（PC）法と呼ばれ，流れている血液を画像化する。PC 法は大きさが同じで，"正・負"の組合せの傾斜磁場（flow encode gradient）をイメージングとは別に印加する。flow encode gradient は"正・負"と"負・正"の組合せを $X$ 軸，$Y$ 軸，$Z$ 軸にそれぞれ独立して印加する必要がある（計 6 回の撮像を必要とする）ので，TOF 法と比べて撮像時間が長い。

Gd 造影剤を利用した MRA は造影 MRA と呼ばれる。造影 MRA は TOF 効果よりも，Gd 造影剤の $T_1$ 短縮効果によって血液を高信号で画像化する。図 11.14 に TOF 法による頭部 MRA，PC 法による頸部 MRA を示す。

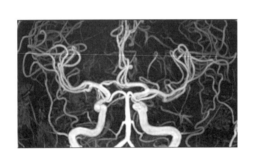 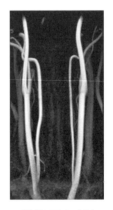

図 11.14　TOF 法による頭部 MRA（左），PC 法による頸部 MRA（右）

（9）　**拡散強調画像法（DWI）**[10)～12)]　拡散強調画像法（diffusion weighted imaging：DWI）は，生体内の水分子拡散の速さ（拡散係数）によって画像コントラストを形成する。DWI は大きさが同じ傾斜磁場を 180°パルスの前後に印加する（motion probing gradient：MPG）。これにより水分子拡散の速さを，スピンの位相シフトに置き換えることができ，この位相シフトが信号強度を低下させる。よって DWI では，拡散係数が低い組織ほど信号強度が高い。

拡散強調効果は MPG 強度と印加時間および印加間隔の設定によって変化する。この拡散強調効果の度合は b 値と呼ばれ，所望する b 値を設定すると，装置が自動的に MPG 強度・印加時間・印加間隔を決定する。b 値を変化させて撮像した数種類の DWI から，各画素値の拡散係数を求めた画像は，みかけの拡散係数画像（apparent diffusion coefficient map：ADC map）と呼ばれる。

MPG の印加軸を複雑に組み合わせて複数回撮像し，それらの画像データから拡散テンソルを求め，水分子拡散の方向を画像化する diffusion tensor imaging：DTI や，その方向を

つなぎ合せて立体的に神経軸索などを画像化するトラクトグラフィにも DWI は利用されている。図 11.15（a）（b）に b 値 0 の画像と b 値 800 s/mm² の DWI を示す。拡散強調効果が高くなると，拡散係数の高い脳脊髄液の信号が低下している。図（c）に脳の DTI（トラクトグラフィ）を示す。

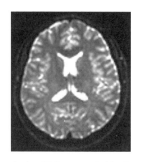
（a） 頭部 DWI（b 値 0）

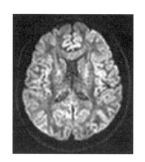
（b） 頭部 DWI（b 値 800s/mm²）

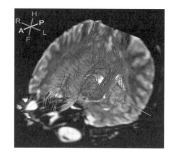
（c） 頭部 DTI（トラクトグラフィ）

図 11.15　頭部 DWI と DTI

## 11.4　MRI 装置の安全管理[2),13),14)]

（a）　**MRI 装置の安全**　　MRI の人体への安全性については，静磁場強度，傾斜磁場出力（dB/dt），高周波（RF）磁場，騒音の影響などが考えられる。最近の安全規格では，IEC 60601-2-33：2010（JIS Z 4951：2012）がある。以下にその概要を示す。

（1）　**静磁場強度（$B_0$）**　　一般に通常操作モード（いかなる出力も患者に生理的ストレスを引き起こす可能性のある限界値を超えない）は $B_0 \leq 3T$，第一次水準管理操作モード（いくつかの出力が患者に甚だしい生理的出力を引き起こす可能性のある値に達する）は $3T < B_0 \leq 4T$，第二水準管理操作モード（いくつかの出力が患者に重大なリスクを与える可能性のある値に達する）は $4T < B_0$ である。

（2）　**傾斜磁場出力（dB/dt）**　　傾斜磁場出力（dB/dt）は，末梢神経刺激や心臓刺激を基準に，各操作モードについて規定されている。通常操作モードの場合，直接決定による方法では末梢神経刺激の平均しきい値の 80 ％以下のレベルで作動しなければならない。また，デフォルト値の場合，傾斜磁場出力の限界値（L 01）が L 01＝0.8 rb $(1+0.36/t_{s,eff})$（rb：基電流〔T/s〕，$t_{s,eff}$：実効刺激持続時間〔ms〕）を超えてはならない。

（3）　**高周波（RF）磁場**　　高周波（RF）磁場は温度と SAR（specific absorption rate：比吸収率）により制限される。SAR は物体に吸収される単位質量当りの高周波電力〔W/kg〕であり，6 分間平均の値で表される。ボリューム送信コイルの場合，通常操作モードでは全身 2 W/kg，頭部 3.2 W/kg，身体一部 2～10 W/kg（身体一部 SAR＝10 W/kg−(8 W/kg×照射質量/体重) 以下であり，第一水準管理操作モードでは全身 4 W/kg，

身体一部 4～10 W/kg（身体一部 SAR＝10 W/kg－(6 W/kg×照射質量/体重) 以下となる。局所送信コイルの場合，局所 10 W/kg，四肢局所 20 W/kg 以下であり，第一水準管理操作モードでは，局所 20 W/kg，四肢局所 40 W/kg 以下となる。

第二水準管理操作モードは第一水準管理操作モードを超えるものとされている。短時間 SAR については任意の 10 s 間で規定値の 2 倍を超えないとされている。また，深部体温の上昇は通常操作モードで 0.5℃，第一水準管理操作モードで 1℃ を想定している。体温の上限値は，通常操作モードでは 39℃，第一水準管理操作モードでは 40℃ である。

（4）騒 音　患者に接触できるあらゆる領域において，20 μPa を基準にして 140 dB より高い音圧レベル $L_p$ の騒音を生じてはならない。また，取扱説明書には等価騒音レベルを示し，装置の最大等価騒音レベル（$L_{Aeq,1h}$）が 99 dB（A）を超えるような場合は，患者の安全性を考え聴力保護が必要であることを記載する。

（b）**MRI 装置の設置条件**　MRI 装置の設置についてはつぎの点を考慮する必要がある。

（1）磁場環境　装置本体からの漏洩磁場が周囲の機器やペースメーカ装着者などに影響しないよう，安全確保のため 0.5 mT（5 Gauss）以上の領域を設定し，立入りを制限する。また，自己シールドタイプの磁石や撮影室の壁などに磁性体を使った磁気シールドを行うなどにより十分な距離を確保する必要がある。

（2）電波環境　撮影室への外来の電波を遮断するため，撮影室に RF シールドを施行する。シールド能力は 60～100 dB 程度の遮へい能力が必要とされる。

（3）空調・排気設備　一般の空調以外に機器の発熱と室内の除湿のために空調が必要である。超電導磁石ではクエンチ（超電導状態を維持できず，常電動状態に戻る現象。発熱とともに冷媒の急激な蒸発を引き起こす状態）の発生時や液体ヘリウム注液時の低温ヘリウムガスによる酸素欠乏に対する安全確保のための排気設備が必要である。永久磁石では磁石の磁場強度が温度により変動するため，室温安定化のための空調が必要である。

（c）**MRI 装置の日常点検**　MRI 装置の性能を維持，管理するために，ファントムによるつぎの日常点検項目が規定されている（JIS Z 4924 参照）。

① SN 比（信号と雑音の比）
② 均一性（関心領域内の画素強度変化の割合）
③ スライス厚（スライスプロファイルの半値幅）
④ 空間分解能（画像上で測定用のスリット幅を識別できる能力）
⑤ 幾何学的ひずみ（実寸法に対する画像上の測定寸法と実寸法の差の割合）
⑥ ゴースト（ゴースト信号の振幅と平均信号の振幅およびシステムノイズレベルと比較）

# 12. 超音波画像診断装置

　超音波画像診断装置は超音波を用い体内情報を計測，画像化する装置である。超音波の医学への応用は1940年頃より始まり，その後超音波パルス断層法の基礎ができている。1970年代には超音波プローブを高速に走査し，リアルタイム断層法が可能となり，心臓の弁の動きなど循環器へも応用されている。1980年代には超音波ドプラ法により血管内の流速を観測可能となり，さらにカラードプラ断層法も急速に普及し，各種の定量計測へと発展している。超音波診断装置は操作性が良く，現在では画質と性能向上とともに無侵襲性，リアルタイム性，可搬性などの特徴により，心臓，腹部をはじめ各種臓器の検査や術中検査，超音波内視鏡など広い分野で応用されている。

## 12.1 超音波の特性[1),2),5)]

　**(a) 音波と波長**　人間の可聴周波数は一般に20 Hz～20 kHzであり，これより高い周波数域は超音波と呼ばれる。超音波診断には2～10 MHz程度の周波数が用いられている。一般の検査には3.5～5 MHz，体表部分には7.5～10 MHz程度の周波数が使用される。

　超音波周波数を$f$，波長を$\lambda$，音速を$c$とすると$c = f \cdot \lambda$の関係がある。これより生体軟部組織の平均音速を1540 m/sとすると5 MHzの超音波の波長は0.3 mmとなる。**表12.1**に生体各部の音速と音響インピーダンスを示す。

　**(b) 伝搬特性・サイドローブ**　伝搬特性は周波数と振動子の形状で決定される。図

表12.1 生体各部ほかにおける音速と音響インピーダンス

| 生体各部ほか | 音速〔m/s〕 | 1 MHzの減衰係数〔dB/cm〕 | 音響インピーダンス×$10^6$〔kg/(m²·s)〕 |
|---|---|---|---|
| 空　気 | 330 | 12 | 0.000 4 |
| 血　液 | 1 570 | 0.2 | 1.62 |
| 脂　肪 | 1 450 | 0.8 | 1.35 |
| 軟部組織（平均） | 1 540 | 1.0 | — |
| 頭蓋骨 | 4 080 | 13 | 7.80 |
| 水 | 1 480 | 0.002 | 1.52 |

**12.1** は円板振動子のビームパターンで最初は平面波として直進（近距離音場：この範囲は $x < d^2/4\lambda$（$d$：振動子の直径，$\lambda$：波長））し，その後球面波として広がる（遠距離音場）。ビームパターンの幅は方位分解能に関係し，診断目的に応じた超音波周波数と振動子口径の選択が重要で，良好なパターンを得るために，一般に凹面振動子や音響レンズによるビーム収束などが行われる。**図12.2** に指向特性を示す。前方に直進するメインローブ（main lobe：主極）のほかに，別の方向に伝搬するサイドローブ（side lobe：副極）がある。サイドローブはアーチファクトの原因の一つとなる。

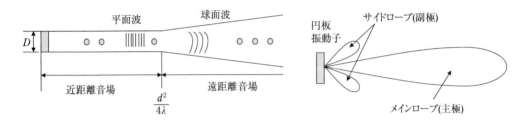

図12.1　円板振動子の音場[3]　　　　図12.2　円板振動子の指向特性

**（c）反射と散乱**　超音波は二つの媒質の境界で反射，屈折，散乱し伝搬する。境界面の反射強度は音響インピーダンスの差に影響される。音響インピーダンス $Z$ は物質の密度 $\rho$ と物質固有の音速 $c$ の積（$Z = \rho \cdot c$）で表される。水（音速1 480 m/s），空気（音速330 m/s），頭蓋骨（音速4 080 m/s）ではそれぞれ1.52，0.000 4，7.80（$\times 10^6$ kg/(m²·s)）程度である。

各々の音響インピーダンスを $Z_1$, $Z_2$ とすると反射強度 $R_i$ は次式で示される。

$$R_i = \left(\frac{Z_1 - Z_2}{Z_1 + Z_2}\right)^2 \tag{12.1}$$

これより音響インピーダンスの差が大きいほど，反射が大きくなる。したがって，生体内境界面に骨，結石，ガスなどがあると伝搬しなくなる。

屈折はそれぞれの音速を $c_1$, $c_2$, 入射角 $\theta_1$, 反射角 $\theta_2$ とすると次式で表され，それぞれの媒質の音速のみに関係している（スネル（Snell）の法則）。

$$\frac{\sin \theta_1}{c_1} = \frac{\sin \theta_2}{c_2} \tag{12.2}$$

**（d）減　衰**　超音波の生体内減衰には拡散，吸収，散乱などがある。拡散減衰は距離の2乗に反比例して減衰する。吸収減衰は，減衰係数 $\alpha$，伝搬（通過）距離 $L$，周波数 $f$ により減衰する。減衰量を $P$ とすると，$P = \alpha \cdot L \cdot f$ の関係があり，距離や周波数に依存する。このため周波数が高いほど吸収が大きくなる。減衰係数は表12.1のように組織によって異なり，生体軟部組織の場合，1MHz当り1 dB/cm程度である。

## 12.2 原　　　　理[1),4)]

### 12.2.1 基本原理

超音波画像診断装置（ultrasonic diagnostic imaging equipment：US）は超音波パルス反射法を用いて，生体内軟部組織の断層像を画像化する装置である。超音波プローブ（probe：探触子）は電気信号を機械振動に，また機械振動を電気振動に変換する圧電素子（transducer）からなり，超音波の送受信が行われる。圧電振動子から超音波プローブに数MHzの高周波パルスを一定周期で印加し，生体内に超音波パルスを放射すると，超音波は生体組織間で音響インピーダンスの差のある部位で一部は反射され，ほかは通過していく。反射された超音波はプローブで受信され，電気信号に変換，増幅，検波されたのち，反射信号として表示される。このとき発信から受信までの時間を $t$，プローブと反射源までの距離を $L$，音速を $c$ とすると $t = 2L/c$ となり，$t$ より距離 $L$ を求めることができる。

### 12.2.2 表示モード

超音波の反射信号表示にはつぎのものがある。

（a）**Aモード**　　Aモード（amplitude mode）は，横軸（CRTの時間軸）に深さ，縦軸に反射強度（振幅）を表示する方法である。

（b）**Bモード**　　Bモード（brightness mode）は，超音波ビーム走査で得られる反射信号をCRT上で輝度変調し，反射信号の振幅に応じた明るさの強弱として表示する。断層像が得られ，生体の形状や性状が認識できるため，最も使用されている。

（c）**Mモード**　　Mモード（motion mode）は，プローブおよび走査線は固定され，反射対象とプローブとの距離の時間経過を表示する。おもに，心エコー図として使用される。

### 12.2.3 走査方式

超音波走査には機械（メカニカル）走査と電子走査がある（図12.3）。機械走査は超音波振動子を高速機械走査するものである。電子走査にはリニア走査，コンベックス走査，セクタ走査がある。

（a）**リニア走査**　　直線上に配列した多数の振動子を数個のグループで駆動し，電子的に順次切り換えて，超音波ビームを直線的に移動する。

（b）**コンベックス走査**　　基本的にリニア走査と同じであるが，振動子を凸状に並べたものである。

（c）**セクタ走査**　　$N$ 個の配列振動子からの波面が走査角 $\theta$ 方向で一致するように各

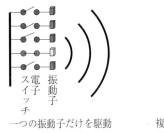
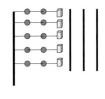

一つの振動子だけを駆動させると音波は球面状に広がる

複数の振動子に同時にパルス電圧をかけると波面が合成され方向性をもつ（ホイヘンスの原理）

（a）電子スキャン方式①

プローブ先端に配列した振動子を電子スイッチや遅延回路等で制御する

1回の送受信ごとにスイッチを切り替え，素子群をずらしながらスキャンする

（b）電子スキャン方式②

図12.3　電子走査

振動子の駆動時間を変化させ，電気的に制御し，超音波ビームを $\theta$ 方向のみに伝搬させるものである。

**表12.2**にリアルタイム走査方式の種類とおもな用途と特徴を示す。

表12.2　リアルタイム走査方式の比較[1),4)]

| 走査方式 | 電子リニア | コンベックス | 電子セクタ | メカニカルセクタ |
|---|---|---|---|---|
| 走査形状 | 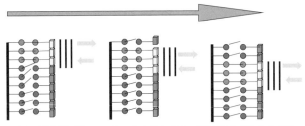 | | | |
| プローブ周波数 | 3〜10 MHz | 3〜7 MHz | 2.5〜5 MHz | 2.5〜12 MHz |
| 近距離視野 | 大 | 中 | 小 | 小 |
| 深部視野 | 中 | 大 | 大 | 大 |
| エコーウインドウ | 大 | 中 | 小 | 小 |
| 多段フォーカス | 可 | 可 | 可 | アニュラアレイによる |
| 同時BM/モード | 可 | 可 | 可 | 不可 |
| 心拍同期モード | 可 | 可 | 可 | 誤差あり |
| 用途 | 腹部 | 腹部 | 心臓・腹部 | 心臓・腹部 |

### 12.2.4 超音波ドプラ法

超音波のドプラ効果を利用し，血管内の流速を測定する方法である。図 12.4 より周波数 $f_0$ の超音波が血流方向に対し $\theta$ の角度で入射し，血流速度 $v$，生体中の音速 $c$ とするとドプラシフト周波数 $f_d$ は次式となる。

$$f_d = \frac{2vf_0 \cdot \cos\theta}{c} \tag{12.3}$$

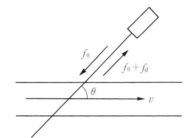

図 12.4 超音波ドプラ法の原理[3]

これより $c$ を一定とし，既知の $f_0$ を送信し，受信信号から $f_d$ を検出し，$\theta$ を計測すれば血流速度 $v$ を求めることができる。ドプラ法には連続波ドプラ法（continuous wave doppler：CWD），パルスドプラ法（pulse wave doppler：PWD），血流イメージング法（color doppler imaging：CDI，color flow mapping：CFM）などがあり，受信信号内のさまざまなドプラシフト周波数を周波数分析回路で成分と量を分析し，モニタに表示する。これらは目的に応じて使い分けられている。最近はカラードプラ法（CDI）が普及し，プローブに近づく血流は赤系統の暖色で，遠ざかる血流は青系統の寒色で表示され，色の明るさや色相などから血流の速さ，乱流度を知ることができる。また，より感度を高めたパワードプラにより腫瘍性病変の性状診断などに用いられている。

表 12.3 は超音波周波数に関する特性である。また，超音波診断の特徴としてつぎのものがあげられる。

表 12.3 超音波周波数に関する特性[6]

| 項　目 | 低周波数 | 高周波数 |
|---|---|---|
| 波　長 | 長い | 短い |
| 空間分解能 | 不良 | 良い |
| 生体内減衰 | 小さい | 大きい |
| 到達深度 | 深い | 浅い |
| ドプラの適用 | 良い | 悪い |

① リアルタイムで表示できる。
② 被侵襲的検査で被検者に苦痛を与えない。
③ 安全性が高く，繰り返し検査ができる。

④ 軟部組織の描出に優れている。
⑤ 断層方向の選択が自由。
⑥ 超音波ドプラ法により血流情報が得られる。
⑦ 装置が小形で可般性が高い。
⑧ ガス，骨などの影響を受けやすい。
⑨ 分解能に限界がある。
⑩ 視野が狭い。

### 12.2.5 その他の検査法

（a）**エラストグラフィ**（elastography）　一般に画像診断装置では生体組織の形状などを画像として提供しているが，エラストグラフィはおもに生体臓器や腫瘤などの硬さを表現する方法である。正常組織と悪性度の高い病変組織では硬さが異なるため，鑑別診断に有用とされている。腫瘤部分と周囲組織に対する圧迫によるひずみの差を画像上の色で表現したものを静的エラストグラフィ，弾性波から組織の弾性率〔$kg/(m \cdot s^2)$〕を求め表示するものを動的エラストグラフィと呼んでいる。これは，弾性率が大きくなるほどカラー画面上青色で表示される。例えば硬癌のような硬い腫瘤であれば青色となり，柔らかな腫瘤であれば周囲組織と同等色となる。

（b）**ティッシュハーモニックイメージング**（tissue harmonic imaging）　超音波画像を構成する成分の中の音圧の高い部分だけを用いて画像化する手法で，ノイズ成分を極力抑え，コントラスト・分解能の向上した画像が得られる。そのため多重反射・サイドローブ等のアーチファクトを低減でき，よりクリアな画像が得られる。

（c）**コントラストハーモニックイメージング**（contrast harmonic imaging）　超音波造影剤を用いた手技で，通常のカラードプラ・パワードプラ等では検出できない微弱な血流信号も超音波造影剤を使用することで増強し，観察することができる。

（d）**パノラマ表示**（panoramic view）　高周波リニアプローブを長軸方向にスライド走査することで，体幹部・四肢表在性部の組織を連続的な画像として捉える画像を作成する。

## 12.3　構 成・性 能

### 12.3.1　構　　成

図 12.5 は超音波画像診断装置の構成である。探触子，送信回路，受信回路，DSC 回路，モニタ，ドプラ機能のあるものは FET 処理回路，カラードプラ処理回路などがある。アナログ回路では遅延回路か増幅器の処理回路から DSC 回路に送っていたが，最近では受信信

12.3 構成・性能　253

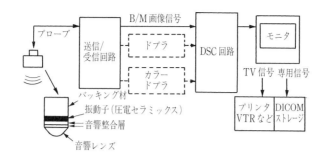

図 12.5　超音波画像診断装置の構成図[3]

号を A-D コンバータでディジタル化したフルディジタル処理が主流である。

（a）**プローブ（探触子）**　プローブは振動子，整合層，バッキング材，音響レンズなどからなる。

一般的なプローブ以外に画像を観察しながら穿刺のできる穿刺用プローブ，手術中に腫瘍の位置や切除範囲の確認に用いる術中プローブ，体腔内から周囲臓器を観察する体腔用プローブなどがある。

（1）**振動子**　電気信号と機械信号の相互変換する圧電現象をもつ圧電素子であり，超音波の送受信を行う。圧電素子には一般にセラミック材料（ジルコ酸チタン酸鉛：PZT）が用いられ，一部には高分子圧電膜材料（ポリふっ化ビニリデン：PVDF）も使用されている。振動子（64～128 程度）は 0.1～1 mm の微細な短冊状に分割され，それぞれ電極が付けられ，パルス電圧がかけられる。

（2）**整合層**　振動子と生体のマッチングを行い，バッキング材は後方への音を吸収し，余分な振動を抑えてパルス幅を短くする。

（3）**音響レンズ**　スライス方向のビームを絞り集束させるもので生体の音速より遅い材質（音速 1 000 m/s 程度のシリコン）をレンズ状にして貼り付けられる。中央が厚いため中央の音波は遅くなり波面が凹面となり焦点に収束する。

従来のプローブでは短冊状の振動子を 1 列に並べ，走査方向には電子走査・電子フォーカスを行い，スライス方向は音響レンズによる固定フォーカスであったが，**図 12.6** に示すよ

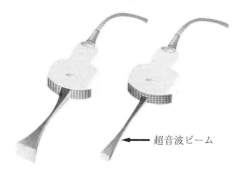

図 12.6　マトリックスアレープローブ

うにスライス方向にも振動子を配列しおのおの電子遅延線をもつことで，スライス方向にも電子走査・電子フォーカスを行うマトリックスアレープローブが普及してきている。これによりスライス幅を浅部〜深部まで細かく絞れ，スライス方向分解能が向上する。

（b）**送 受 信 部**　送信部（パルサ）は振動子に印加する電気パルス信号（数十〜数百V，数MHz）を発生させる。また，生体内からの反射信号（エコー信号）は微弱で数μVから数Vで60dB以上の広いダイナミックレンジをもつ信号のため，受信部では対数増幅器（logarithmic amplifier，ログアンプ）を用い，GAIN（画像全体の感度を調整する機能）やSTC（sensitivity time control：超音波の減衰により深いところでエコー信号が小さくなっていくのを補正し，均一な画像として表示する機能）を備えている。またフィルタ処理，ダイナミックレンジ，エンハンスなどの波形処理を行う。

（c）**ドプラ・カラードプラ処理回路**　受信された信号から取り出した信号の周波数分析を行い，DSC（Digital scan converter）に送る。

（d）**DSCと画像記録**　超音波信号をディジタル化しDSCにより超音波ビームの走査（XY走査）を標準TV走査に走査変換してモニタに表示する（図12.7）。画像の記録には，サーマルプリンタなどが用いられている。

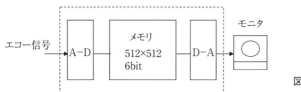

図12.7　DSC回路

図12.8は超音波画像診断装置の外観，図12.9は超音波画像例である。

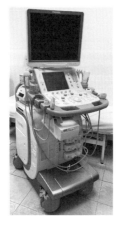

図12.8　超音波画像診断装置の外観

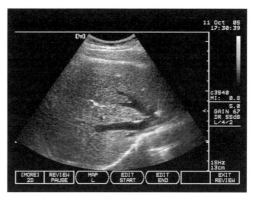

図12.9　超音波画像

### 12.3.2 超音波画像診断装置の性能

超音波画像診断装置の性能には総合感度，階調特性，分解能，表示精度などがあり，特に分解能は重要となる．分解能には距離分解能，方位分解能，スライス方向分解能がある（図12.10）．

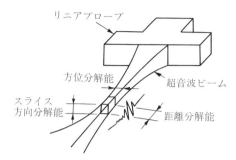

図 12.10 超音波画像の分解能[1]

（a） **距離分解能**　超音波ビーム方向に並んだ2点の識別能（超音波の伝搬方向の分解能）をいい，パルス幅によって決まる．距離分解能 $\Delta x$ は，波数を $n$，波長 $\lambda$，$n\lambda$ をパルス幅とすると，$\Delta x = n\lambda/2$ となる．これより周波数が高く，波数が少ないほど向上する．

（b） **方位分解能**　超音波ビームと直角に並んだ2点の識別能（走査方向の分解能）をいい，電子フォーカスにより収束される．方位分解能はビーム幅できまり，口径の大きい方が深部の分解能は良い．また，周波数が高いほど向上する．

（c） **スライス方向分解能**　走査方向と垂直方向（断層像の厚み方向）の分解能である．電子スキャンでは音響レンズにより収束される．

そのほか，反射波信号の階調方向のコントラスト分解能やサイドローブ，グレーティングローブ，多重反射などのアーチファクトの少ないことが重要である．

### 12.3.3 超音波画像診断装置の安全[1),3)]

超音波診断装置は一般の電気的・機械的安全性とともに，音響出力に対する安全性（音響安全）がある．

超音波の強さの測定には，全体の出力を測定する天秤法とハイドロホンによる空間的，時間的分布の測定がある．空間的・時間的分布を考慮した測定では，空間ピーク時間平均値 $I_{spta}$，空間ピークパルス平均値 $I_{sppa}$，最大強度 $I_m$ などが用いられている．

安全性の基準については日本超音波医学会（1983）では連続波照射で約 $1\,W/cm^2$，パルス照射で $240\,mW/cm^2$（spta），JIS（1989）ではプローブ照射の超音波の強さが $10\,mW/cm^2$ 以下，米国 FDA では生体内で胎児イメージング，その他の場合，$I_{spta}$ が $94\,mW/cm^2$ 以下である．

その後，FDA（TRACK 3）では装置の出力は，用途によらず一定のレベルまで超音波出

力を上げることができるようになり,使用目的のすべてが 720mW/cm² ($I_{spta}$), 1.9 (MI), 眼は 50 mW/cm² ($I_{spta}$), 0.23 (MI) としている。

近年では,生体への熱的指標(TI:超音波照射により吸収されるエネルギーで生体へ及ぼす熱的影響(温度上昇)に関する指標)と機械的指標(MI:生体内で伸長された気泡が圧縮・破裂する際のエネルギーによる機械的影響の指標)を TV モニタ上にて音響パワーのレベルを表示するのが一般的になっている。TI は TI = $W_0/W_{deg}$ ($W_0$:任意の超音波の強さ,$W_{deg}$:超音波により生体が1℃上昇する超音波の強さ),MI は MI = $P_-/\sqrt{f}$ ($P_-$:MI の負の音圧,$f$:周波数〔MHz〕)で求められる。

# 13. 眼底写真撮影装置（眼底カメラ）

眼底検査では，眼底（目の奥）の変化を観察することにより，眼科疾患だけでなく，高血圧，脳卒中，糖尿病などの内科疾患の早期発見，経過観察，診断なども可能である。眼底写真撮影装置（眼底カメラ装置）は眼底検査を行う装置であり，無散瞳眼底カメラと散瞳眼底カメラがある。両者の相異は散瞳剤の使用の有無で区別される。散瞳眼底カメラは散瞳剤の点眼を行うためおもに眼科医が操作する。一方，無散瞳眼底カメラは，散瞳剤の点眼を必要としないため，診療放射線技師が操作できる。ここでは無散瞳眼底カメラについて概説する[1]。

## 13.1 眼球の構造

図 13.1 は眼球の構造である。眼球壁は外膜（強膜，角膜），中膜（脈絡膜，毛様体，虹彩），内膜（色素上皮層と網膜）よりなる。眼球内は水晶体，硝子体がある。網膜部が眼底で，眼底には視神経と血管が眼球に出入りしている視神経乳頭があり，乳頭からは網膜動脈と静脈が網膜全体に分岐している。乳頭から約 15° 耳側に黄斑，中心窩がある。カメラでいうと水晶体がレンズ，虹彩が絞り，網膜が画像素子（CCD）の役割をもつ。

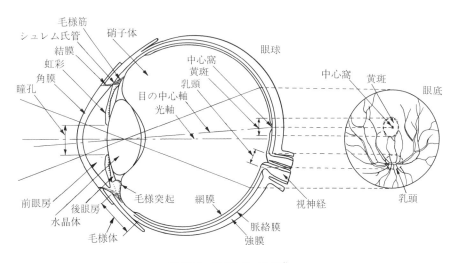

**図 13.1 眼球の構造**[2]

## 13.2 原理・構成

　眼底カメラは瞳孔から眼底を「覗き込む」ように撮影するので，覗き孔を大きくする（散瞳させる）必要がある．そのため，無散瞳眼底カメラは暗所で使用する必要がある．薄暗いところでは被検者の瞳孔は数十秒で自然散瞳の状態となる．無散瞳眼底カメラはこの状態で可視域外の赤外線で照明し，その像をCCDカメラ（赤外線カメラ）で受けてモニタで観察する．ヒトの目は赤外線で照明されても縮瞳が起こらないので，赤外線照明下で撮影のためのポジショニング，焦点合せを行う．撮影時は瞬間的に可視光線に切り替える．可視光線の照明は瞬間的なので，縮瞳が起こる前に撮影が完了する．近年の眼底カメラは撮影にディジタル一眼レフカメラを利用している．

　眼底カメラは本体，架台部，電源部などより構成される．図13.2は無散瞳眼底カメラの機構ブロック図である．照明光源（赤外光源）はプリズムを経て，リングスリットによりドーナツ状の光となり，有孔ミラーにより曲げられ，対物レンズに達する．対物レンズからの照明光は眼球内に入り，結像する位置を調整することにより眼底像が写し出される．この眼底像は再び眼球と対物レンズを通り直進し，有孔ミラーの孔を通過して撮影光学系（撮影レンズなど）に入る．ここでフォーカシングレンズによるピント合せや変倍レンズにより画角変換などが行われ，TVカメラを経てTVモニタにて観察される．

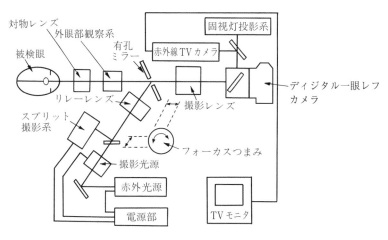

図13.2　無散瞳眼底カメラの機構ブロック図[2]

　無散瞳形の照明は赤外線光源であり，被検者の眼内には赤外光のみのため，まぶしさを感じずに目を開けておくことが可能である．撮影にはシャッタを押すとミラーがはね上がり，光路がカメラ側に開き，ストロボ（撮影光源）が発光する．撮影画角は無散瞳形は45°が多く，乳頭，黄斑部，上下の網膜血管の交差部を1枚に撮影できる．散瞳形では一般に50〜60°であり，変倍レンズにより画角を狭くできるものが多い．最近では無散瞳形も乳頭

部拡大のため変倍レンズを組み込み 30°程度の画角で撮影ができるものもある。

眼底カメラは架台に載せられ，上下，前後左右に移動可能である。カメラ位置の調整にはジョイスティックと上下ハンドルで行う。被検者の眼球固定のため顔受けがあり，額当てと顎当てで支えられる。被検者の固視点を誘導するため内部固視灯（散瞳形は外部）がある。図 13.3 は無散瞳眼底カメラの外観である。

表 13.1 は散瞳形と無散瞳形の特徴を比較したもので，図 13.4 は眼底写真例である。

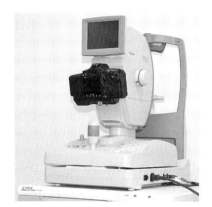
（a）操作者側

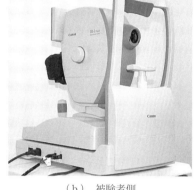
（b）被験者側

図 13.3　無散瞳眼底カメラの外観

表 13.1　散瞳形と無散瞳形眼底カメラの比較

| 項　目 | 無散瞳形 | 散瞳形 |
|---|---|---|
| 散　瞳 | 自然散瞳 | 散瞳剤使用 |
| 照　明 | 赤外線照明 | 直接照明 |
| 観　察 | TV モニタ | 直接観察 |
| 部　位 | 後極部のみ | 眼底全域 |
| 枚　数 | 1 枚のみ | 連続撮影可能 |
| 用　途 | スクリーニング | 眼科専門 |

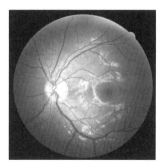
（a）乳頭黄斑位（左目）

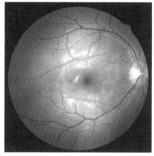
（b）黄斑位（右目）

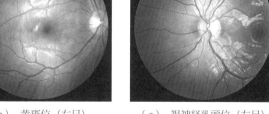
（c）視神経乳頭位（左目）

図 13.4　眼底写真

# 演 習 問 題

## 1. 総　　　論

### 1.1 X線の発見と論文の概要
X線は（　　）年に（　　）によって発見された。

### 1.2 X線の発生と物質との相互作用
1. X線管から発生するX線は（　　）X線と（　　）X線に分けられ，診断領域では前者が多い。
2. タングステンターゲットにおいて，管電圧 100 kV の場合の連続X線の発生効率は（　　）％であり，最短波長 $\lambda_0$ は（　　）である。ただし，$k = 1.1 \times 10^{-9}$ とする。
3. X線が物質内に入射すると，X線は物質と（　　）作用を起こして減弱する。その種類として（　　），（　　），（　　）があり，診断領域では前2者の影響が大きい。
4. 物質を高温度に加熱することで（　　）が空間中に飛び出す現象を（　　）といい，物質から飛び出した電子を（　　）という。
5. X線管の管電圧-管電流特性では，管電流が管電圧の（　　）に比例する（　　）領域と，（　　）の温度に依存する（　　）領域がある。さらに，前者の領域では，管電流は電極間距離の（　　）に反比例する。

### 1.3 X線撮影と診断用X線装置の概要
1. 診断用X線装置の構成を述べよ。
2. X線を発生させるには高電圧が必要である。これには（　　）の大きい変圧器が使用される。
3. 一般には（　　）を変化して管電圧を調整する。
4. 無負荷の場合には近似的に $n_2/n_1 =$（　　）の関係が成立する。
5. 単相2ピーク形装置の主変圧器の巻数比は（　　）程度である。
6. 各管電流について（　　）と管電圧の関係を表したものが管電圧図表である。
7. 発生X線の（　　）は管電流に比例する。
8. X線管電流の調整は（　　）を変化させて行うことができる。
9. 管電流を数 mA から数百 mA まで変化させるには（　　）を（　　～　　）A ほど変化させればよい。
10. 一般にX線管の陽極には正，陰極には負の高電圧が加えられるので，加熱変圧器は（　　）を行う必要がある。
11. 発生X線量は照射時間に比例する。照射時間は（　　）によって調整する。現在，主回路の開閉は（　　）で直接開閉を行っており，単相装置で（　　）s，三相装置で（　　）s からの撮影が可能である。

### 1.4 診断用X線装置の構成・規格
1. IEC，ISO 規格と JIS の関係について述べよ。
2. 医用X線装置の構成を分類せよ。

3. 下記の定格の形名意味について述べよ。
   （1） IRF-1000-150　（2） BIRF-160-125　（3） RF-500-150
4. X線高電圧装置の種類およびインバータ式X線高電圧装置を分類せよ。
5. 定電圧形X線高電圧装置について述べよ。
6. 管電圧，管電流の定義，許容誤差について述べよ。
7. 照射時間の定義，許容誤差について述べよ。
8. 管電流時間積の定義，許容誤差について述べよ。
9. X線出力の再現性，許容値について述べよ。
10. 公称最大電力について述べよ。
11. リプル百分率の定義を述べよ。
12. 自動露出制御および公称最短照射時間について述べよ。
13. 高線量率透視と通常透視について述べよ。
14. 直接撮影・間接撮影，直接透視・間接透視について述べよ。
15. X線管，ターゲット角，基準軸，基準面について述べよ。
16. 実焦点，実効焦点，焦点外X線について述べよ。
17. X線管の固有ろ過，付加ろ過，総ろ過について述べよ。
18. 陰極エミッション特性について述べよ。
19. 公称撮影陽極入力，公称CT陽極入力について述べよ。
20. 公称連続入力と連続陽極入力の違いについて述べよ。
21. CTスキャン入力（CTSPI）および公称CTSPIについて述べよ。
22. 単発負荷定格と連続負荷定格について述べよ。

## 2. X線発生装置

### 2.1 X線源装置

1. X線管の実効焦点と実焦点について図示して説明せよ。
2. 実効焦点長さ2mm×幅2mm，ターゲット角度20°の回転陽極X線管がある。実焦点の大きさはどのくらいか。ただし，$\sin 20° = 0.34$ とする。　　　解［5.9mm×2mm］
3. 回転陽極X線管についてつぎの問いに答えよ。
   （1） W-Mo張合せターゲットとはなにか。
   （2） グラファイト陽極とはなにか。
   （3） ロータの回転数は普通管で毎分約（　　）（50Hz），高速回転のものは毎分約（　　）である。
   （4） 実効焦点の大きさは，普通撮影用には（　　～　　）mmがあり，さらに拡大撮影用として（　　～　　）mmなどがある。
   （5） ターゲット角度は（　），（　），（　），（　）などのものがある。
   （6） 同一X線管においても焦点の大きさは負荷条件により変化し，（　　），（　　）ほど大きくなる。
   （7） 短時間許容負荷は主として（　　）によって制限される。
   （8） 長時間許容負荷は主として（　　）によって制限される。
4. X線管のフィラメントから発生した（　　）は集束され焦点を形成する。これには（　　）と（　　）がある。
5. 正焦点，副焦点について図示して説明せよ。

6. X線管の実効焦点の測定は（　），（　），（　）などによって行われる。
7. X線管のX線発生強度分布が不均等になる理由を述べよ。
8. 回転陽極X線管の焦点荒れの影響とその防止法について述べよ。
9. （　～　）kV 程度の管電圧で使用されるmammography用X線管では，その電極間距離は（　～　）mm 程度に縮められている。
10. 焦点外X線についてつぎの問いに答えよ。
 （1）ターゲットに衝突した高速電子によって発生する（　）がターゲットに再突入することによって起こるものである。
 （2）焦点外X線が多くなるとフィルム全体に（　）を与え，X線写真の（　）を低下させる。
 （3）焦点近傍から出る焦点外X線の線質は（　）となり，焦点から遠ざかるほど（　）となる。
11. X線管の負荷の種類を大別し，それぞれの許容負荷について述べよ。
12. X線管の短時間許容負荷を大きくする方法を列記せよ。
13. 回転陽極X線管の短時間許容負荷についてつぎの問いに答えよ。
 （1）陽極回転数を3倍にすると，短時間許容負荷はどう変化するか。
 （2）焦点軌道直径を74 mmから100 mmに大きくすると短時間許容負荷はどう変化するか。
 （3）大容量X線管は，陽極回転数が普通回転の3倍，焦点軌道直径が普通管の1.33倍である。0.1 s程度の負荷時間において短時間許容負荷は普通管の約何倍か。
 （4）電源周波数を50 Hzから60 Hzに変更すると，短時間許容負荷はどう変化するか。
14. 図問1のX線管最大規格表において，以下に答えよ。

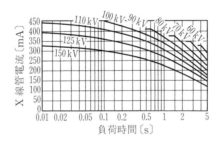

図問1

 （1）管電圧と管電流以外の条件を一定とし，管電圧を2倍にすると管電流はどう変化するか。
 （2）管電流と負荷時間以外の条件を一定とし，管電流を2倍にすると負荷時間はどう変化するか。
 （3）管電圧を一定として負荷時間を2倍にすると管電流はどのように変化するか。
 （4）低管電圧ほど最大管電流が制限される理由を述べよ。
15. X線管の短時間許容負荷と管電圧波形の関係について述べよ。
16. 回転陽極管の短時間最大入力は（　）の入力［　］で示されている。
 X線管入力とは（　）時にX線管に加えられる電力をいい，この電力 $P$ は $P=($　$)$ で与えられる。ここに，$P$：X線管入力，$U$：管電圧〔kV〕，$I$：管電流〔mA〕，$f$：管電圧波形や管電流によって異なる定数。すなわち
　　　　$f = 1.00$：（　　　　　）
　　　　$f = 0.95$：（　　　　　）

演 習 問 題    263

$f = 0.74 : ($　　　$)$

17. 現行 JIS における X 線装置の誤差は管電圧（　）％，管電流（　）％，照射時間（　），管電流時間積（　）以内とされている。
18. 長時間許容負荷を決定する因子について述べよ。
19. X 線管の長時間許容負荷は陽極熱容量よりも（　）により決定される。
20. HU とはなにか。また，ジュール[J]，ワット[W] との関係についても述べよ。
21. 最大冷却率 240 HU/s の X 線管がある。2 ピーク形 X 線装置で管電圧 80 kV にて，長時間使用する場合の許容される管電流は何 mA か。ただし，1 極のケーブルの長さは 12 m とする。
    解 [2.2 mA]
22. 2 ピーク形装置で 120 kV，500 mA，0.02 s の条件で 20 回の連続撮影をしたい。X 線管の熱容量は少くとも何 HU のものが必要か。ただし，その冷却効果は無視する。 解 [24 kHU]
23. 6 ピーク形装置を用いて 100 kV，200 mA，0.1 s の条件で撮影を行う場合，連続して許される最大撮影回数は何回か。ただし，使用する X 線管の陽極蓄積熱容量は $100 \times 10^3$ HU とする。
    解 [37 回]
24. 回転陽極 X 線管において短時間負荷が 100 kV，400 mA のとき，X 線管入力は約何 kW か。ただし，X 線高電圧装置の管電圧のリプル百分率は 30 ％ とする。 解 [30 kW]
25. 格子制御形 X 線管は，陽極，陰極のほかに（　）またはこれに相当する（　）をもつもので，（　）電位に対しこれに（　）を加えることにより（　）を遮断することができる。この電位を適当に変化することにより（　）とすることも可能である。主として（　）装置に使用されている。格子制御形 X 線管は一般の X 線管と比較して熱電子放射特性は（　）。
26. 格子制御形 X 線管においてエミッション特性を向上させるため（　）の格子制御形管も実用になっている。コンデンサ式装置に使用した場合，125 kV 形では（　）程度の負電圧が格子に加えられる。
27. 乳房撮影用として（　）のターゲットを使用した X 線管もある。これは（　）を利用することにより効果的に使用することができる。このような X 線管の放射口には（　）窓が使用される。
28. モリブデンターゲットを用いた X 線管についてつぎの問いに答えよ。
    （　）用として使用されている。モリブデンの K 殻の励起電圧は（　）のため，これ以上の加速電圧を印加すれば $K_\alpha$，$K_\beta$ の特性 X 線を発生する。放射口に（　）窓を使用し，（　）のフィルタを入れると（　）が起こり，フィルタを透過してくる X 線は（　）〜（　）の範囲が大部分となる。実際の X 線管電圧としては（　）〜（　），フィルタは（　）の（　）mm が最適で，これによって（　）は除去できるので効果的に特性 X 線を利用していることになる。

## 2.2　X 線高電圧装置
### 2.2.1　2 ピーク形 X 線装置

1. 無負荷時において一次電圧 150 V で管電圧 100 kV を発生する 2 ピーク形 X 線装置がある。この装置で管電流 500 mA を通電したときの一次電流を求めよ（励磁電流は無視する）。
    解 [261 A]
2. 巻数比 $n_2/n_1 = a = 500$ の単相 2 ピーク形 X 線装置がある。管電圧 150 kV，管電流 500 mA 負荷時の一次電圧，一次電流を求めよ。損失は無視する。
    解 [一次電圧：212 V，一次電流：278 A]

3. 巻数比 $n_2/n_1 = 10$ の変圧器がある。一次側に 100 V の電圧を加え，二次電流 1 A のとき，二次側出力電圧は何 V となるか。ただし，一次側抵抗 $r_1 = 1\,\Omega$，二次側抵抗 $r_2 = 100\,\Omega$ とし，漏れリアクタンス，励磁アドミタンスは無視する。　　　　　　　　　　解［800 V］

4. 巻数比 $n_2/n_1 = 530$，2 ピーク形高電圧発生装置についてつぎの問いに答えよ。
   （1）一次電圧が 166.8 V のとき，無負荷時の管電圧はいくらか。
   （2）管電流 500 mA のとき，一次電流はいくらか（励磁電流は無視する）。
   （3）この発生装置の一次側抵抗は 0.053 4 Ω，二次側抵抗は 15 kΩ である。二次等価抵抗はいくらか。
   （4）この発生装置で管電圧 125 kV，管電流 500 mA 負荷時の一次電圧を求めよ。
   　　　　　　　解［（1）125 kV，（2）294 A，（3）30 kΩ，（4）198 V］

5. つぎの①～⑫に示す機器および回路を用いて，2 ピーク形装置の基本回路を図示せよ。
   ① 単巻変圧器　　　　　　　　② 電源電圧調整器　　　　③ 電源電圧計
   ④ 管電圧調整器　　　　　　　⑤ タイマ　　　　　　　　⑥ サイリスタ主回路開閉回路
   ⑦ 主変圧器　　　　　　　　　⑧ 高電圧整流器　　　　　⑨ X 線管
   ⑩ X 線管フィラメント加熱変圧器　　⑪ 管電流調整器　　　⑫ mA 計回路

6. X 線用高電圧変圧器の特徴について述べよ。
7. 高電圧シリコン整流素子の特徴について述べよ。
8. 高電圧ケーブルにはどのようなものが必要か。
9. 2 ピーク形装置において透視時のような数 mA の管電流の場合，その管電圧波形はどのようになるか図示して説明せよ。
10. 高電圧発生装置に使用される絶縁油として必要な条件について述べよ。
11. 単巻変圧器の特徴を述べよ。
12. X 線管空間電荷補償について述べよ。
13. 図問 2 は X 線管フィラメント加熱特性を示したものである。つぎの問いに答えよ。

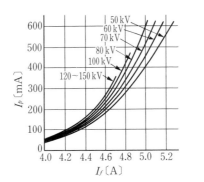

図問 2

   （1）50 kV，400 mA 通電時の加熱電流はいくらか。
   （2）その加熱電流で 80 kV にすると管電流はいくら流れるか。
   （3）80 kV でも管電流が変化しないようにするにはどうすればよいか。
   （4）この補償を（　　）という。

14. X 線装置の管電圧は（　　）のために直接測定することは困難である。そのため，一般には高電圧変圧器の（　　）から間接的に求められている。これは（　　）と連動して前もって（　　）を表示するものである。管電圧前示機構には（　　）や（　　）がある。

### 2.2.2 三相 X 線装置

1. 三相 X 線装置の特徴について述べよ。
2. 三相装置の管電圧のリプル百分率の定義について述べよ。また，6 ピーク形，12 ピーク形装置の理想波形のリプル百分率はいくらか。
3. 6 ピーク形（非対称接続）装置の整流原理を図示し，リプル百分率が 13.4 % になることを説明せよ。
4. 6 ピーク形（△-Y・Y），12 ピーク形（△-Y・△）装置の高電圧回路を図示せよ。

### 2.2.3 自己整流 X 線装置

1. 自己整流装置の特徴について述べよ。
2. 自己整流装置で管電流 10 mA を通電したとき，管電流の最大値は何 mA か。ただし，波形は正弦波とする。　　　　　　　　　　　　　　　　　　　　　　　解 [31.4 mA]
3. 自己整流装置の発生 X 線量は，同一撮影条件における単相 2 ピーク形装置と比較した場合どうなるか。

### 2.2.4 コンデンサ式 X 線装置

1. コンデンサ式 X 線装置の特徴について述べよ。
2. コンデンサ式 X 線装置の mAs が変圧器式装置と異なる理由について述べよ。
3. 静電容量 1 μF のコンデンサ式 X 線装置で，充電電圧 100 kV で 20 mAs 放電すると波尾切断電圧はいくらか。　　　　　　　　　　　　　　　　　　　　　　解 [80 kV]
4. 静電容量 1.5 μF のコンデンサ式 X 線装置で，充電電圧 100 kV で 30 mAs 放電すると波尾切断電圧はいくらか。　　　　　　　　　　　　　　　　　　　　　解 [80 kV]
5. コンデンサ式 X 線装置の保護抵抗の影響について図示して説明せよ。
6. コンデンサ式 X 線装置の線量・線質について変圧器式装置と比較せよ。
7. コンデンサ式 X 線装置（静電容量 1 μF）について正しいものに〇，誤っているものに×印をつけ，誤っている部分に下線を引き訂正せよ。
   (1) 電源インピーダンスが大きいと充電時間は長くなる。
   (2) 電源インピーダンスが小さいほど，短時間撮影が可能である。
   (3) 管電流を 2 倍にすれば X 線出力も 2 倍になる。
   (4) 充電電圧 100 kV で 30 mAs 放電すれば，波尾切断電圧は 70 kV となる。
   (5) 充電電圧 60 kV で，撮影距離 1 m，10 mAs 放電と，距離 2 m で 40 mAs 放電では，同一写真効果が得られる。
   (6) 100 kV で 5 mAs 放電すると，その線量，線質は三相 12 ピークのそれにほぼ相当する。
   (7) 全放電すると，その線質は同一管電圧の単相 2 ピーク形装置より軟質となる。
   (8) コンデンサに直列に接続される保護抵抗は 40〜100 Ω のものが使用されている。
   (9) 最大管電流は使用する X 線管の許容負荷によって決まり，装置そのものには制限はない。

### 2.2.5 インバータ式 X 線装置

1. インバータ式 X 線装置とは，X 線放射中に（　）を（　）に変換して必要な高電圧を得るようにしたものである。その種類として，X 線放射エネルギーを（　）から供給するようにしたものと，（　）または（　）から供給するようにしたものに区別される。
2. JIS によるインバータ式装置の種類を述べよ。
3. 変圧器の誘起起電力 $e = (\ \ )$ [V] で表される。
   ただし，$K$：定数，$f$：周波数，$B$：磁束密度，$A$：鉄心断面積，$n_2$：二次巻線の巻数である。ここで，インバータ周波数を電源周波数の 100 倍にすれば（　）と（　）の積は

1/100 でよいことになり，（　）は大幅に小形化され，（　）も減らすことができる．しかし，高電圧に対する（　）や，（　）の増大などの問題もあり，インバータ周波数には上限がある．
4. インバータ回路の動作原理について説明せよ．
5. 方形波（非共振）形インバータ方式についてブロック図を示し，基本原理と特徴について説明せよ．
6. 共振形インバータ方式についてブロック図を示し，基本原理と特徴について説明せよ．
7. つぎの各用語について簡単に説明せよ．
　（1）AC-DC コンバータ回路　　（2）DC-DC コンバータ回路　　（3）チョッパ
　（4）フィルタ　（5）インバータ回路　（6）ターンオン，ターンオフ時間
8. インバータに用いる半導体制御素子の必要条件について述べ，その種類と動作周波数について記述せよ．
9. 高周波高電圧変圧器の損失について述べ，この損失がインバータ式 X 線装置の動作特性に及ぼす影響について説明せよ．
10. インバータによる管電圧の制御方法について分類し，その特徴について述べよ．
11. 管電圧フィードバック制御の基本原理について，ブロック線図を示して説明せよ．
12. 管電流フィードバック制御の必要性について述べよ．
13. マイクロコンピュータ制御による前示機構の特徴について述べよ．
14. インバータ式 X 線装置の短時間特性について述べよ．
15. インバータ式 X 線装置の特徴についてまとめよ．

### 2.3　自動露出制御装置

1. 自動露出制御装置とはなにか．その目的，基本原理について述べよ．
2. 自動露出の検出法には（　），（　），（　）の3種類があり，日本ではほとんど（　）が使用されている．
3. 直接撮影用ホトタイマの原理と基本特性について述べよ．
4. ホトタイマの管電圧特性について述べよ．
5. カセッテ前面検出法，カセッテ後面検出法について述べよ．
6. 採光野の形状について述べよ．
7. ホトタイマの短時間応答特性を向上させるための方法について説明せよ．
8. ホトタイマの長時間特性について述べよ．

## 3.　X 線機械装置

1. X 線機械装置を分類せよ．
2. X 線機械装置の規格を整理せよ．
3. つぎの問いに答えよ．
　（1）　負荷質量：成人を対象の装置では少なくとも（　）kg の負荷質量で正常に動作する．
　（2）　動力駆動部による圧迫：患者に対する圧力は最大 70 kPa，力は（　）N 以下に制限する．ただし，X 線透視撮影台の圧迫筒の強さは，（　）N を超えない．
　（3）　機械的強度：成人対象の装置は，少なくとも（　）kg の体重を安全に支持する．
　（4）　デッドマン形制御について述べよ．
　（5）　ワイヤーロープと滑車の直径との関係を述べよ．
4. X 線撮影台について述べよ．また，X 線撮影台の種類をあげよ．

5．保持装置について述べよ．また，保持装置を分類し，説明せよ．

## 4．X線映像装置

1. X線映像装置について述べよ．
2. 直接撮影，間接撮影，透視について説明せよ．
3. X線TV装置の構成を図示し，説明せよ．
4. イメージインテンシファイア（I.I.）の構造を図示し，その原理を説明せよ．
5. I.I.についてつぎの問いに答えよ．
（1） 入力面の大きさは（　　～　　）など各種のものがあり，出力像の大きさは（　　）mmφ程度である．また，イメージ管内の（　　）を切り換えて2～3種類の視野が選択できる（　　）もある．
（2） 入力面蛍光体には（　　），出力面蛍光体には（　　）が使用される．
（3） 出力蛍光面の輝度は（　　）$^2$×（　　）に比例し，入力蛍光面の（　　）倍の輝度となる．
6. つぎのI.I.の特性について説明せよ．
　　（1）変換係数　　（2）コントラスト比　　（3）解像度　　（4）空間周波数特性（MTF）
　　（5）量子検出効率
7. タンデムレンズ，映像分配器の役割について説明せよ．
8. 撮像装置について説明せよ．
9. 撮像管とはなにか．光導電形撮像管の種類と特性を比較せよ．
10. CCDカメラとはなにか．CCDカメラの走査方式をあげ，説明せよ．
11. CCDカメラと撮像管を比較せよ．
12. I.I.-TV（CCD）とFPDを搭載したTV装置を比較せよ．
13. 映像回路についてつぎの問いに答えよ．
（1） 全画素数と走査線数の関係について説明せよ．
（2） 順次走査，飛越走査とはなにか．
（3） 飛越走査では，標準の走査線525本で毎秒像数30枚のとき，フレーム周波数は（　　）Hz，フィールド周波数は（　　）Hzである．このとき水平周波数は（　　）kHz，垂直周波数は（　　）Hzとなる．
（4） 帰線消去とはなにか．
（5） 映像増幅回路の役割を説明せよ．
（6） X-TVの偏向方法はほとんど（　　）である．
（7） ブラウン管（CRT）について述べよ．
14. X-TV画像に関するつぎの用語について説明せよ．
　　（1）走査方式　　（2）垂直解像度　　（3）水平解像度　　（4）映像周波数帯域幅
15. シネカメラ，I.I.間接カメラ，ラピッドシーケンスカメラとはなにか．
16. X線間接撮影用ミラーカメラについて説明せよ．
17. 液晶モニタの特徴を述べよ．
18. 液晶モニタとCRTモニタの利点を比較せよ．

## 5．診断用X線画像処理装置

1. CRとはなにか．

2. CR の基本構成と動作について説明せよ。
3. 輝尽性蛍光プレートについてつぎの問いに答えよ。
（1） （　）を示す（　）などの蛍光体が用いられている。蓄積されたエネルギーは（　）色の光となり発光する。
（2） 発光強度は（　）に比例し（　）けた以上の直線性をもっている。
（3） 輝尽励起光として，（　）色光で波長 633 nm の（　）が用いられる。これにより，輝尽発光は蓄積されたエネルギーに比例した（　）nm の（　）色の光を発光する。
（4） 蓄積された X 線像は（　）現象があり，8 時間で（　）％ほど減少する。
4. CR システムの動作原理（第1象限〜第4象限）について図示し，説明せよ。
5. つぎの画像処理について説明せよ。
　　（1）階調処理　　（2）周波数処理　　（3）ダイナミックレンジ圧縮（DRC）処理
　　（4）マルチ周波数処理　　（5）エネルギーサブトラクション処理
6. 非鮮鋭マスク（unsharp mask）処理について図示し，説明せよ。
7. CR の特徴をあげよ。
8. レーザフィルムディジタイザとはなにか。
9. ディジタルフルオログラフ（DF）とはなにか。
10. DF 装置の構成について説明せよ。
11. DSA とはなにか。DSA の基本原理について説明せよ。
12. DSA のサブトラクション処理方式を説明せよ。
13. DSA に関するつぎの用語について説明せよ。
　　（1）LOG コンバータ　　（2）リカーシブフィルタ　　（3）リマスキング
　　（4）ピクセルシフト
14. DSA の画質に影響する因子と DSA 画像の特徴について述べよ。
15. I.I.-DR 装置について説明せよ。また，I.I.-DR 装置の特徴を述べよ。
16. フラットパネル検出器（FPD）の原理，構成，特徴について説明せよ。
17. 直接変換方式と間接変換方式を比較せよ。
18. FPD についてつぎの問いに答えよ。
（1） FPD は（　）部，（　）部，（　）部，（　）部などより構成される。
（2） FPD には（①　）方式と（②　）方式がある。①は（　）を直接電荷に変換する方式で，一般に半導体の（　）が用いられている。②はシンチレータでいったん光に変換し，（　）などの受光素子で電荷に変換する方式である。シンチレータには（　）や（　）などが用いられている。
19. I.I.-DR と FPD について比較せよ。

## 6. 関連機器

1. フィルムチェンジャについて述べよ。
2. 放射線用フィルムカセッテとはなにか。
3. カセッテの種類，必要条件について述べよ。
4. 散乱線除去グリッドについてつぎの問いに答えよ。
（1） 散乱線除去グリッドとはなにか。
（2） 被写体から発生する散乱線は（　）が厚いほど，（　）が大きいほど，さらに（　）が高いほど増大し，（　）および（　）を低下させる。

（3） グリッドは薄い（　）とX線吸収の少ない中間物質（　）や（　）などの薄い板が交互に配列されている。その表面は（　）などの薄い板で保護されている。

（4） 現在,（　）グリッドが最も多く使用されている。グリッド選択の目安として管電圧〔kV〕の（　）程度を目安とするとよい。

（5） カーボンカバーグリッドとはなにか。

5. グリッドの種類（構造，用途）について述べよ。
6. グリッドの幾何学的性能についてつぎの用語を説明せよ。
   （1）グリッド比（$r$）　（2）グリッド密度（$N$）　（3）集束距離（$f_0$）
   （4）使用距離限界（$f_1, f_2$）
7. グリッドによる一次X線のカットオフについて述べよ。
8. 一次放射線透過率（$T_p$），散乱放射線透過率（$T_s$），全放射線透過率（$T_t$）について説明せよ。
9. つぎの用語について説明せよ。
   （1）選択度（$\Sigma$）　（2）コントラスト改善比（$K$）　（3）露出倍数（$B$）　（4）イメージ改善係数（$Q$）
10. グリッドに表示される項目をあげよ。
11. レーザイメージャとはなにか。
12. ドライタイプイメージャの種類をあげ，比較せよ。
13. 自動現像機とはなにか。
14. 自動現像機の種類，性能について述べよ。
15. X線写真観察器（シャウカステン）の受入試験と不変性試験項目について述べよ。
16. 高濃度フィルム用スポットライト，電動シャウカステンとはなにか。
17. 造影剤注入装置の種類，用途について説明せよ。

## 7. X線増感紙・X線蛍光板

1. つぎの蛍光体に関する文章について（　）内に下記の語群より最適な用語を選び，記入せよ。

    実用されるX線用蛍光体は，X線刺激によって（　）に発光すること，その発光スペクトルが受光系の（　）に合致していること，発光の（　）が速いこと，（　）が短いこと，かつ安定で耐久性に優れた物質であることの特性が必要である。

    通常のX線診断に用いられるX線エネルギー領域では，X線吸収で主として（　）効果により二次電子が生じ，その二次電子が基底状態から（　）状態へ移行し，その後，発光中心を経て蛍光を生ずる。

    高輝度X線蛍光体の必須条件は，（　）が大きく，かつ発光効率（エネルギー変換効率）が高いことであり，その代表的なテレビウム付活酸硫化ガドリニウム蛍光体〔組成式（　）〕は原子番号の大きな（　）元素を含有して，比重（密度）が7.3と大きく，高輝度な（　）を示す特長を有している。

    〈語群〉　①応答性　②光電　③グリーン発光　④残光　⑤励起　⑥ガドリニウム　⑦低効率　⑧分光感度　⑨X線吸収　⑩$Gd_2O_2S:Tb$　⑪高効率　⑫ブルー発光　⑬$CaWO_4$

2. X線写真撮影におけるX線増感紙の基本的な機能および使用する利点を述べよ。
3. 増感紙の構成または構造について感度を高める因子と方法を述べよ。

4. 増感紙の鮮鋭度を高める構成因子について説明せよ。さらに感度の因子および粒状性の因子との関係も述べよ。
5. 増感紙のおもな種類とその特徴を述べよ。
6. 増感紙/フィルムの組合せで，レギュラーシステムとオルソシステムの内容を記述し，それぞれの特長を述べよ。
7. つぎの用語の内容と特徴を簡潔に説明せよ。
   （1）希土類蛍光体　　（2）熱蛍光性蛍光体　　（3）熱蛍光量計システム　　（4）輝尽発光
   （5）写真コントラストと増感紙　　（6）乳房撮影増感紙　　（7）感度補償形希土類蛍光板

## 8. 診断用X線装置システム

1. 一般撮影用装置の概要と構成について述べよ。
2. X線透視撮影装置とはなにか。X線透視撮影装置の構成について述べよ。
3. X線TV装置で，オーバーテーブルX線管形，アンダーテーブルX線管形の特徴を比較せよ。
4. 近接式，遠隔式，多方向X線透視撮影装置の用途，特徴について述べよ。
5. X線断層撮影装置とはなにか。種類と機能について述べよ。
6. 心血管用X線診断装置の概要と構成について述べよ。
7. つぎの用語について簡単に説明せよ。
   （1）バイプレーン装置　　（2）I.I.ブランキング　　（3）シネオートアイリス
   （4）DSA（digital subtraction angiography）　　（5）DA（digital angiography）
8. 頭・腹部血管用X線診断装置の概要と構成について述べよ。
9. 乳房用X線診断装置の構成と特徴について述べよ。
10. 乳房用X線装置についてつぎの問いに答えよ。
    （1）乳房撮影では（　）に高い減弱を示す（　～　）kV程度の低エネルギーX線が利用される。乳房内の（　）や腫瘤などの微細病変の描出が重要で，高い（　）と（　）が要求される。
    （2）X線管装置は管電圧が低いため（　）接地のX線管が多く使用され，ターゲットには（　）や（　），（　）などを用いた特殊X線管が用いられている。X線管放射窓はX線吸収の小さい（　）を用い，付加フィルタはおもに（　）mm厚の（　）や（　）mm厚の（　），FPDを用いた装置では（　）mm厚の（　）や（　）mm厚の（　）などを組み合わせ，特性X線を有効に利用している。
    （3）X線管焦点は大焦点（　）mm，小焦点（　）mm程度の微小焦点X線管が多い。また（　）効果を考慮し，X線管の（　）側を被検者に向けて配置されている。
    （4）管電圧波形はリプル百分率（　）%以下の定電圧装置が望ましい。
    （5）乳房用カセッテは（　）面増感紙/（　）面乳剤フィルムを用い，増感紙はカセッテの（　）側に貼られている。また自動露出制御（AEC）検出器はカセッテの（　）側に配置される。
11. 乳房用X線装置に要求される半価層について述べよ。
12. 外科用・手術室用X線診断装置の概要と構成について述べよ。
13. 頭部用，泌尿器科用および小児科用X線診断装置の概要について述べよ。
14. 集団検診用X線装置の種類と特徴を述べよ。
15. 可搬形X線撮影装置の種類と特徴を述べよ。
16. 移動形X線装置に使用されるインバータ式装置とコンデンサ式装置を比較せよ。

17. 骨密度測定装置とはなにか。測定法にはどのようなものがあるか。
18. DXA 法について述べよ。
19. 歯科用一般 X 線撮影装置（デンタル装置）の概要について述べよ。
20. パノラマ X 線撮影装置（パントモグラフ）の概要について述べよ。
21. セファロ X 線撮影装置とはなにか。
22. 乳房用 X 線装置の不変性試験の内容と試験項目をまとめよ。
23. 歯科用コーンビーム CT 装置の概要について述べよ。

## 9. 診断用 X 線装置の管理

1. 電気的安全に関する規格と要求される項目，規格値をまとめよ。
2. 機械的安全に関する規格と要求される項目，規格値をまとめよ。
3. 放射線の安全に関する規格と要求される項目，規格値をまとめよ。
4. 品質保証に関する規格について述べよ。
5. 品質保証に関するつぎの用語について説明せよ。
    (1)受入試験　(2)現状試験　(3)不変性試験　(4)基礎値
6. X 線直接撮影装置の不変性試験の内容と試験項目をまとめよ。

## 10. 医用 X 線 CT 装置

1. X 線 CT 装置の基本原理について述べよ。
2. X 線 CT 装置の走査方式の変遷と各方式の特徴についてまとめよ。
3. X 線 CT 装置の構成と概要について説明せよ。
4. スリップリング機構とはなにか。
5. データ収集システム（DAS）について述べよ。
6. 画像再生アルゴリズムについて，つぎの用語を説明せよ。
    (1)単純逆投影法　(2)フィルタ補正逆投影法　(3)逐次近似法
7. CT のつぎの用語について簡単に説明せよ。
    (1)ピクセル　(2)マトリックス　(3)CT 値　(4)部分体積効果
    (5)ウインドウ幅・ウインドウレベル　(6)ビームハードニング　(7)アーチファクト
8. 有効視野（FOV）40 cm でマトリックスサイズ 512×512 のとき，ピクセルサイズはいくらか。
9. アーチファクトの種類について述べよ。
10. ヘリカルスキャン CT について述べよ。
11. ヘリカルピッチについて説明せよ。
12. ヘリカル CT の補間法について述べよ。
13. ヘリカル CT の特徴をあげよ。
14. マルチスライス CT について述べよ。
15. マルチスライス CT の画像再構成について述べよ。
16. マルチスライス CT の特徴をあげよ。
17. つぎの用語について説明せよ。
    (1)撮影条件自動調整機構　(2)リアルプレップ　(3)リアルタイムヘリカル
    (4)リアルタイム透視　(5)心拍同期スキャン・心拍同期再構成
18. X 線 CT 装置の分解能と関与する因子についてまとめよ。
19. X 線 CT 装置の第二段階の性能評価項目をあげよ。

20. X線CT装置のファントムによる日常点検（JIS Z 4923）項目について述べよ。
21. CT線量指数（CTDI）について述べよ。
22. X線CT装置の不変性試験（JIS Z 4752-2-6）の試験項目，適用基準をまとめよ。
23. ボウタイフィルタとはなにか。
24. サイノグラムとはなにか。
25. DLPについて述べよ。

## 11. 磁気共鳴画像診断装置

1. 核磁気共鳴画像法（MRI）とX線CTとの違いを比較せよ。
2. 核磁気共鳴現象について，「スピン量子数」「質量数」「原子番号」のキーワードを使って説明せよ。
3. $^1$Hの磁気回転比 $\gamma=42.6\,\mathrm{MHz/T}$ とすると，磁場の強さ $B$ が $0.5\,\mathrm{T}$，$1.0\,\mathrm{T}$，$1.5\,\mathrm{T}$ のときの共鳴周波数はそれぞれいくらか。

   解 [$0.5\,\mathrm{T}:21.3\,\mathrm{MHz}$，$1.0\,\mathrm{T}:42.6\,\mathrm{MHz}$，$1.5\,\mathrm{T}:69.3\,\mathrm{MHz}$]
4. 90°パルス，180°パルス，フリップアングル（FA）について述べよ。
5. MRIの装置構成について図示し，説明せよ。
6. MRIに使用される磁石を分類し，特徴を比較せよ。
7. MRIのRFコイルの種類をあげよ。
8. 水平静磁場方式MRIと垂直静磁場方式MRIの特徴をおのおの述べよ。
9. MRIで熱傷の原因となるものを述べよ。
10. MRI画像の生成・パルスシーケンスの種類について述べよ。
11. MRI装置の安全に関する項目をあげ説明せよ。
12. MRI装置の設置条件について述べよ。
13. JIS Z 4924に規定されるMRI装置用ファントムによる日常点検項目をあげよ。
14. ある3T-MRI装置の静磁場均一性 $0.2\,\mathrm{ppm}/40\,\mathrm{cm}$ DSVについて説明せよ。
15. クエンチングの「原因」「機序」について説明せよ。
16. 最大傾斜磁場強度 $40\,\mathrm{mT/m}$，立ち上がり時間 $0.2\,\mathrm{ms}$ という性能をもつ傾斜磁場のスリューレート〔T/m/s〕を求めよ。

    解 $\left[\dfrac{磁場強度}{立ち上がり時間}=\dfrac{4\times 10^{-2}\,\mathrm{T/m}}{2\times 10^{-4}\,\mathrm{s}}=200\,\mathrm{T/m/s}\right]$
17. シミングの種類と役割について述べよ。

## 12. 超音波画像診断装置

1. 超音波画像診断装置とはなにか。
2. 生体軟部組織の音速を $1\,540\,\mathrm{m/s}$ とすると，$10\,\mathrm{MHz}$ の超音波の波長はいくらか。

   解 $\left[\lambda=\dfrac{c}{f}=\dfrac{1\,540}{10\times 10^6}=0.15\,\mathrm{mm}\right]$
3. 超音波パルスの周期 $T=0.25\,\mu\mathrm{s}$，パルス間隔 $t=0.25\,\mathrm{ms}$ とすると，パルス波の周波数 $F$ およびパルス繰返し周波数 $f$ はいくらか。

   解 $\left[F=\dfrac{1}{T}=\dfrac{1}{0.25}\times 10^{-6}=4\,\mathrm{MHz},\quad f=\dfrac{1}{t}=\dfrac{1}{0.25}\times 10^{-3}=4\,\mathrm{kHz}\right]$
4. 音響インピーダンス $Z_1(\rho=2\,000\,\mathrm{kg/m^3},\ c=1\,000\,\mathrm{m/s})$，$Z_2(\rho=1\,000\,\mathrm{kg/m^3},\ c=$

1 500 m/s) との物質の境界に音波が垂直に入射したとき，その反射強度 $R_i$ はいくらか．

$$\text{解}\left[R_i = \left(\frac{Z_1 - Z_2}{Z_1 + Z_2}\right)^2 = \left(\frac{2 - 1.5}{2 + 1.5}\right)^2 = 0.02\right]$$

5. 超音波画像診断装置の原理について説明せよ．
6. 生体中の音速 1 540 m/s，発信から反射エコー信号受信までの時間を 200 μs とすると，プローブから反射源までの距離 $L$ はいくらか．

$$\text{解}\left[t = \frac{2L}{c} \text{より} L = \frac{ct}{2} = \frac{1\,540 \times 200 \times 10^{-6}}{2} = 15.4 \text{ cm}\right]$$

7. 表示モードの種類をあげ，説明せよ．
8. 走査方式の種類，用途，特徴についてまとめよ．
9. 超音波ドプラ法について述べよ．
10. ドプラ法において，超音波送信周波数 $f_0 = 4$ MHz，ドプラシフト周波数 $f_d = 1$ kHz，音速 1 500 m/s，角度 $\theta = 60°$ のとき血流速度 $v$ はいくらか．

$$\text{解}\left[v = \frac{cf_d}{2\cos\theta \cdot f_0} = \frac{1\,500 \times 1 \times 10^3}{2 \times 0.5 \times 4 \times 10^6} = 37.5 \text{ cm/s}\right]$$

11. 超音波診断の特徴をあげよ．
12. 超音波画像診断装置の構成・性能について述べよ．
13. 超音波プローブの構成，種類について説明せよ．
14. 振動子とはなにか．
15. DSC（ディジタルスキャンコンバータ）とはなにか．
16. 超音波画像診断装置の分解能について説明せよ．
17. 超音波画像診断装置の安全について述べよ．
18. エラストグラフィについて述べよ．
19. 超音波画像のアーチファクトとその原因を述べよ．

## 13. 眼底写真撮影装置（眼底カメラ）

1. 眼底写真撮影装置とはなにか．
2. 眼球の構造と眼底カメラについて述べよ．
3. 無散瞳眼底カメラの原理，構成について述べよ．
4. 無散瞳眼底カメラを散瞳形と比較し特徴をあげよ．

# 引用・参考文献

## 1. 総論

1) Eisenberg, R.L.：Radiology An Ilustrated History, Mosby Year Book(1992)
2) レントゲン博物館特別展示，第15回 ICR ブラッセル(1981)
3) 青柳泰司：レントゲンとX線の発見，恒星社厚生閣(2000)
4) 青柳泰司：診断用X線装置，コロナ社(1979)
5) 瓜谷富三，岡部哲夫：放射線診断機器工学，医歯薬出版(1997)
6) 立入　弘：診療放射線技術 上巻，南江堂(1991)
7) 田中　仁, 他：医用放射線技術実験 第3版，基礎編，共立出版，239〜244(1996)
8) 日本規格協会編：JIS ハンドブック77，医用放射線(2013)
9) JIS Z 4701：1997　医用X線装置通則
10) JIS T 0601-1：2012　医用電気機器—第1部：基礎安全及び基本性能に関する一般要求事項（追補1：2014含む）
11) JIS T 0601-1-3：2012　医用電気機器—第1-3部：基礎安全及び基本性能に関する一般要求事項—副通則：診断用X線装置における放射線防護
12) JIS Z 4751-2-54：2021　撮影・透視用X線装置の基礎安全及び基本性能に関する個別要求事項
13) JIS Z 4005：2012　医用放射線機器—定義した用語
14) JIS Z 4751-2-28：2013　医用電気機器—第2-28部：診断用X線管装置の基礎安全及び基本性能に関する個別要求事項
15) JIS Z 4120：2008　診断用X線管装置—焦点特性
16) JIS Z 4121：2009　診断用X線管装置の固有ろ過の測定
17) JIS Z 4122：2009　診断用回転陽極X線管の最大照射野の決定
18) JIS T 60613：2013　診断用X線管装置の負荷特性
19) JIS Z 4704：2005　医用X線装置

## 2. X線発生装置

### 2.1 X線源装置

1) 吉田, 芳賀, 小山：回転陽極X線管 M 5133—焦点外X線しゃへい型—，東芝放射線資科，No. 48，17〜22(1963)
2) 関　義孝, 村木　威：心臓血管造影法とX線映画法におけるX線管最大定格とその使用法, Medical Toshiba, **1**, 2, 8〜12(1968)
3) 鳥山, 向坂, 北野, 中西：3極X線管によるX線制御について，島津評論，**15**, 4, 30〜52(1958)
4) 東芝X線管資料 Technical Data ロータノード DRX-B 3856 HED-Mo

### 2.2 X線高電圧装置

#### 2.2.1 2ピーク形X線装置

1) 青柳泰司：医用X線装置発達史，恒星社厚生閣(2001)

#### 2.2.2 三相X線装置

1) 青柳泰司：医用X線装置発達史，恒星社厚生閣(2001)
2) Aoyagi, T.：Problems of performance of three phase diagnostic X-ray generator, 15th

International Comgress of Radiology(1981)

### 2.2.4 コンデンサ式X線装置
1) 青柳泰司：医用X線装置発達史，恒星社厚生閣(2001)

### 2.2.5 インバータ式X線装置
1) 安部真治，青柳泰司，小倉　泉，他：インバータ式X線装置の特性と臨床への適用，日本放射線技術学会叢書，10，日本放射線技術学会出版委員会(1995)
2) 辻，鈴木，柴田，他：インバータ式X線高電圧装置UDシリーズの開発，島津評論，**45**，4，403～409(1989)
3) 青柳泰司：第46回総会シンポジウム-インバータ式X線装置の特性と臨床効果-2．動作特性，日放技学会誌，**46**，12，1885～1990(1990)
4) 佐藤伸雄：画像診断機器工学Q＆A，医療科学社，44(2001)
5) 高野博司，畠山敬信，中岡睦雄：トランス共振形大容量DC-DCコンバータの医用X線高電圧発生装置への応用，電気学会論文誌D，**117**，2，133～141(1997)
6) 畠山敬信，高野博司，小林一郎，植村秀記，萩原修哉：10 kHz共振形インバータ式X線高電圧装置DHF-155 Hの開発，MEDIX，**21**，1～7(1991)
7) 深海登世司，藤巻忠雄：改訂 制御工学 上，東京電機大学出版局(1995)
8) 高橋　順，高野博司，坂本和彦：マイクロコントローラを用いた20 kHz位相差PWM制御インバータ式X線高電圧装置，平成6年電気学会全国大会講演論文集(5)，182～183(1994)

### 2.3 自動露出制御装置
1) 宮崎　茂，今井宜雄：日本放射線技術学会撮影分科会誌，**34**，16～22(2000)
2) 花田　勝：直接撮影用ホトタイマ，日放技学会誌，**12**，2，72～75(1956)

## 3. X線機械装置
1) JIS Z 4703-1995　医用X線機械装置通則
2) JIS Z 4904-1999　医用X線直接撮影台
3) 日本画像医療システム工業会編：医用画像・放射線機器ハンドブック，名古美術印刷(2001)

## 4. X線映像装置
1) Coltman, J.W.：Fluoroscopic image brightening by electronic means, Radiology, **51**, 359～367(1948)
2) 日本画像医療システム工業会編：医用画像・放射線機器ハンドブック，名古美術印刷(2001)
3) 吉村，橋詰，足立：14インチイメージアンプリファイア IA-14 Xの臨床への試み，島津評論，**35**，173～178(1978)
4) 佐野，久保，小幡：スーパ・メタルイメージインテンシファイア，東芝レビュー，**41**，10，1～4(1986)
5) 東芝メタルI.I.技術資料，東芝，1～32(1981)
6) 津田，吉村，足立：島津可変視野イメージアンプリファイア，島津評論，**25**，3，113～119(1968)
7) JIS Z 4721-2000　医用X線イメージインテンシファイア
8) 日本放射線機器工業会編：X線診断装置の保守管理データブック，名古美術印刷(1997)
9) 左貝潤一，杉村陽一：光エレクトロニクス，朝倉書店(1993)
10) 西田泰章：作りながら学ぶCCDの基礎とカメラ制作，エレクトロニクスライフ，1989，**5**，12～23(1989)
11) 本田道隆，他：CCDカメラを用いたディジタル技術，総合医用画像技術研究，**5**，1，71～79(1992)
12) 佐藤直高：CCDカメラの基礎的技術，画像通信，**24**，2，23～27(2001)

13) 清水正巳，他：FFD 搭載デジタルイメージングシステム VersiFlex の開発，MEDIX，**38**，27～32(2003)
14) 榎並和雅：やさしいディジタルビデオ技術，日本放送協会(1991)
15) DICOM PS3.14 Digital Imaging and Communications in Medicine(DICOM)-Part 14：Grayscale Standard Display Function(2000)
16) JIS Z 4752-2-5，医用画像部門における品質維持の評価及び日常試験方法-Part 2-5：不変性試験-画像表示装置(2001)
17) Samei, E. Badano, A. Chakraborty, D. et al.：Assessment of Display Performance for Medical Imaging Systems：Executive Summary of AAPM TG18 Report. Medical Physics. **32** (4), 1205～1225(2005)
18) JESRA X-0093＊A-2010，医用画像表示モニタの品質管理に関するガイドライン，日本画像医療システム工業会(2010)
19) キヤノン技術資料：胸部ミラーカメラ用希土類蛍光板について，キヤノン
20) キヤノン技術資料：胸部ミラーカメラ用グラデーション蛍光板について，キヤノン
21) キヤノン X 線ミラーカメラカタログ
22) JIS Z 4901-1993 胸部 X 線間接撮影用ミラーカメラ

## 5. 診断用 X 線画像処理装置

1) 薬事審査研究会監修：医療用具の一般的名称と分類 1999 年版，薬事日報社(2002)
2) 高野正雄：画像診断システムの進歩(その 1)，CR の原理と応用，病院設備，**28**，4，291～300(1986)
3) FCR テクニカルレビュー，富士写真フイルム技術資料
4) 志村一男：理想の X 線画像を目指して—マルチ周波数処理について—，日放技学誌，**57**，7，796～801(2001)
5) 山田雅彦：CR における画像処理(1)，INNERVISION **15**，12，81～87(2000)
6) 山田雅彦：CR における画像処理(2)，INNERVISION **15**，13，84～91(2000)
7) コニカレーザフィルムディジタイザカタログ
8) 日本画像医療システム工業会編：医用画像・放射線機器ハンドブック，名古美術印刷(2001)
9) 谷口好夫，他：循環器診断用ディジタルフルオログラフィシステム Super DF シリーズ，東芝レビュー，**49**，2，71～73(1994)
10) 日本画像医療システム工業会編：循環器用 X 線診断装置専門テキスト(1999)
11) 江口陽一：DF 装置を使用する人が知っておきたいこと，日放技学誌，**56**，11，1321～1331(2000)
12) 小池功一，他：リアルタイムディジタルラジオグラフィ装置-DR 2000 H の開発，MEDIX，**21**，9～15(1991)
13) 神谷正巳，加畑 峻：胃集検・検診用 I.I.-TV DR システム，総合医用画像技術研究会雑誌，**6**，1，32～39(1993)
14) 武本 肇，他：ディジタル胃集検システムの開発，島津評論，**49**，3，107～114(1992)
15) 山田真一，他：フラットパネルディテクタ，日放技学誌，**55**，8，735～751(1999)
16) 木下順一，他：フラットパネルディテクタの臨床応用，日放技学誌，**59**，29～48(2003)
17) 池田重之，他：FPD 対応 X 線透視撮影システムの開発，MEDIX，**36**，27～31(2002)
18) 鈴木英文：直接型 FPD 搭載循環器システム DIGITEX Safire の開発，MEDICAL NOW，**51**，17～20(2003)
19) 山本修三：平面検出器，JIRA テクニカルレポート，**11**，1，33～39(2001)
20) 日本医療画像システム工業会編：医用画像・放射線機器ハンドブック改訂第 7 版，名古美術出版(2007)

21) 石栗一男編著：マンモグラフィ技術編 改訂増補版，医療科学社，281～316(2009)

## 6. 関連機器
1) JIS Z 4905-2005 写真―医用撮影用カセッテ・増感紙・フィルム，日本規格協会
2) JIS Z 4910，診断用Ｘ線映像装置―汎用及び乳房用散乱線除去グリッドの特性(2015)
3) 日本画像医療システム工業会編：医用画像・放射線機器ハンドブック，名古美術印刷(2001)
4) 名波昌治：医用画像用ドライイメージャ，MRC情報，**11**，2，17～20(2002)
5) 富田武憲：医療用画像用ドライイメージャ(1)，日放技学誌，**58**，3，371～373(2002)
6) JIS Z 4919-1991 医用フィルム自動現像機
7) 日本放射線機器工業会編：X線診断装置の保守管理データブック，名古美術印刷(1997)
8) JIS Z 4918-1995 医用Ｘ線写真観察器

## 7. Ｘ線増感紙・Ｘ線蛍光板
1) 蛍光体同学会編：蛍光体ハンドブック，オーム社(1987)
2) 高木克己，山田祥二：わかりやすい半導体光物性，産報(1965)
3) 青木昌治編著：オプトエレクトロニックデバイス，昭晃堂(1986)
4) 鈴木尚生，清水悦雄，鈴木優二郎，西村芳貢：希土類増感紙-1，―希土類蛍光体とグリーン発光増感紙―，極光 X-ray，No. 25，1～34(1986)
5) 内田　勝，金森仁志，稲津　博著：放射線画像情報工学(II)，第11章 蛍光材料(三浦典夫)，日本放射線技術学会編(1980)
6) 三浦典夫，清水悦雄，鈴木優二郎，青木雄二：高画質増感紙Ｂシリーズの開発，極光 X-ray，No. 24，3～36(1985)
7) 化成オプトニクス(株)技術資料，増感紙・蛍光板(2001)
8) 三浦典夫，三宅周作：KYOKKO TLDシステムについて，極光 X-ray，No. 24，37～55(1985)
9) 富士写真フイルム，FUJI MEDICAL X-RAY FILM SUPER HR 30(カタログ)(1996)
10) 松田照美，岩崎信之，板橋正道，山根勝敏：FUJI AD SYSTEMの開発，富士メディカルレビュー，No. 3，4～31(1994)
11) 富士写真フイルム，FUJI AD SYSTEM(カタログ)(2000)
12) 岩崎伸之，加藤　昶，鈴木優二郎，清水悦雄，中村正明：ADシステム用高感度 HG-H の開発，日放技学会誌，**52**，9，1215(1996)
13) 富士写真フイルム，FUJI UM MAMMO GRAPHY SYSTEM(カタログ)(1995)
14) 鈴木尚生，鈴木優二郎：乳房撮影システムの技術動向，極光 X-ray，No. 29，1～32(1992)
15) 清水悦雄，鈴木優二郎，鈴木尚生：希土類蛍光板，極光 X-ray，No. 27，30～40(1989)

## 8. 診断用Ｘ線装置システム
1) 薬事審査研究会監修：医療用具の一般的名称と分類1999年版，薬事日報社(2002)
2) 日本放射線機器工業会編：X線診断装置の保守管理データブック，名古美術印刷(1997)
3) 東芝断層撮影装置カタログ
4) 日本画像医療システム工業会編：医用画像システム実用ハンドブック，名古美術印刷(2000)
5) 鈴木勝弘，他：循環器用Ｘ線診断装置専門テキスト，日本画像医療システム工業会医用放射線機器安全管理センター(1999)
6) 第50回総会シンポジウム：マンモグラフィの問題点と今後の動向―乳癌検診における技術的課題，日放技学会誌，**51**，2，167～204(1995)
7) 石栗一男編著：マンモグラフィ技術編 改訂増補版，医療科学社，71～84(2009)
8) JIS Z 4752-1-45-2001(IEC61224-2-45-1998) 乳房用Ｘ線装置及び乳房撮影定位装置―

安全
9) 安部真治，他：放射線医療技術学叢書(10)，インバータ式X線装置の特性と臨床への適用，日本放射線技術学会出版委員会(1995)
10) 諸澄邦彦：骨密度測定装置，放射線技師に求められる骨密度測定の知識，日放技師会誌，**42**，1，32～45(1995)
11) 森田陸司：骨塩定量測定の現状と展望，新医療 1993，**9**，40～42(1993)
12) 日本画像医療システム工業会編：医用画像・放射線機器ハンドブック，名古美術印刷(2001)
13) 西原，朴，他：いわゆるオルソパントモグラフィの像成立原理に関する研究，歯科放射線，**19**，1，39～45(1975)

## 9. 診断用X線装置の管理

1) JIS T 0601-1：2012　医用電気機器—第1部：基礎安全及び基本性能に関する一般要求事項（追補1：2014含む）
2) 日本画像医療システム工業会編：X線診断装置の保守管理データブック，名古美術印刷(1997)
3) ME技術講習会テキスト編集委員会編：MEの基礎知識と安全管理改訂第2版，南江堂(1993)
4) JIS Z 4751-2-54：2021　撮影・透視用X線装置の基礎安全及び基本性能に関する個別要求事項
5) JIS T 0601-1-3：2012　医用電気機器—第1-3部：基礎安全及び基本性能に関する一般要求事項—副通則：診断用X線装置における放射線防護
6) 医療法施行規則(平成14年3月27日改正　厚生労働省令第44号)
7) 医療用X線装置基準(厚生労働省令第127号)
8) JIS Z 4751-2-45：2013　医用電気機器—第2-45部：乳房用X線装置及び乳房撮影定位装置の基礎安全および基本性能に関する個別要求事項
9) JIS Z 4751-2-28：2013　医用電気機器—第2-28部：診断用X線管装置の基礎安全及び基本性能に関する個別要求事項
10) JIS Z 4704：2005　医用X線管装置
11) JIS Z 4712：1998　診断用X線可動絞り
12) 高城俊男：医療機器の保守点検，日放技学会誌，**56**，4，581～582(2000)
13) JIS Z 4752-1：2001　医用画像部門における品質維持の評価及び日常試験方法—第1部：総則
14) JIS Z 4752-2-11：2005　医用画像部門における品質維持の評価及び日常試験方法—第2-11部：不変性試験—直接撮影用X線装置

## 10. 医用X線CT装置

1) 岩井喜典編：CTスキャナ—X線コンピュータ断層撮影装置，コロナ社(1979)
2) 岩井喜典，斎藤雄督，今里悠一：医用画像診断装置—CT，MRIを中心として—，コロナ社(1988)
3) 今里悠一，大橋昭南：医用画像処理，テレビジョン学会編，昭晃堂(1995)
4) イマトロン社資料
5) 青柳泰司：放射線機器工学(Ⅰ)—X線診断機器—，コロナ社，320～329(1990)
6) 木村和衛，古賀佑彦：ヘリカルスキャンの基礎と臨床，医療科学社(1993)
7) 辻岡勝美：X線CT装置の機器工学(1)～(9)，日放技学誌，**58**，2～58，10(2002)
8) 花井耕造，他：技術講座—X線CT検査マニュアル，東京放射線，**47**，551，47～53(2002)
9) 片田和廣，他：螺旋走査型CTスキャンの現状と問題点，日獨医報，**38**，3，7～128(1993)
10) 山岸一郎，伴　達也：全身用X線CT装置 TCT-900 S/HERIX，東芝レビュー，**47**，1，

67～70(1992)
11) 高橋重和：医用画像特集に寄せて，島津評論，**49**，3，97～99(1992)
12) 辻岡勝美：マルチフライスCTの原理，日放技学誌，**56**，12，1391～1396(2000)
13) 岡部哲夫・瓜谷富三編集：放射線診断機器工学 第2版，医歯薬出版(2003)
14) 田口克行・齊藤泰男：マルチスライスCT(Multi-slice CT)，日放技学誌，**55**，2，153～164(1999)
15) 日本画像医療システム工業会編：医用画像・放射線機器ハンドブック，名古美術印刷(2001)
16) 日本画像医療システム工業会編：医用画像システム実用ハンドブック，名古美術印刷(2000)
17) 竹中栄一，他：X線コンピュータ撮影装置の性能評価に関する基準(第二次勧告)，日本医師会雑誌，**88**，8，759～771(1982)
18) 速水昭雄，他：X線CT装置性能評価に関する基準(案)，日放技学誌，**47**，1，56～63(1991)
19) JIS Z 4923-1997 X線コンピュータ断層撮影用ファントム
20) JIS Z 4752-2-6-2001 医用画像部門における品質維持の評価及び日常試験方法―第2-6部：不変性試験―医用X線CT装置
21) 医療被ばく研究情報ネットワーク(J-RIME)ほか：最新の国内実態調査結果に基づく診断参考レベルの設定(2015)

## 11．磁気共鳴画像診断装置

1) 荒木 力，湯浅祐二編：誰にもわかるMRI―撮像原理から検査・読影まで―，秀潤社(1991)
2) 日本画像医療システム工業会編：医用画像・放射線機器ハンドブック，名古美術印刷(2001)
3) 医療機器事典編集委員会編：医療機器事典，産業調査会辞典出版センター(2002)
4) 笠井俊文，土井 司，他：MR撮像技術学，オーム社(2001)
5) 今里悠一，大橋昭南：医用画像処理，テレビジョン学会編，昭晃堂(1995)
6) 清水公治，吉田圭一，他：医用画像計測―MRI，SQUID，光CT，システム/制御/情報，**38**，1，34～41(1994)
7) Frahm, J, Haase, A., Hanicke, W., Matthaei, D., Bomsdorf, H. and Helzel, T.：Chemical shift selective MR imaging using a whole-body magnet. Radiology, 156, 441～444(1985)
8) Dixon, W.T.：Simple proton spectroscopic imaging. Radiology, 153, 189～194(1984)
9) Donald, W.M., Elizabeth, A. Moore, et al.：MRI：From Picture to Proton, New York, NY：Cambridge University Press(2003)
10) Stejskal, E.O., Tanner, J.E.：Spin diffusion measurements；Spin echoes in the presence of a time-dependent field gradient. J. Chem Phys, 42, 288～92(1965)
11) Pierpaoli, C., Jezzard, P., Basser, P.J., Barnett, A. and Di. Chiro, G.：Diffusion tensor MR imaging of the human brain. Radiology, 201, 637～48(1996)
12) Basser, P.J., Pajevic, S., Pierpaoli, C., Duda, J., and Aldroubi, A.：In vivo fiber tractography using DT-MRI data. Magn Reson Med, 44, 625～32(2000)
13) IEC 60601-2-33-2002, Medical electrical equipment―part 2-33：Paticular requirements for safety of magnetic resonance for medical diagnosis. (2003:JIS Z 4951改訂原案審議済み)
14) 日本画像医療システム工業会編：第3回JIRA活動報告(JIS編)，(2003)

## 12．超音波画像診断装置

1) 日本画像医療システム工業会編：医用画像・放射線機器ハンドブック，名古美術印刷(2001)
2) 伊藤紘一，入江喬介：超音波検査入門，医歯薬出版(1985)
3) 和賀井敏夫，甲子乃人：改訂版超音波の基礎と装置，ベクトル・コア(2001)

4) 東芝メディカル：超音波診断装置の基礎と基礎スキャン：東京都放射線技師会第34回学術研修会資料(1994)
5) 入江喬介：Ultrasonic Wave 医療機器への応用 エコー診断装置・ドプラ診断装置, エレクトロニクスライフ, 1991, 10(1991)
6) ME技術講習会テキスト編集委員会編：MEの基礎知識と安全管理, 南江堂(1993)

## 13. 眼底写真撮影装置（眼底カメラ）

1) 金上貞夫：眼底写真の基礎Ⅰ, 日放技師会誌, **39**, 10, 1351〜1355(1992)
2) 中島 章, 他：成人病の眼底検査, キヤノン販売(1994)

# 索　引

## 【あ】

|  |  |
|---|---|
| アーチファクト | 222 |
| 圧電素子 | 253 |
| 圧迫板 | 188 |
| アノードシャフト | 29 |
| アモルファスセレン | 143 |
| 安全率 | 100 |
| アンダーテーブルX線管形 | 178 |
| アンチグレア処理（反射防止処理） | 121 |
| 暗電流 | 98 |
| 暗流X線 | 69, 195 |
| 暗流シャッタ | 69 |

## 【い】

|  |  |
|---|---|
| 胃集検用X線装置 | 193 |
| 位相エンコード | 239 |
| 位相シフト角 | 84 |
| 一次X線のカットオフ | 151 |
| 一次電圧補償方式 | 58 |
| 一次電流波形 | 77 |
| 一次放射線透過率 | 151 |
| 一次巻線 | 59 |
| 一体形X線発生装置 | 191 |
| 一対比較法 | 170 |
| 一般撮影装置 | 177 |
| 一般撮影用増感紙 | 168 |
| 一般DSA | 138 |
| 一般透視撮影台 | 99 |
| 移動形X線装置 | 195 |
| イメージオルシコン | 112 |
| イメージ改善係数 | 152 |
| 医用画像関連機器 | 146 |
| 医用電気機器専門委員会（TC 62） | 14 |
| 陰極 | 7 |
| 陰極エミッション特性（管電流特性） | 24 |
| 陰極線 | 1 |
| インジェクタ | 184, 185 |

|  |  |
|---|---|
| インタライン転送方式 | 114 |
| インタレース | 117 |
| インバージョンリカバリー法 | 240 |
| インバータ式X線高電圧装置 | 17 |

## 【う】

|  |  |
|---|---|
| ウィドス値 | 138 |
| ウィナースペクトル | 170 |
| ウインドウ機能 | 221 |
| ウインドウ値 | 222 |
| ウインドウ幅 | 222 |
| 上羽根 | 53 |
| 受入試験 | 190, 208 |
| 動く部分 | 203 |
| 運動グリッド | 150 |

## 【え】

|  |  |
|---|---|
| 永久磁石 | 235 |
| 映像周波数帯域幅 | 120 |
| 映像増幅器回路 | 118 |
| 映像分配器 | 112 |
| 液晶部 | 121 |
| 液晶物質 | 120 |
| 液体潤滑剤 | 31 |
| エコープラナー法 | 240 |
| エッジ強調 | 139 |
| エネルギーサブトラクション処理 | 133 |
| エネルギー差分法 | 133 |
| エネルギー蓄積形 | 17 |
| エラストグラフィ | 252 |
| 遠隔式X線透視撮影装置 | 180 |
| 遠距離音場 | 248 |
| 円弧運動方式 | 181 |
| 演算器 | 138 |
| エンハンスメント | 138 |

## 【お】

|  |  |
|---|---|
| 応答時間 | 97 |
| 応答時間特性 | 92 |

|  |  |
|---|---|
| 黄斑 | 257 |
| 奥羽根 | 53 |
| オーバーテーブルX線管形 | 178 |
| オフセット補正 | 143 |
| オルソパントモグラフ | 199 |
| 音響インピーダンス | 247, 248 |
| 音響レンズ | 253 |
| 音速 | 247 |
| 温度制限領域 | 9 |

## 【か】

|  |  |
|---|---|
| 外囲器 | 24 |
| 解尽 | 164 |
| 回生 | 75 |
| 解像度 | 111 |
| 解像力法 | 34 |
| 階調処理 | 130, 131 |
| 回転DSA | 139 |
| 回転陽極X線管 | 29 |
| 可逆圧縮方式 | 134 |
| 拡散強調画像法（DWI） | 244 |
| 拡散減衰 | 248 |
| 拡大撮影 | 51 |
| 拡大撮影用X線管 | 52 |
| 拡大ステレオ撮影 | 52 |
| 過照射 | 92 |
| カセッテ後面検出方式 | 93 |
| カセッテ前面検出方式 | 93 |
| 画素 | 116, 220 |
| 画像加算処理 | 139 |
| 画像再構成 | 226 |
| 画像再構成法 | 182 |
| 画像ヒストグラム | 129 |
| 画素数 | 121 |
| 片側接地 | 187 |
| 加熱電圧安定回路 | 57 |
| 可変視野イメージ管 | 107 |
| 可変視野形 | 107 |
| 可変視野管 | 109 |
| カーボン | 30 |
| カーボンカセッテ | 147 |

| | | | | | | |
|---|---|---|---|---|---|---|
| ガラス基板 | 121 | 希土類蛍光体 | 164 | 携帯形X線撮影装置 | 195 |
| カラードプラ法 | 251 | 逆マトリックス法 | 218 | 経動脈的DSA | 137 |
| カラーフィルタ | 121 | 吸収減衰 | 248 | ゲイン補正 | 143 |
| 患者入射線量率 | 205 | 共振形インバータ | 70 | 血流イメージング法 | 251 |
| 患者の支持および固定 | 203 | 共振周波数 | 75 | 限時装置 | 59 |
| 患者漏れ電流 | 201 | 共振用インダクタンス | 75 | 減弱曲線 | 7 |
| 間接X線透視撮影台 | 100 | 共振用コンデンサ | 74 | 検出器 | 226 |
| 間接撮影 | 22, 104 | 共振用素子 | 73 | 検出信号 | 85 |
| 間接透視 | 22 | 強制消弧方式 | 97 | 検出用蛍光体 | 93 |
| 間接変換方式 | 143 | 胸部検診用X線装置 | 194 | 現状試験 | 208 |
| 管電圧 | 17 | 胸部集検用間接撮影 | | 懸垂保持機構 | 100 |
| 管電圧切換法 | 197 | X線装置 | 205 | | |
| 管電圧指数 | 12 | 曲フード形 | 123 | 【こ】 | |
| 管電圧設定値 | 85 | 許容負荷 | 40 | 光学濃度 | 92 |
| 管電圧前示機構 | 58 | 距離分解能 | 255 | 高コントラスト分解能 | 230 |
| 管電圧調整器 | 57 | 近距離音場 | 248 | 光子 | 4 |
| 管電圧特性 | 92 | 均質係数 | 7 | 格子状検出器 | 226 |
| 管電流 | 19 | 近接式X線透視撮影装置 | 179 | 格子制御形（三極）X線管 | 47 |
| 管電流検出器 | 87 | 金属潤滑剤 | 31 | 格子電極 | 48 |
| 管電流時間積 | 19 | | | 高周波交流加熱 | 86 |
| 管電流選定回路 | 57 | 【く】 | | 高周波磁場 | 245 |
| 管電流測定回路 | 58 | 空間周波数特性 | 111 | 高周波数強調フィルタ | 139 |
| 管電流調整器 | 57 | 空間電荷 | 9 | 公称CTスキャン入力 | |
| 管電流特性 | 37 | 空間電荷制限領域 | 9 | （公称CTSPI） | 25 |
| 感度 | 171 | 空間電荷電流 | 9 | 公称最高管電圧 | 17 |
| 感度補償蛍光板 | 175 | 空間電荷補償回路 | 57 | 公称最大電力 | 21 |
| ガントリ | 214 | 空間分解能 | 140, 229 | 公称最短照射時間 | 22, 97 |
| ガンマ | 138 | クエンチ | 246 | 公称撮影陽極入力 | 24 |
| | | グライナッヘル | 68 | 公称CT陽極入力 | 24 |
| 【き】 | | クラスI機器 | 201, 202 | 公称陽極入力 | 24, 42 |
| 機械走査 | 249 | クラスII機器 | 202 | 公称連続入力 | 25 |
| 機械的安全 | 203 | クラック（亀裂） | 46 | 合成静電容量 | 78 |
| 機械的強度 | 100 | グラディエントフィールド | | 高線量率透視 | 22 |
| 機械的指標 | 256 | エコー法 | 240 | 高速スピンエコー法 | 240 |
| 基準軸 | 23, 28 | グラデーション蛍光体 | 124 | 高電圧側耐電圧 | 203 |
| 基準入力信号 | 85 | グラファイト | 30 | 高電圧ケーブル | 13, 61 |
| 基準面 | 23, 28 | グリッド比 | 150 | 高電圧シリコン整流器 | 61 |
| 輝尽 | 164 | グリッド密度 | 150 | 高電圧整流器 | 13 |
| 輝尽性蛍光体 | 126, 167 | グリッド露出係数 | 152 | 高電圧発生装置 | 59 |
| 輝尽性蛍光プレート | 125, 126 | グリーン発光希土類増感紙 | 174 | 高電圧変圧器 | 13 |
| 輝尽性蛍光プレート方式 | | グリーン発光増感紙 | 168 | 光電陰極 | 106 |
| コンピューテッド | | グレイレベル | 221 | 光電吸収 | 6 |
| ラジオグラフ | 126 | クロスオーバ効果 | 172 | 光電効果 | 6 |
| 輝尽発光 | 127 | クロスグリッド | 149, 188 | 光電子 | 6 |
| 輝尽励起光 | 127 | | | 光電子増倍管 | 93 |
| 帰線期間 | 118 | 【け】 | | 光電子放出形 | 112 |
| 帰線消去 | 118 | 蛍光板 | 2, 105 | 光電変換 | 113 |
| 基礎値 | 209 | 蛍光板式透視撮影台 | 99 | 光電変換部 | 115 |
| 輝度 | 107 | 傾斜磁場出力 | 245 | 光電面 | 106 |
| 輝度上昇フィルム | 121 | 経静脈的DSA | 137 | 光導電形 | 112 |

282　索　引

| | | | | | | | |
|---|---|---|---|---|---|---|---|
| 光導電層 | 113 | 散乱放射線透過率 | 151 | 消尽 | 164 |
| 口内法撮影用X線装置 | 197 | 【し】 | | 焦点X線 | 38 |
| 固体撮像素子 | 113 | 歯顎顔面用コーンビームCT | 200 | 焦点外X線 | 23, 38 |
| 固体絶縁 | 88 | 歯科用一般X線撮影装置 | 197 | 除細動器 | 185 |
| コッククロフト充電回路 | 68 | 歯科用特殊X線撮影装置 | 198 | 診断参考レベル | 232 |
| 骨密度測定装置 | 196 | シフト加算法 | 182 | 診断用X線画像処理装置 | 125 |
| 固定陽極X線管 | 27 | 時間感度分布 | 230 | 診断用X線装置の構成 | 15 |
| 固有ろ過 | 24, 55 | 時間差分法 | 138 | シンチレータ（蛍光体） | 143 |
| 混合負荷 | 40 | 時間分解能 | 140, 229 | 振動子 | 253 |
| コンデンサエネルギー蓄積形 | 72 | 自己吸収 | 50, 94 | 心拍同期再構成 | 227 |
| コンデンサ式X線高電圧装置 | 17 | 仕事関数 | 8 | 心拍同期スキャン | 227 |
| コントラスト | 173 | 自己付活形蛍光体 | 162 | 心理的粒状性 | 170 |
| コントラスト改善比 | 152 | 指示計量補償方式 | 58 | 【す】 | |
| コントラストスケール | 230 | 視神経乳頭 | 257 | 垂直解像度 | 120 |
| コントラストハーモニックイメージング | 252 | 下羽根 | 53 | 垂直CCD | 114 |
| | | 実効エネルギー | 7 | スイッチング損失 | 79 |
| コントラスト比 | 110 | 実効焦点 | 23, 28 | 水平解像度 | 120 |
| コンピューテッドラジオグラフ | 125 | 実焦点 | 23, 28 | 水平CCD | 114, 115 |
| | | 自動感度・コントラスト設定機能 | 129 | 水平式撮影台 | 101 |
| コンプトン効果 | 6 | 自動現像機 | 157 | スキャンダイアグラム | 228 |
| コンベックス走査 | 249 | 自動露出制御 | 21, 187 | スターパターンカメラ法 | 34 |
| 【さ】 | | ──の安定性 | 206 | ステータ | 30 |
| 再構成画像 | 211 | ──の再現性 | 207 | ステッピングDSA | 139 |
| 採光野 | 95 | シネカメラ | 123 | ステム | 27 |
| （最大）単発負荷定格 | 26 | シミング | 236 | ステレオDSA | 139 |
| 最大入力 | 42 | シムコイル | 236 | ストークスの法則 | 163 |
| 最大陽極熱容量 | 30, 40, 44 | シャウカステン | 159 | ストリーク状アーチファクト | 222 |
| サイドローブ | 248 | 写真効果 | 11 | スピンエコー法 | 239 |
| サイノグラム | 223 | シャワー状アーチファクト | 223 | スムージング | 139 |
| サイリスタ | 13 | 集束距離 | 149, 150 | スライス厚 | 230 |
| 撮影条件自動調整機構 | 227 | 集束グリッド | 149 | スライス感度プロファイル | 229 |
| 撮影定格 | 26 | 集束電極 | 27, 109 | スライス方向分解能 | 255 |
| 撮影用X線装置 | 205 | 充電電圧 | 69 | スリットカメラ法 | 34 |
| 雑音 | 230 | 12ピーク形 | 64 | スリップリング | 211, 214, 215 |
| 撮像管 | 106, 115 | 周波数エンコード | 239 | 3Dアンギオ | 139 |
| 撮像装置 | 106, 112 | 周波数処理 | 130, 131 | 【せ】 | |
| 撮像素子 | 112 | 受像回路（モニタ） | 119 | 静安全率 | 207 |
| サブトラクション処理 | 125, 130, 138 | 出力蛍光面 | 110 | 整合層 | 253 |
| サブピクセル | 122 | 主変圧器 | 13 | 静止グリッド | 150 |
| サーマルヘッド方式 | 155 | 循環器用装置 | 183 | 静磁場強度 | 245 |
| 残光 | 164 | 順次走査 | 117 | 正焦点 | 32 |
| 散瞳形 | 258 | 昇華熱転写方式 | 156 | 静電偏向 | 118 |
| 360°補間法 | 225 | 使用距離限界 | 151 | 制動放射線 | 4 |
| サンプリングレート | 137 | 照射角度 | 182 | 正負対称 | 64 |
| 散乱線 | 148 | 照射野限定器 | 22, 53 | 正負非対称 | 64 |
| 散乱線除去グリッド | 148 | | | | |

| | | | | | |
|---|---|---|---|---|---|
| 積分器 | 85 | 単一エネルギーX線吸収法 | | ディジタルフルオログラフ装置 | 125, 135 |
| 積分機能 | 139 | | 196 | 低周波数強調フィルタ | 139 |
| 積分コンデンサ | 93 | 単一視野形 | 107 | ティシュハーモニック | |
| セクタ走査 | 249 | ターンオフ時間 | 77, 80 | イメージング | 252 |
| 絶縁油 | 63 | ターンオン時間 | 80 | ディテクタピッチ | 226, 228 |
| 接触電流 | 202 | タングステン | 8 | 定電圧形X線高電圧装置 | 17 |
| 設置設備 | 201 | 短時間許容負荷 | 40 | 定量的QCT法 | 196 |
| 接地漏れ電流 | 202 | 短時間特性 | 90, 96 | データ圧縮処理 | 134 |
| 設定基準 | 209 | 短時間負荷 | 40 | データ集収システム | 217 |
| セファロX線撮影装置 | 199 | 単純逆投影法 | 219 | 鉄入りタングステン | 46 |
| セファロスタット | 200 | 探触子 | 253 | 鉄損 | 82 |
| 鮮鋭度 | 28, 170, 171 | 断層撮影装置 | 181 | デッドマン形制御 | 100, 203 |
| 前示機構 | 87 | タンデムレンズ | 111 | テトロード管 | 66 |
| 線質 | 204 | 単巻変圧器 | 12, 56 | デューティ比 | 74 |
| 線質等価ろ過 | 204 | 【ち】 | | テレビジョン | 116 |
| 選択吸収 | 50 | 逐次近似法 | 182, 218 | 電圧駆動特性 | 80 |
| 選択度 | 152 | 蓄積部 | 115 | 電荷結合素子 | 113 |
| 前置増幅器 | 118 | 中心窩 | 257 | 電荷蓄積 | 113 |
| 先点火方式 | 67 | 超音波パルス反射法 | 249 | 電気的安全 | 201 |
| 全熱特性 | 44 | 超高速CT | 214 | 電極間距離 | 51 |
| 全放射線透過率 | 151 | 長時間特性 | 97 | 電撃と人体の反応 | 202 |
| 【そ】 | | 長時間負荷 | 40 | 電撃に対する保護 | 201 |
| 造影剤注入装置 | 146, 160 | 超電導磁石 | 235 | 電源設備 | 20 |
| 増感紙 | 104, 168 | 直接撮影 | 22, 104 | 電源電圧調整器 | 57 |
| 騒音 | 246 | 直接撮影台 | 101 | 電源の見掛けの抵抗 | 20 |
| 増感率 | 170 | 直接撮影用X線装置の | | 電子管出力読取り式DR | 125 |
| 走査 | 117 | 不変性試験 | 209 | 電子衝撃面 | 29 |
| 走査線 | 116 | 直接透視 | 22 | 電子走査 | 249 |
| 双焦点ステレオX線管 | 186 | 直接変換方式 | 143 | 電磁偏向 | 118 |
| 相反則不軌 | 187 | 直線グリッド | 149 | デンタル装置 | 197 |
| 総ろ過 | 24, 55 | 直線性および安定性 | 19 | 電池エネルギー蓄積形 | 72 |
| 速写撮影装置 | 178 | 直フード形 | 123 | 電動圧迫機構 | 207 |
| ソフトスイッチング | 81 | 直列共振形 | 73 | 伝搬特性 | 247 |
| 【た】 | | チョッパ | 73 | テンポラルサブトラク | |
| 第1半価層 | 7 | 【つ】 | | ション法 | 138 |
| 対数増幅器 | 254 | 通常透視 | 22 | 【と】 | |
| ダイナミックレンジ圧縮処理 | | 【て】 | | 透視 | 105 |
| | 130 | 低オン抵抗特性 | 80 | 透視撮影台 | 178 |
| 第2半価層 | 7 | 低コントラスト分解能 | 229 | 透視自動輝度調整 | 179 |
| タイマ | 13 | ディジタルアンギオグラフ | | 同時点火方式 | 67 |
| タイマ回路 | 59 | | 125 | 透視用X線装置 | 205 |
| ダイレクトサーマル方式 | 156 | ディジタル撮影 | 125 | 頭部X線規格写真 | 198 |
| 多軌道方式 | 181 | ディジタルサブトラク | | 頭・腹部血管用X線診断装置 | |
| ターゲット | 8, 28, 50 | ションアンギオグラフ | 125 | | 185 |
| ターゲット角 | 23, 28 | ディジタル信号処理 | 86 | 頭部用X線診断装置 | 192 |
| 畳込み逆投影法 | 220 | ディジタル透視 | 125 | 透明電極 | 121 |
| 多方向X線透視撮影装置 | 180 | | | 透明導電膜 | 113 |
| | | | | 特殊X線管 | 187 |

| | | | | | |
|---|---|---|---|---|---|
| 特殊撮影用増感紙 | 168 | 発光効率 | 165 | フェライト | 82 |
| 特殊増感紙 | 174 | ハードスイッチング | 81 | 4 D-CT | 211 |
| 特殊透視撮影台 | 101 | パノラマX線撮影装置 | 198 | 負　荷 | 22, 40 |
| 特性X線 | 5, 187 | 波尾切断 | 68 | 負荷繰返し時間 | 24 |
| 飛越し走査 | 117 | パルスドプラ法 | 251 | 負荷時間 | 19, 40 |
| ドプラシフト周波数 | 251 | パルス幅 | 74 | 負荷質量 | 100 |
| トモシンセシス | 182 | パルス幅変調 | 74 | 負荷（照射）時間 | 19 |
| トラクトグラフィ | 245 | パルス幅変調制御 | 83 | 付活形蛍光体 | 162 |
| | | パワードプラ | 251 | 付加フィルタ | 24 |
| 【な】 | | パワーMOS FET | 79 | 付加ろ過 | 24, 55 |
| ナイキスト周波数 | 144 | 半価層 | 7, 204 | 副焦点 | 32 |
| 内部電源機器 | 202 | 半価層試験 | 190 | ブッキー装置 | 101 |
| ナローファンビーム | 212 | 反跳電子 | 6 | ブッキーテーブル | 101 |
| | | 半導体スイッチング素子 | 14 | ブッキーブレンデ | 150 |
| 【に】 | | パントモグラフ | 198 | 物理的粒状性 | 170 |
| 二次電子 | 39 | | | 部分体積効果 | 221 |
| 二次巻線 | 59 | 【ひ】 | | 不変性試験 | 190, 209 |
| 二重エネルギー吸収法 | 196 | 非可逆圧縮方式 | 134 | 浮遊静電容量 | 83 |
| 乳房圧迫器 | 186 | 光輝尽発光 | 127 | フライホイールダイオード | 75 |
| 乳房撮影定位装置 | 186 | 非共振形インバータ | 70 | ブラウン管 | 119 |
| 乳房撮影用X線管 | 49 | ピクセル | 220 | フラットパネル検出器 | |
| 乳房用X線診断装置 | 186 | ピクセルシフト | 140 | | 115, 125, 142 |
| 乳房用X線装置 | 186 | ビジコン系 | 112 | フリッカ | 159 |
| ──の安全 | 188 | 被写体厚特性 | 92, 96 | ブルー発光増感紙 | 168, 173 |
| ──の精度管理 | 190 | 非鮮鋭マスク処理 | 131 | ブルーミング効果 | 33 |
| 乳房用撮影台 | 187 | ピッチ係数 | 226 | ブルーミング比 | 23, 34 |
| 入力窓 | 108 | ヒートユニット | 43 | プレ照射 | 187 |
| 入力面 | 108 | 比負荷 | 41 | フレーム転送方式 | 114 |
| 入力面蛍光体 | 108 | 微分器 | 85 | フレームメモリ | 138 |
| | | ビームハードニング | 222 | プロセス増幅器 | 118 |
| 【ね・の】 | | ビームハードニング補正 | | プローブ | 253 |
| ネサ膜 | 113 | 　フィルタ | 216 | フロント増感紙 | 168 |
| 熱蛍光性蛍光体 | 166 | ビームピッチ | 226 | | |
| 熱蛍光線量計 | 167 | 180°補間法 | 225 | 【へ】 | |
| 熱的指標 | 256 | ヒール効果 | 36, 188 | ベアリング | 29 |
| 熱電子 | 8 | 比例器 | 85 | 平滑化画像（非鮮鋭画像） | 132 |
| 熱電子放射 | 8 | 品質保証 | 208 | 平滑効果 | 79 |
| 熱電子密度 | 32 | ピンホールカメラ法 | 34 | 平均乳腺線量 | 190 |
| 濃度分解能 | 140 | | | 平行グリッド | 149 |
| | | 【ふ】 | | 平行パターンカメラ法 | 34 |
| 【は】 | | フィードバック制御 | 70 | 並列共振形 | 73, 77 |
| 配向膜 | 121 | フィラメント | 7 | ヘリカルスキャン | 214, 224 |
| 倍電圧整流回路 | 68, 88 | フィラメント加熱電流 | 12 | ヘリカルピッチ | 225, 226 |
| バイプレーン装置 | 184 | フィラメント特性 | 37 | ヘリカル補間処理 | 224 |
| パーシャルボリウム効果 | 221 | フィルタ | 73 | ベリリウム | 49 |
| バッキング材 | 253 | フィルタ補正逆投影法 | | 変圧器形 | 17 |
| バックアップタイマ | 92 | | 182, 220 | 変圧器形インバータ式 | |
| バック増感紙 | 168 | フィルムチェンジャ | 146 | 　X線高電圧装置 | 72 |
| バックライト | 121 | フィルムディジタイザ | 125 | 変圧器式X線高電圧装置 | 17 |
| 発光現象 | 161 | フェーディング | 128 | | |

| | | |
|---|---|---|
| 変換係数 110 | マルチスライスCT装置 211 | 【り】 |
| 偏向回路 118 | 【み】 | リアルタイム透視 227 |
| 偏光フィルタ 121 | みかけの拡散係数画像 244 | リアルタイムヘリカル 227 |
| 偏差信号 85 | ミクロショック 202 | リアルプレップ 227 |
| 偏磁化電流 68 | ミラーカメラ 123 | リカーシブフィルタ 139 |
| ペンシルビーム 212 | ミラーカメラ間接撮影 104 | リスホルムブレンデ 150 |
| 【ほ】 | 【む】 | 立位式撮影台 102 |
| 方位分解能 255 | 無散瞳形 258 | リニア走査 249 |
| ほうけい酸硬質ガラス 28 | 無負荷時一次電圧 58 | リプル百分率 21 |
| 放射角度 37 | 【め】 | リマスキング 140 |
| 放射口 24 | メインロープ 248 | 粒状性 172 |
| 放射線の安全 203 | メタルX線管 32 | 量子検出効率 111 |
| 放射線用フィルムカセッテ 147 | メタルバック蛍光面 119 | 理論最高周波数 77 |
| ボウタイフィルタ 216 | 【も】 | リング状アーチファクト 222 |
| 放電電荷量 69 | モノタンク 198 | 【れ】 |
| 飽和電流 9 | モリブデン 30 | レーザイメージャ 154 |
| 保護接地 202 | モリブデンターゲット 50 | レーザフィルムディジタイザ 134 |
| 保護抵抗 68 | モリブデンフィルタ 50 | レーザ露光熱現像方式 155 |
| 保護の形式による分類（クラス分類） 202 | 漏れインダクタンス 82,84 | レニウム入りタングステン 46 |
| 保護の程度による分類 202 | 漏れX線 205 | レベル値 138 |
| 保守点検 208 | 漏れ放射線 24 | 連続X線 4 |
| 保持装置 103 | 【よ】 | 連続撮影 22 |
| 補償要素 85 | 陽極 8 | 連続波ドプラ法 251 |
| 補正関数 220 | 陽極回転子 30 | 連続負荷定格 26 |
| ホトダイオード 143 | 陽極加熱曲線 26,44 | 連続陽極入力 25 |
| ポリグラフ 185 | 陽極最大冷却率 44 | 【ろ】 |
| 【ま】 | 陽極軸 29 | 6ピーク形 64 |
| マイクロコントローラ 86 | 陽極入力 24,40 | ロジウムターゲット 50 |
| 巻数比 13 | 陽極熱量 26,44 | ロジウムフィルタ 50 |
| マクロショック 202 | 陽極冷却曲線 26,44 | ロータ 30 |
| マトリックス 220 | 【ら】 | 論理演算処理 95 |
| マトリックスアレープローブ 254 | ラスタ 118 | 【わ】 |
| マルチ周波数処理 132 | ラピッドシーケンスカメラ 123 | ワイドファンビーム 213 |
| マルチスライスCT 214,225 | | |
| ──の特徴 227 | | |

| | | |
|---|---|---|
| 【A】 | ASSR 228 | BF形装着部 202 |
| | ATR 193 | 【C】 |
| A-D変換器 137 | Aモード 249 | CBP法 220 |
| AEC 187,194 | 【B】 | CCD 106,112,113 |
| AGD 189,190 | B形装着部 201,202 | CCDカメラ 113,115 |
| apparent diffusion coefficient map (ADC map) 244 | b値 244 | CDI 251 |
| a-Se 143 | Bモード 249 | CFM 251 |
| a-Si 143 | BEF 121 | CFRPカセッテ 147 |

索　引

| | | |
|---|---|---|
| CF形装着部 | 201, 202 | |
| Chemical shift selective法 | | 241 |
| CHESS法 | 241 | |
| CNR | 189 | |
| CR | 125, 126 | |
| ——の特徴 | 134 | |
| CRT | 119 | |
| CR分圧器 | 87 | |
| CT線量指数 | 230 | |
| CT装置の分解能 | 229 | |
| CT値異常 | 223 | |
| $CTDI_{100}$ | 231 | |
| $CTDI_{vol}$ | 231 | |
| $CTDI_w$ | 231 | |
| CTスキャン入力（CTSPI） | | 25 |
| CT値 | 221 | |
| CT透視 | 225 | |
| CWD | 251 | |
| Cアーム形保持装置 | 103 | |

【D】

| | |
|---|---|
| DA | 125 |
| D-A変換器 | 138 |
| DAS | 217 |
| DF | 125, 135 |
| DFプロセッサ | 136 |
| diffusion tensor imaging (DTI) | 244 |
| diffusion weighted imaging (DWI) | 244 |
| Dixon法 | 242 |
| DLP | 232 |
| DQE | 111 |
| DR | 125, 193 |
| DSA | 125 |
| ——の画質 | 139 |
| DSC | 254 |
| DSP | 86 |
| Duane-Huntの法則 | 4 |
| DXA | 196 |

【E】

| | |
|---|---|
| EDR | 129 |
| EPI法 | 239, 240 |

【F】

| | |
|---|---|
| Fast SE法 | 239, 240 |
| feldkamp法 | 228 |

| | |
|---|---|
| FLAIR法 | 241 |
| fluid attenuated inversion recovery法 | 241 |
| FOV | 220 |
| FPD | 101, 115, 125, 142 |
| FT | 114 |
| FT方式 | 115 |

【G】

| | |
|---|---|
| GAIN | 254 |
| GFE型EPI法 | 240 |
| GFE法 | 239, 240 |
| GSDF | 122 |

【I】

| | |
|---|---|
| IA DSA | 137 |
| IEC | 14 |
| IGBT | 79 |
| IHE | 122 |
| I.I. | 100 |
| I.I.DR | 141 |
| I.I.間接カメラ | 123 |
| I.I.間接撮影 | 105 |
| I.I.スポットカメラ | 123 |
| I.I.ブランキング | 185 |
| IP | 125 |
| IR法 | 239, 240 |
| ISO | 14 |
| IT | 114 |
| IT方式 | 114 |
| IV DSA | 137 |
| IVR | 136 |

【K】

| | |
|---|---|
| Kエッジフィルタ法 | 197 |
| K吸収端 | 50 |

【L】

| | |
|---|---|
| Langmuir-Childの式 | 9 |
| LCD | 120 |
| ——の特徴 | 122 |
| LCDモニタの精度管理 | 122 |
| log変換器 | 137 |

【M】

| | |
|---|---|
| mAs計 | 58 |
| MD法 | 196 |
| MFP | 132 |
| Moseleyの法則 | 5 |
| MOS構造 | 114 |

| | |
|---|---|
| motion probing gradient (MPG) | 244 |
| MR angiography (MRA) | 243 |
| MRI装置の安全 | 245 |
| MRI装置の設置条件 | 246 |
| MRI装置の日常点検 | 246 |
| MTF | 111, 170 |
| Multi-shot EPI法 | 240 |
| Mモード | 249 |

【N】

| | |
|---|---|
| Nutate-Rotate（N-R）方式 | 213 |

【P】

| | |
|---|---|
| PC法 | 244 |
| phase contrast法 | 244 |
| PSL | 127 |
| PWD | 251 |
| PWM制御 | 84 |

【Q】

| | |
|---|---|
| QCT | 196 |

【R】

| | |
|---|---|
| RFコイル | 236 |
| Richardson-Dushmanの式 | 8 |
| RMS粒状度 | 170 |
| Rotate-Rotate（R-R）方式 | 213 |

【S】

| | |
|---|---|
| Scanning electron beam方式 | 213 |
| SE型EPI法 | 240 |
| SE法 | 239 |
| short $T_1$ inversion recovery | 241 |
| Single-shot EPI法 | 240 |
| SSPz | 229 |
| Stational-Rotate（S-R）方式 | 213 |
| stator | 30 |
| STC | 254 |
| STIR法 | 241 |
| SXA | 196 |

【T】

| | |
|---|---|
| TFT | 121, 142 |

time of flight（TOF） 243
TOF 法 243
Translate-Rotate（T-R）
　方式 212
TSP 230

【U】

U アーム形保持装置 103

【V】

voxel 220

【W】

W/L 222

【X】

X 線 I.I. 装置 106
X 線映像装置 178
X 線管 23
X 線管焦点皮膚間距離
　　　　　　 205, 206
X 線間接撮影用カメラ 123
X 線間接撮影用ミラーカメラ
　　　　　　 123
X 線管装置 23, 52
X 線管装置加熱曲線 26, 44
（X 線）管装置入力 25
X 線管装置熱量 26
X 線管装置冷却曲線 26
X 線管電圧図表 13
X 線管フィラメント加熱
　変圧器 12
X 線管負荷 24
X 線（管負荷）条件 24
X 線管負荷状態 24
X 線管保持装置 103
X 線管容器 23, 52
X 線機械装置 207
X 線強度 6
X 線強度分布 32
X 線蛍光板 174
X 線源装置 22, 177, 207
X 線高電圧装置 15, 206
X 線撮影台 101
X 線写真観察器 159
X 線出力の再現性 19
X 線照射野 54
X 線制御装置 56, 177
X 線装置 15
　——の総ろ過 205
　——の半価層 204
X 線断層撮影装置 181
X 線 TV 106
X 線 TV 式透視撮影台 100
X 線透視撮影装置 178
X 線透視撮影台 99
X 線の総エネルギー 4
X 線の発生効率 4
X 線発生装置 15
X 線ビーム制限 205, 206
X 線放射強度分布 35
X 線用可動絞り 53
X 線用蛍光体 165

―― 監著者・著者略歴 ――

**青柳　泰司**（あおやぎ　たいじ）

| | |
|---|---|
| 1959 年 | 日本大学工学部電気工学科卒業 |
| 1959 年 | 東京都立診療放射線専門学校教務主任 |
| 1977 年 | 東邦大学医学部放射線医学教室入局 |
| 1978 年 | 医学博士（東邦大学） |
| 1980 年 | 東邦大学医学部講師 |
| 1986 年 | 東京都立医療技術短期大学教授 |
| 1992 年 | 東京都立医療技術短期大学客員教授 |
| 2000 年 | 退　任 |

**小倉　泉**（おぐら　いずみ）

| | |
|---|---|
| 1979 年 | 東洋大学工学部電気工学科卒業 |
| 1997 年 | 東京都立医療技術短期大学講師 |
| 1998 年 | 東京都立保健科学大学講師 |
| 1999 年 | 日本大学大学院理工学研究科博士課程修了（電気工学専攻）博士（工学） |
| 2002 年 | 東京都立保健科学大学大学院助教授 |
| 2005 年 | 首都大学東京大学院准教授 |
| 2007 年 | 首都大学東京大学院教授 |
| 2020 年 | 東京都立大学大学院教授 |
| 2022 年 | 東京都立大学名誉教授 |

**沼野　智一**（ぬまの　ともかず）

| | |
|---|---|
| 1992 年 | 医療法人社団圭春会小張総合病院勤務 |
| 1996 年 | 中央医療技術専門学校夜間部卒業 |
| 2001 年 | 東京理科大学理学部Ⅱ部物理学科卒業 |
| 2003 年 | 茨城県立医療大学大学院保健医療科学研究科修士課程修了 |
| 2003 年 | 産業技術総合研究所勤務 |
| 2005 年 | 首都大学東京助教 |
| 2007 年 | 日本大学大学院理工学研究科博士課程修了（精密機械工学専攻）博士（工学） |
| 2012 年 | 首都大学東京准教授 |
| 2020 年 | 東京都立大学大学院准教授 |
| 2021 年 | 東京都立大学大学院教授 |
| | 現在に至る |

**安部　真治**（あべ　しんじ）

| | |
|---|---|
| 1975 年 | 法政大学卒業 |
| 1992 年 | 東京都立医療技術短期大学講師 |
| 1996 年 | 日本大学大学院理工学研究科修了 |
| 1998 年 | 東京都立保健科学大学助教授 |
| 2002 年 | 東京都立保健科学大学大学院助教授 |
| 2005 年 | 首都大学東京大学院准教授 |
| 2006 年 | 博士（工学）（日本大学） |
| 2010 年 | 首都大学東京大学院教授 |
| 2016 年 | 首都大学東京客員教授 |
| 2020 年 | 東京都立大学客員教授 |
| | 現在に至る |

**根岸　徹**（ねぎし　とおる）

| | |
|---|---|
| 1989 年 | 東京都立医療技術短期大学診療放射線学科卒業 |
| 1989 年～1994 年 | 東京都立墨東病院主事（兼務） |
| 1993 年 | 東京都立医療技術短期大学助手 |
| 1998 年 | 東京都立保健科学大学助手 |
| 2005 年 | 群馬県立県民健康科学大学講師 |
| 2006 年 | 博士（保健医療学）（国際医療福祉大学） |
| 2012 年 | 群馬県立県民健康科学大学准教授 |
| 2017 年 | 首都大学東京准教授 |
| 2020 年 | 東京都立大学大学院准教授 |
| | 現在に至る |

改訂新版　放射線機器学（Ⅰ）─診療画像機器─
Radiation Equipment Engineering（Ⅰ）
　　　　　　　　　　Ⓒ　Taiji Aoyagi, Shinji Abe　　　1990, 1998, 2004, 2015

| | |
|---|---|
| 1990 年 1 月 10 日 | 初　　　版第 1 刷発行 |
| 1996 年 9 月 10 日 | 初　　　版第 7 刷発行 |
| 1998 年 2 月 20 日 | 改　訂　版第 1 刷発行 |
| 2003 年 2 月 25 日 | 改　訂　版第 8 刷発行 |
| 2004 年 3 月 15 日 | 新　　　版第 1 刷発行 |
| 2014 年 9 月 10 日 | 新　　　版第12刷発行 |
| 2015 年11月 6 日 | 改訂新版第 1 刷発行 |
| 2024 年 3 月 10 日 | 改訂新版第 9 刷発行 |

|  |  |  |
|---|---|---|
| 監 著 者 | 青　柳　泰　司 |  |
|  | 安　部　真　治 |  |
| 著　者 | 小　倉　　　泉 |  |
|  | 根　岸　　　徹 |  |
|  | 沼　野　智　一 |  |
| 発 行 者 | 株式会社　コロナ社 |  |
|  | 代表者　牛来真也 |  |
| 印 刷 所 | 壮光舎印刷株式会社 |  |
| 製 本 所 | 株式会社　グリーン |  |

112-0011　東京都文京区千石4-46-10
発行所　株式会社　コ ロ ナ 社
CORONA PUBLISHING CO., LTD.
Tokyo Japan
振替00140-8-14844・電話(03)3941-3131(代)
ホームページ　https://www.coronasha.co.jp

ISBN 978-4-339-07241-9　　C3047　　Printed in Japan　　　　　　　　（高橋）

〈出版者著作権管理機構　委託出版物〉
本書の無断複製は著作権法上での例外を除き禁じられています。複製される場合は，そのつど事前に，
出版者著作権管理機構（電話 03-5244-5088，FAX 03-5244-5089，e-mail: info@jcopy.or.jp）の許諾を
得てください。

本書のコピー，スキャン，デジタル化等の無断複製・転載は著作権法上での例外を除き禁じられています。
購入者以外の第三者による本書の電子データ化及び電子書籍化は，いかなる場合も認めていません。
落丁・乱丁はお取替えいたします。

コロナ社創立80周年記念出版
〔創立1927年〕

**内容見本進呈**

# 再生医療の基礎シリーズ
―生医学と工学の接点―

（各巻B5判）

■編集幹事　赤池敏宏・浅島　誠
■編集委員　関口清俊・田畑泰彦・仲野　徹

> 再生医療という前人未踏の学際領域を発展させるためには，いろいろな学問の体系的交流が必要である。こうした背景から，本シリーズは生医学（生物学・医学）と工学の接点を追求し，生医学側から工学側へ語りかけ，そして工学側から生医学側への語りかけを行うことが再生医療の堅実なる発展に寄付すると考え，コロナ社創立80周年記念出版として企画された。

## シリーズ構成

| 配本順 | | | 頁 | 本体 |
|---|---|---|---|---|
| 1.（2回） | 再生医療のための<br>**発生生物学** | 浅島　誠編著 | 280 | 4300円 |
| 2.（4回） | 再生医療のための<br>**細胞生物学** | 関口清俊編著 | 228 | 3600円 |
| 3.（1回） | 再生医療のための<br>**分子生物学** | 仲野　徹編 | 270 | 4000円 |
| 4.（5回） | 再生医療のための<br>**バイオエンジニアリング** | 赤池敏宏編著 | 244 | 3900円 |
| 5.（3回） | 再生医療のための<br>**バイオマテリアル** | 田畑泰彦編著 | 272 | 4200円 |

定価は本体価格+税です。
定価は変更されることがありますのでご了承下さい。

図書目録進呈◆

# 臨床工学シリーズ

（各巻A5判，欠番は品切または未発行です）

- ■監　　　修　日本生体医工学会
- ■編集委員代表　金井　寛
- ■編　集　委　員　伊藤寛志・太田和夫・小野哲章・斎藤正男・都築正和

| 配本順 | | 著者 | 頁 | 本体 |
|---|---|---|---|---|
| 1.（10回） | 医学概論（改訂版） | 江部　充他著 | 220 | 2800円 |
| 5.（1回） | 応用数学 | 西村千秋著 | 238 | 2700円 |
| 6.（14回） | 医用工学概論 | 嶋津秀昭他著 | 240 | 3000円 |
| 7.（6回） | 情報工学 | 鈴木良次他著 | 268 | 3200円 |
| 8.（2回） | 医用電気工学 | 金井　寛他著 | 254 | 2800円 |
| 9.（11回） | 改訂 医用電子工学 | 松尾正之他著 | 288 | 3300円 |
| 11.（13回） | 医用機械工学 | 馬渕清資著 | 152 | 2200円 |
| 12.（12回） | 医用材料工学 | 堀内孝・村林俊 共著 | 192 | 2500円 |
| 13.（15回） | 生体計測学 | 金井　寛他著 | 268 | 3500円 |
| 20.（9回） | 電気・電子工学実習 | 南谷晴之著 | 180 | 2400円 |

# ヘルスプロフェッショナルのためのテクニカルサポートシリーズ

（各巻B5判，欠番は未発行です）

- ■編集委員長　星宮　望
- ■編　集　委　員　髙橋　誠・徳永恵子

| 配本順 | | 著者 | 頁 | 本体 |
|---|---|---|---|---|
| 3.（3回） | 在宅療養のQOLとサポートシステム | 徳永恵子編著 | 164 | 2600円 |
| 4.（1回） | 医用機器Ⅰ | 田村俊世・山越憲一・村上肇 共著 | 176 | 2700円 |
| 5.（2回） | 医用機器Ⅱ | 山形仁編著 | 176 | 2700円 |

定価は本体価格+税です。
定価は変更されることがありますのでご了承下さい。

図書目録進呈◆

# ME教科書シリーズ

（各巻B5判，欠番は品切または未発行です）

- 日本生体医工学会編
- 編纂委員長　佐藤俊輔
- 編纂委員　稲田　紘・金井　寛・神谷　瞭・北畠　顕・楠岡英雄
  戸川達男・鳥脇純一郎・野瀬善明・半田康延

| | 配本順 | | | 頁 | 本体 |
|---|---|---|---|---|---|
| A-1 | (2回) | 生体用センサと計測装置 | 山越・戸川共著 | 256 | 4000円 |
| B-2 | (4回) | 呼吸と代謝 | 小野功一著 | 134 | 2300円 |
| B-4 | (11回) | 身体運動のバイオメカニクス | 石田・廣川・宮崎<br>阿江・林 共著 | 218 | 3400円 |
| B-5 | (12回) | 心不全のバイオメカニクス | 北畠・堀 編著 | 184 | 2900円 |
| B-6 | (13回) | 生体細胞・組織のリモデリングの<br>バイオメカニクス | 林・安達・宮崎共著 | 210 | 3500円 |
| B-7 | (14回) | 血液のレオロジーと血流 | 菅原・前田共著 | 150 | 2500円 |
| B-8 | (20回) | 循環系のバイオメカニクス | 神谷　瞭編著 | 204 | 3500円 |
| C-3 | (18回) | 生体リズムとゆらぎ<br>―モデルが明らかにするもの― | 中尾・山本共著 | 180 | 3000円 |
| D-1 | (6回) | 核医学イメージング | 楠岡・西村監修<br>藤林・田口・天野共著 | 182 | 2800円 |
| D-2 | (8回) | X線イメージング | 飯沼・舘野編著 | 244 | 3800円 |
| D-3 | (9回) | 超音波 | 千原國宏著 | 174 | 2700円 |
| D-4 | (19回) | 画像情報処理（Ⅰ）<br>―解析・認識編― | 鳥脇純一郎編著<br>長谷川・清水・平野共著 | 150 | 2600円 |
| D-5 | (22回) | 画像情報処理（Ⅱ）<br>―表示・グラフィックス編― | 鳥脇純一郎編著<br>平野・森共著 | 160 | 3000円 |
| E-1 | (1回) | バイオマテリアル | 中林・石原・岩崎共著 | 192 | 2900円 |
| E-3 | (15回) | 人工臓器（Ⅱ）<br>―代謝系人工臓器― | 酒井清孝編著 | 200 | 3200円 |
| F-2 | (21回) | 臨床工学(CE)と<br>ME機器・システムの安全 | 渡辺　敏編著 | 240 | 3900円 |

定価は本体価格+税です。
定価は変更されることがありますのでご了承下さい。

図書目録進呈◆

# 電気・電子系教科書シリーズ

(各巻A5判)

- ■編集委員長　高橋　寛
- ■幹　　　事　湯田幸八
- ■編集委員　　江間　敏・竹下鉄夫・多田泰芳
- 　　　　　　　中澤達夫・西山明彦

| 配本順 | | | 著者 | 頁 | 本体 |
|---|---|---|---|---|---|
| 1. | (16回) | 電気基礎 | 柴田尚志・皆藤新芳・田多泰二 共著 | 252 | 3000円 |
| 2. | (14回) | 電磁気学 | 田田尚志・柴多泰芳 共著 | 304 | 3600円 |
| 3. | (21回) | 電気回路Ⅰ | 柴田尚志 著 | 248 | 3000円 |
| 4. | (3回) | 電気回路Ⅱ | 遠藤勲・鈴木靖 共著 | 208 | 2600円 |
| 5. | (29回) | 電気・電子計測工学(改訂版) ―新SI対応― | 吉澤昌純 編著／降矢典恵／福吉拓巳／高崎和彦／西下明二郎 共著 | 222 | 2800円 |
| 6. | (8回) | 制御工学 | 下奥宮西 正立 共著 | 216 | 2600円 |
| 7. | (18回) | ディジタル制御 | 青西木堀 俊幸 共著 | 202 | 2500円 |
| 8. | (25回) | ロボット工学 | 白水俊次 著 | 240 | 3000円 |
| 9. | (1回) | 電子工学基礎 | 中澤達夫・藤原勝幸 共著 | 174 | 2200円 |
| 10. | (6回) | 半導体工学 | 渡辺英夫 著 | 160 | 2000円 |
| 11. | (15回) | 電気・電子材料 | 中澤・藤原／押田・山田／森田・服部 共著 | 208 | 2500円 |
| 12. | (13回) | 電子回路 | 須田健二 共著 | 238 | 2800円 |
| 13. | (2回) | ディジタル回路 | 伊原充博／若海弘夫／吉澤昌純 共著 | 240 | 2800円 |
| 14. | (11回) | 情報リテラシー入門 | 室賀進也／山下　巖 共著 | 176 | 2200円 |
| 15. | (19回) | C++プログラミング入門 | 湯田幸八 著 | 256 | 2800円 |
| 16. | (22回) | マイクロコンピュータ制御プログラミング入門 | 柚賀正光／千代谷慶 共著 | 244 | 3000円 |
| 17. | (17回) | 計算機システム(改訂版) | 春日健／舘泉雄治 共著 | 240 | 2800円 |
| 18. | (10回) | アルゴリズムとデータ構造 | 湯田幸八／伊原充博 共著 | 252 | 3000円 |
| 19. | (7回) | 電気機器工学 | 前田勉／新谷邦弘 共著 | 222 | 2700円 |
| 20. | (31回) | パワーエレクトロニクス(改訂版) | 江間　敏／高橋　勲 共著 | 232 | 2600円 |
| 21. | (28回) | 電力工学(改訂版) | 江間　敏／甲斐隆章 共著 | 296 | 3000円 |
| 22. | (30回) | 情報理論(改訂版) | 三木成彦／吉川英機 共著 | 214 | 2600円 |
| 23. | (26回) | 通信工学 | 竹下鉄夫／吉川英夫 共著 | 198 | 2500円 |
| 24. | (24回) | 電波工学 | 松田豊稔／宮田克正／南部幸久 共著 | 238 | 2800円 |
| 25. | (23回) | 情報通信システム(改訂版) | 岡田裕／桑原正史 共著 | 206 | 2500円 |
| 26. | (20回) | 高電圧工学 | 植月唯夫／箕田充志 共著 | 216 | 2800円 |

定価は本体価格+税です。
定価は変更されることがありますのでご了承下さい。

図書目録進呈◆